手術後すぐから普通の食事まで

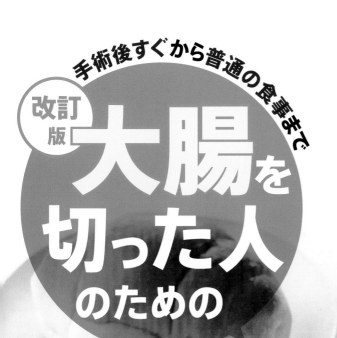

改訂版

# 大腸を切った人のための
# 毎日おいしいレシピ200

監修
神奈川県立がんセンター 消化器外科 部長
塩澤 学
神奈川県立がんセンター 栄養管理科 部長
藤井理恵薫

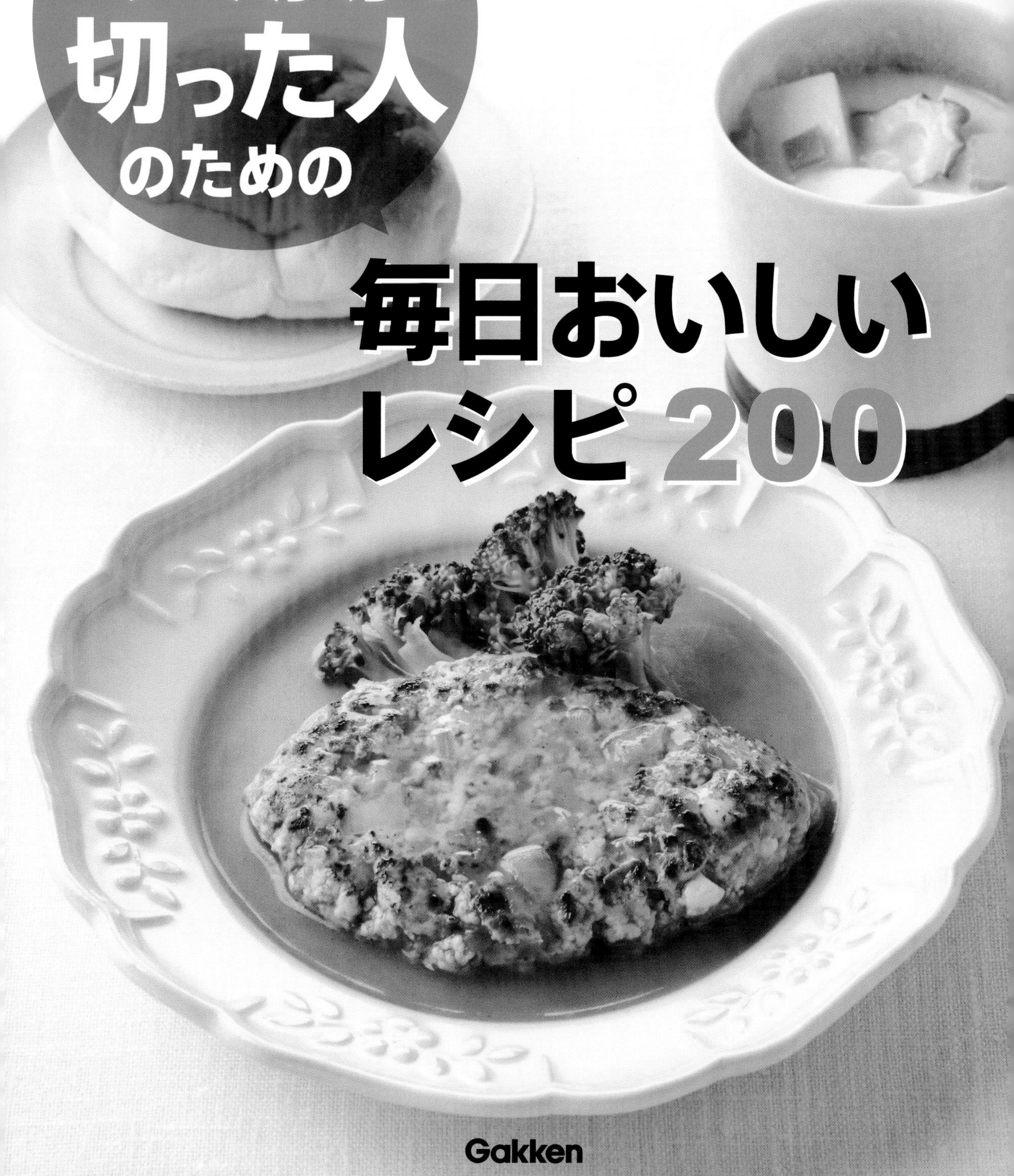

Gakken

## はじめに

# 大腸がん治療は日進月歩。手術後しばらくは食事を工夫して上手に乗り切りましょう

がんの治療法は日々進化しています。とくに２０００年代に入ると、遺伝子や分子レベルでの研究が進み、がん細胞の増殖や転移にかかわる分子だけを狙い撃ちすることもできるようになりました。

すでに大腸がんの治療では、がん細胞の遺伝子を調べ、その結果をもとに薬を選択することも可能になっています。つまり、患者さん一人ひとりに適した治療を行えるようになってきたのです。

また、手術の方法も進歩しています。大腸がんでは、従来の開腹手術よりも腹腔鏡《ふくくうきょう》手術が主流になり、２０１８年にはロボット支援手術も行われるようになりました。

このように医療技術が向上するなかで、医療者と患者さんが治療方針についてよく話し合うことは、とても大切です。納得したうえで、治療を受けていただきたいからです。同時に、手術後の生活についても、不安があれば医療者に相談してください。

手術を終えた患者さんの中には、手術後の排便について心配する方が数多

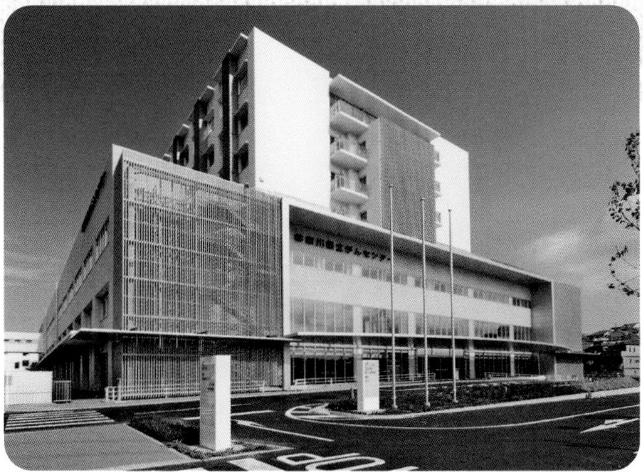

### 神奈川県立がんセンター

都道府県がん診療連携拠点病院として、神奈川県内のがん医療の中心的な役割を担っています。患者さんやご家族との信頼関係を大切にしながら、エビデンス（科学的根拠）に基づいた質の高い医療を提供しています。

くいらっしゃいます。大腸は消化・吸収・排泄にかかわる臓器ですから、排便習慣に少なからず影響を及ぼします。

　そのうえで、私たち医療者は、「おなかの状態は日に日によくなっていきます」と患者さんにお伝えしています。時間の経過とともに、傷ついた腸は元に戻り、排便のトラブルも改善されていくからです。手術後しばらくは食事を工夫して、上手に乗り切りましょう。

　たとえば、食物繊維の多い野菜は控えること。一般に野菜をたくさん食べるのは健康的と理解されていますが、食物繊維の多い野菜は消化が悪いため、大腸に負担をかけます。また、油っこいものや刺激の強いものも控えてください。そして、一度にたくさん食べないように注意することも必要です。

　本書は、手術後から普通の食事に戻るまでの過ごし方をていねいにサポートしています。患者さんやそのご家族に活用していただければと思います。

神奈川県立がんセンター 消化器外科 部長
塩澤 学
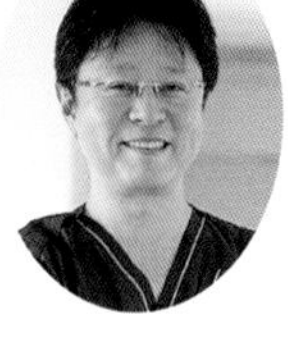

神奈川県立がんセンター 栄養管理科 部長
藤井理恵薫《りえか》
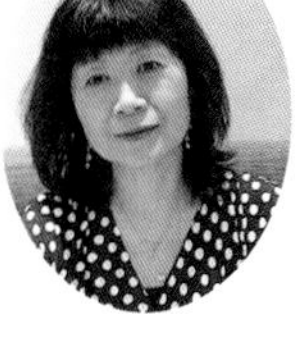

# 本書の特長と使い方

大腸の手術後の食事はどんなものがよいのか、本人はもちろん、家族も悩まれるでしょう。本書は、大腸の手術を受けた人が、退院後も、安心しておいしく食事をとることができるよう、食生活のポイントやおすすめのレシピを紹介しています。

## 特長1 退院後におすすめの食品、気をつけたい食品、調理のコツがよくわかる

退院後の食事では、注意しなければいけないことがあります。OKの食品、NGの食品のほか、1日に摂取する食品の目安量などを写真つきで紹介。さらに、手術後の回復に応じた食事の進め方や、献立の作り方、腸にやさしい調理のコツなども解説しています。

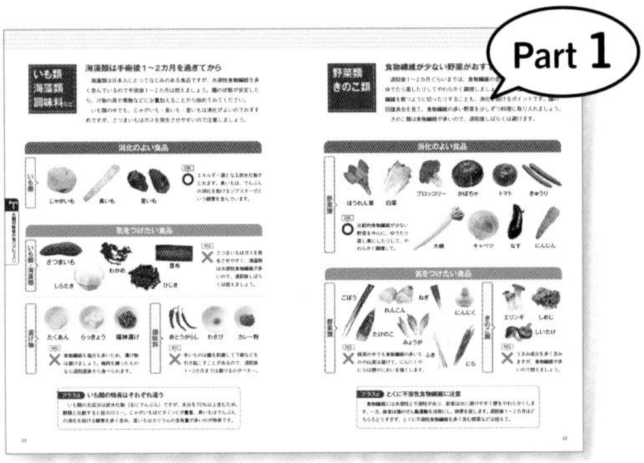


## 特長2 手術後の回復に合わせ、段階別のおいしいレシピを紹介

腸の回復に合わせ、「退院から1～2カ月まで」と「退院して1～2カ月から」の段階別に、おいしいレシピを収録しています。主食、主菜、副菜などに分けているので献立が立てやすい構成です。レシピ選びの参考になるアイコンつき（➡p.5）。

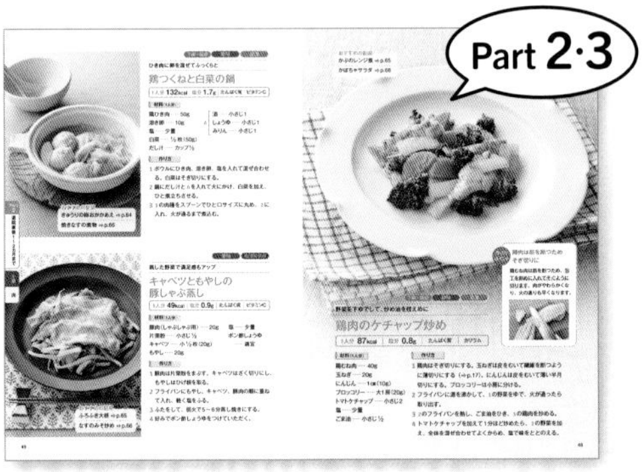


## 特長3 手術後に起こりやすい症状や薬物療法の副作用など、症状別の改善レシピが充実

下痢・頻便《ひんべん》、便秘といった手術後に起こりがちな症状の原因と改善策、薬物療法中の副作用を緩和する食事のとり方、手術後に体重が増えすぎたときの対処法を紹介しています。また、各症状別に予防と改善に役立つレシピも掲載。

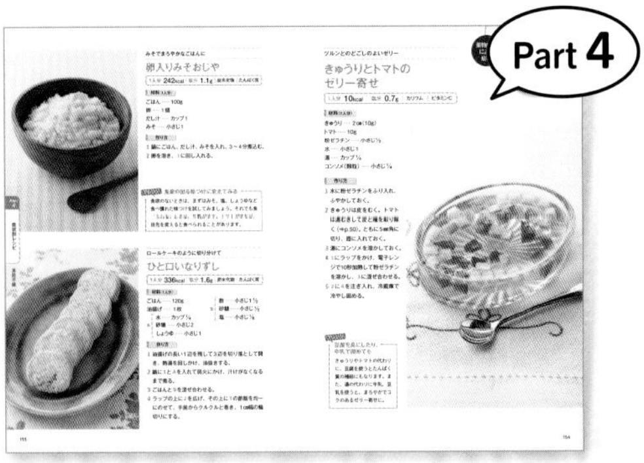


## 特長4 大腸がんの特徴や部位別の手術法などを図とイラストで解説

大腸の働きや大腸がんの特徴、部位別の手術の方法、再発・転移時の治療法などについて、図やイラストを使ってわかりやすく解説。手術後に起こりやすい合併症と対処法、人工肛門（ストーマ）を作った方の暮らしのアドバイス、治療についてのQ&Aも。

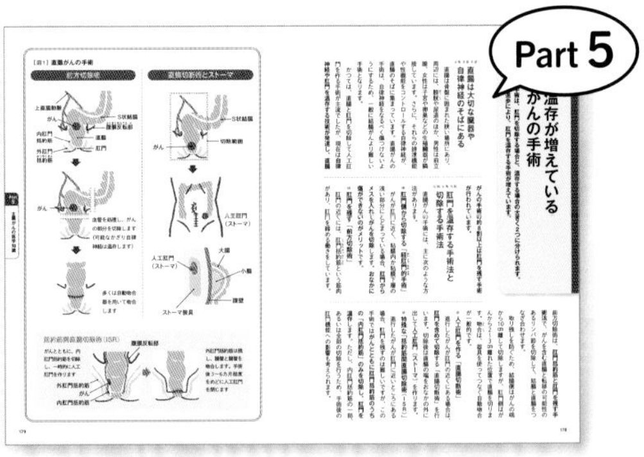

# レシピページの見方

レシピページのアイコンなどの見方を解説します。
(材料や表記についての決まりはp.10をご覧ください)

下痢・頻便
便秘
腹部膨満感
におい
貧血

## 手術後の症状に対応するアイコンつき

Part2、Part3のすべてのレシピに手術後の症状に対応するアイコンがついています。退院後、気になる症状に合わせてレシピを選びましょう。

## 料理に含まれている代表的な栄養素を掲載

料理の中の主な食材に含まれている代表的な栄養素を載せています。

アレンジ

## 食材や調理法を代えて作れるアレンジも紹介

食材や調味料、ソース、衣などを他のものに代えて、おいしくできる方法を紹介しています。

## エネルギー量・塩分量を表示

とくに表記のない場合、1人分のエネルギー量・塩分量を記載しています(0.1g未満の塩分は記載していません)。

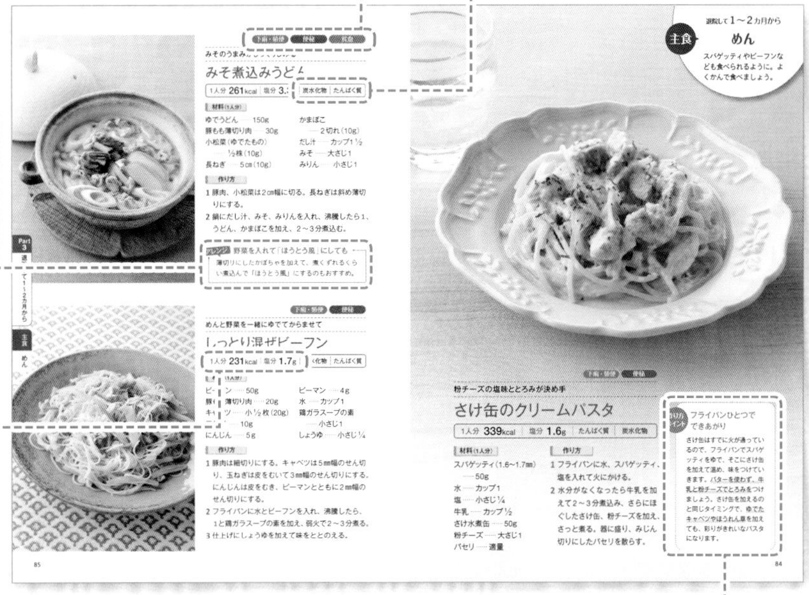


作り方ポイント

## 作り方のポイントがよくわかる

料理を作るときのポイントをわかりやすく解説。文章だけではわかりにくいところは写真も掲載しています。

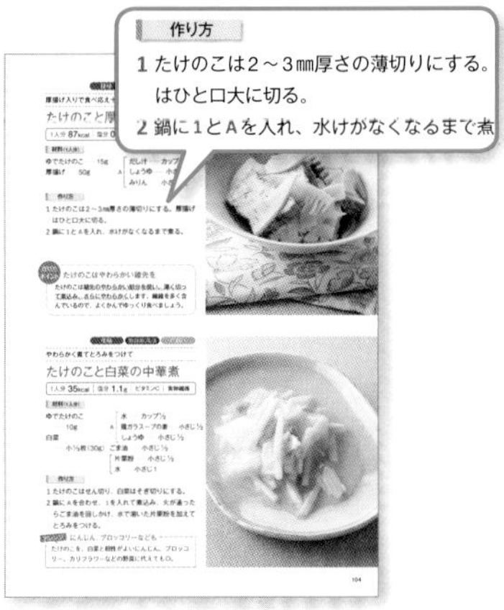


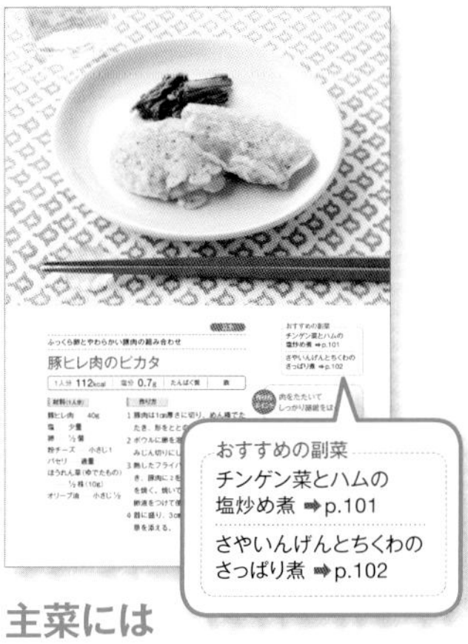


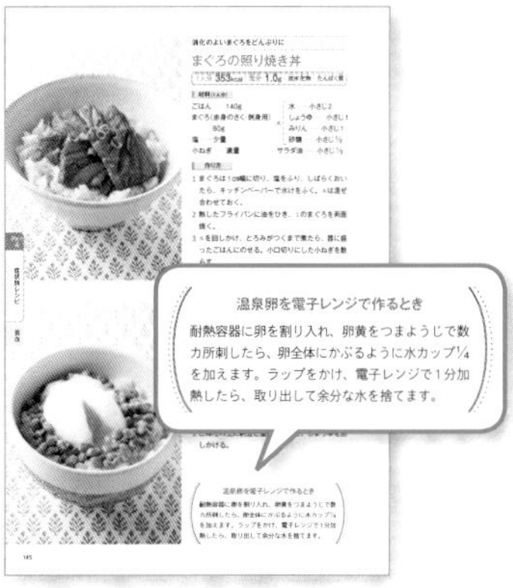


## 消化をよくするための調理法の工夫には下線つき

消化をよくするために調理法を工夫するところは、アンダーラインを引いています。

## 主菜には「おすすめの副菜」を掲載

Part2、Part3のすべての主菜では、それぞれに合うおすすめの副菜を紹介しています。

## 役立つワンポイント情報も

調理法の注意点や栄養素についてなど、知っておくと役立つワンポイント情報も掲載。

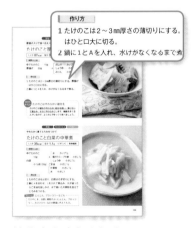

# 目次

## Part 3
## 退院して1～2カ月からのおすすめレシピ

## 本書のきまり

### 材料について

- 材料は基本的に1人分で表示しています。料理によっては、作りやすい分量で明記しています。
- 小さじ1は5mℓ、大さじ1は15mℓ、カップ1は200mℓです。
- 少量は約小さじ1/8、ひとつまみは親指、人さし指、中指の3本の先でつまむ程度で小さじ1/5～1/4です。
- 適量はちょうどよい量。適宜は好みでよいと思う量で、場合によってはなくてもOKです。
- ことわりのない場合、塩は精製塩、砂糖は上白糖、しょうゆは濃口しょうゆ、酒は日本酒、みそは好みのみそ、小麦粉は薄力粉を指します。みそは商品によって塩分が違うため、味をみて分量を加減してください。
- だし汁は和風だしを指します。

### 表記について

- 作り方の火加減は、とくに表記がない場合、中火が基本です。
- 電子レンジの加熱時間は600Wを基準にしています。500Wの場合は加熱時間を1.2倍、800Wの場合は0.8倍に調節してください。機種や庫内のサイズによって加熱の具合は異なります。
- オーブントースターの加熱時間は1000Wを基準にしています。
- 魚焼きグリルは両面焼きを基準にしています。
- フライパンは直径20㎝でフッ素樹脂加工のものを使用しています。
- 鍋は直径16㎝のものを使用しています。
- 0.1ｇ未満の塩分は記載していません。

Part 1

# 大腸切除後の食べ方レッスン

手術のあとは、腸の機能が低下しているため、食事にはさまざまな注意が必要です。ここでは、食品の選び方や1日にとりたい食品の目安量、消化をよくする調理法などについて解説します。

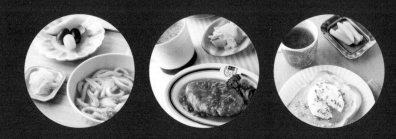

大腸を切った人の

# 回復段階別・食事の進め方

退院したらすぐ、手術前と同じ食事ができるわけではありません。
どのように進めていくのか、まず知っておきましょう。

## 手術前

手術を
乗り切る
準備を!

### 体力や栄養状態をチェック

手術が決まったら、病院では患者の体力や栄養状態の評価をします。評価に不安があった場合、栄養補助食品をすすめられることがあります。手術前に栄養補給を行って栄養状態をよくしておかないと、手術によって体が弱り、傷の治りが遅くなったり、感染症などの合併症を起こしたりする恐れがあるためです。

## 入院

## 手術直後

多くの場合
術後2～3日目から
流動食がスタート

### 入院中の食事は徐々にステップアップ

流動食から段階を経て、徐々に日常に近い食事に慣らしていきます。

＼手術後／

**1～3日目　水分補給と流動食**

手術後１日目から水分補給が始まる。具なしの汁物、ジュース、牛乳、重湯など

⬇

**2～4日目　ムース食・きざみ食**

三分がゆ、肉・魚・豆腐・卵をムース状にしたもの、マッシュポテト、細かくきざんだ野菜の葉先の煮びたしなど

⬇

**5～6日目　やわらか食**

五分がゆ、ひき肉・白身魚・豆腐・卵を蒸す、煮る、焼いたものなど

⬇

**7～10日目　日常に近い食事**

様子を見て、全がゆ（または軟飯）にし、消化されにくい食品（食物繊維の多い野菜・海藻類・きのこ類、脂の多い肉、揚げ物など）を控えた日常に近い食事に

### 定期的な栄養相談が必要

管理栄養士との栄養相談は手術前から始まります。入院中だけでなく、退院してからも定期的に栄養相談を受けて健康管理をしていきましょう。

退院

1〜2カ月まで

## 基本は「腹六分目」。1日1200kcalを目安に

退院後すぐは大腸の消化・吸収力が低下しています。食事は腹八分目よりさらに少ない「腹六分目」を意識しましょう。まずは1日1200kcalの食事を目指してください。

また、消化のよい食品を選び、やわらかく加熱調理します。消化・吸収されない食物繊維を多く含む食品は避け、野菜の皮や種も取り除くほうが安心です。

1日1200kcalの朝食の献立例

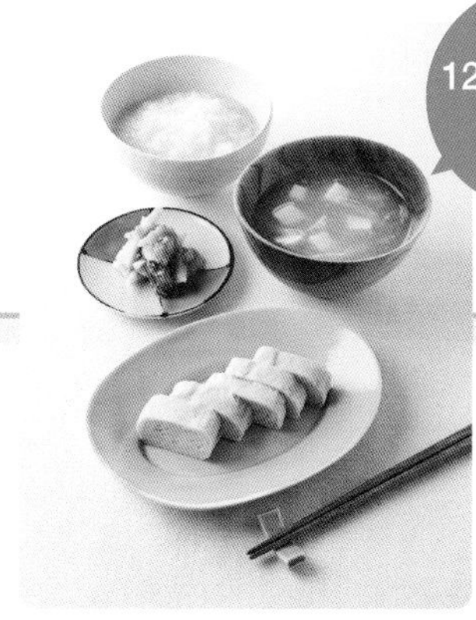

1〜2カ月から

## 1日1600kcalを目安に徐々に食品の種類を増やす

退院後の食事に慣れ、腸の機能も少しずつ回復してきます。体調を見ながら食事の量を増やして、1日1600kcalを目安にしましょう。

根菜などの食物繊維が多い食品も食べ始めてよいころです。手術後初めて食べる食品は、やわらかく調理して少量を食べることからスタートしましょう。よくかんで、ゆっくり食べることも大切です。

1日1600kcalの夕食の献立例

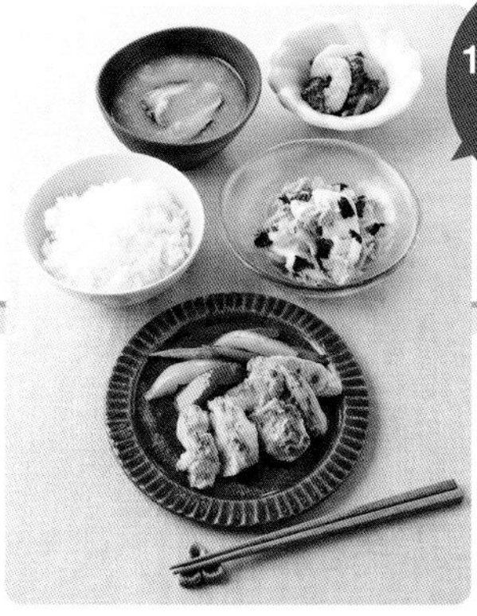

3カ月から1年

## 手術前のような食事ができるように

個人差はありますが、多くの人は手術前と同じ食事ができるようになります。適切な量を栄養バランスよく食べましょう。

神奈川県立がんセンター栄養管理科資料を参考に作成

# 退院後の食事のルール8

**退院後から、元の食事に戻るまでに気をつけたい８つのルールを紹介します。**
**腸はゆっくり回復していくので、あせらずに取り組んでいきましょう。**

## 1 1日3食（＋間食）で規則正しい食事を

退院後は、手術前と比べて排便習慣が変わりやすくなります。朝・昼・夜と、だいたいの時間を決めて規則正しく食事をし、生活リズムをととのえたり、朝食後に必ずトイレに行く習慣をつけたりしましょう。

不規則な生活が続くと、自律神経やホルモンのバランスが乱れ、腸のトラブルの原因になることがあります。規則的に食べることで便通が安定します。

## 2 よくかんでゆっくり食べる

かむ回数が多いと唾液の分泌量が増え、唾液に含まれる消化酵素が食べ物とよく混ざり、消化しやすくなります。ところが、よくかまないで飲み込むと胃や腸に負担がかかり、消化・吸収に影響が出てきます。しっかりかんで、ゆっくり食べましょう。

また、よくかむことで空気を飲み込む量が減るので、おなかの張り（腹《ふく》部《ぶ》膨《ぼう》満《まん》感《かん》）も予防することができます。

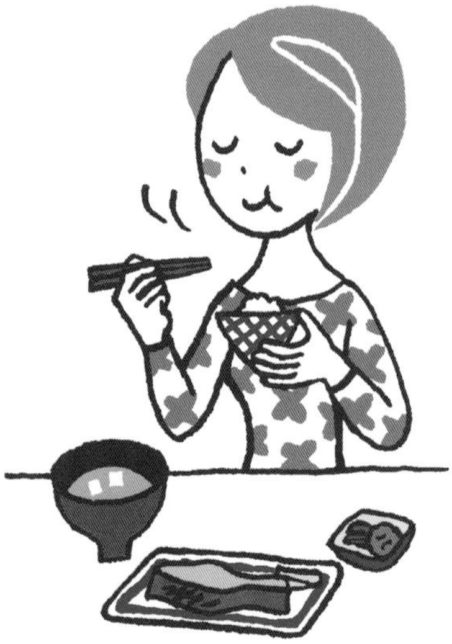

## 3 腹六分目から始めて徐々に食事量を増やす

大腸の手術後の食事は「腹六分目」から。退院したからといって、一気に食事量を増やさず、様子を見ながら段階的に増やしていきましょう。手術後は腸の消化・吸収力が低下したり、腸が癒《ゆ》着《ちゃく》して食べ物の通りが悪くなったりすることがあります。そのため、一度にたくさん食べると通過障害を起こして腸《ちょう》閉《へい》塞《そく》（➡p.182）になる恐れが高まります。

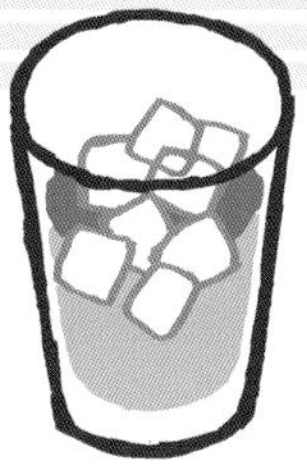

## 4 冷たい飲み物や料理は控える

冷たいものによって急激に胃腸が冷やされると、おなかの血管が収縮し、消化不良の原因になります。また、冷たいものは下痢を引き起こしやすく、おなかの張りの原因にも。おなかは中からも外からも、冷やさないようにしましょう。

## 5 腸に負担をかけない食品を選ぶ

食物繊維は体にとって必要なものですが、とりすぎると便のかさが増し、腸を詰まらせるため、腸閉塞の原因になります。また、下痢も引き起こしやすく、手術後は注意が必要です。そのほか脂質の多い食品や、ガスが発生しやすい食品（➡p.18）も腸の負担となります。とくに退院後1～2カ月までは、消化のよい食品を選びましょう。

## 6 おなかの張りを感じたら腸を休める

おなかが張るのは、おなかにガスがたまったり、便秘になったりすることが主な原因ですが、体が冷えたり、疲れていたりするときもおなかの張りが生じます。張りは腸の不調のサイン。おなかが重苦しい感じがしたときは、食事の量を減らしたり、1食抜いたりして腸を休めてみましょう。

## 7 排便トラブルは食事のしかたを工夫

退院後は、程度の差はあるものの、下痢や頻便《ひんべん》、便秘などの排便のトラブルが起こります。それらは、食事のしかたを工夫することである程度防ぐことができます（➡p.122）。また、何を食べたとき症状があったか、排便は何時にあったかなどを記録しておくと、トラブルの傾向がつかめるので外出時などに役立ちます。

## 8 楽しく食べて体と心を元気にする

楽しい気持ちで食べると、副交感神経の働きで体がリラックスした状態になります。すると、消化液がたくさん出て、消化・吸収力がアップ。

また、好きな器に料理を盛りつけたり、献立に旬の食材を入れたりすると楽しみが増えるでしょう。さらに、だれかと会話をしながら食べると、早食いや食べすぎ防止にもなります。

# 腸にやさしい食事の作り方

**手術後の体の回復を助け、腸のトラブルを防ぐ食事とは?**
**まず、腸にやさしい食事作りのコツをつかんでおきましょう。**

## 消化のよいものを栄養バランスよく

大腸の手術をしたら、「退院後はどんな食事をすればよいのだろう」と不安になる人も多いでしょう。じつは、退院後の食事について、とくに制限はありません。つまり、「これを食べてはいけない」というものはないのです。では、「何でも自由に食べてよい」のかというと、それは少し違います。

手術のあとは、腸の消化・吸収する力が低下しています。消化の悪い食品をたくさん食べると、下痢や頻便《ひんべん》といった腸のトラブルが起こる原因になります。退院後の食事は「消化のよいものを食べること」、そして体の回復と健康維持のために「栄養バランスを考えて食べること」が大切です。

消化のよい食事を作るには、食材選びはもちろん、調理法や味つけ、野菜の切り方などにポイントがあります。退院後すぐは腸をいたわる調理を心がけましょう。

### 栄養バランスのよい食事

栄養バランスのよい食事を作るには、主食、主菜、副菜をそろえることがポイント。それだけではビタミン・ミネラルなどの微量な栄養素を満たすことが難しいので、汁物やデザートなどをもう1品加えましょう。

**副菜**

野菜、きのこ、海藻類など、ビタミン、ミネラルを多く含む食品を使ったサブのおかず

**主菜**

肉、魚、卵、大豆製品など、たんぱく質が豊富な食品を使ったメインのおかず

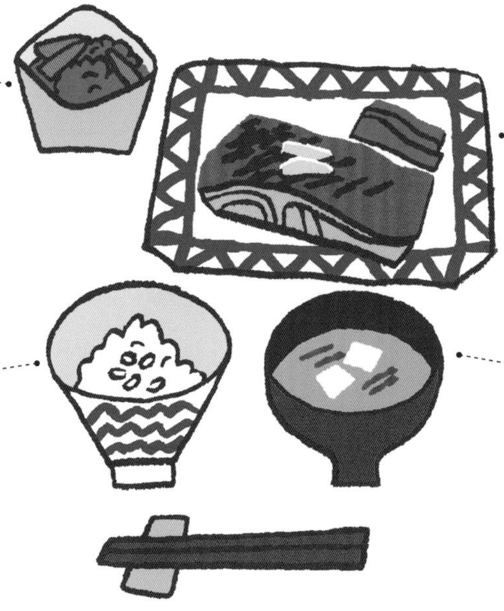

**主食**

ごはん、めん、パンなど、炭水化物を多く含み、主にエネルギー源になるもの

**もう1品**

具だくさんの汁物や季節の果物、牛乳・チーズ・ヨーグルトなどの乳製品

# 消化のよい食事を作るコツ

## 1 野菜は繊維を断つように切る

野菜は繊維を断つように切り、長さも短めにすると、やわらかく、消化しやすくなります。繊維に対して直角、または斜めに包丁を入れましょう。

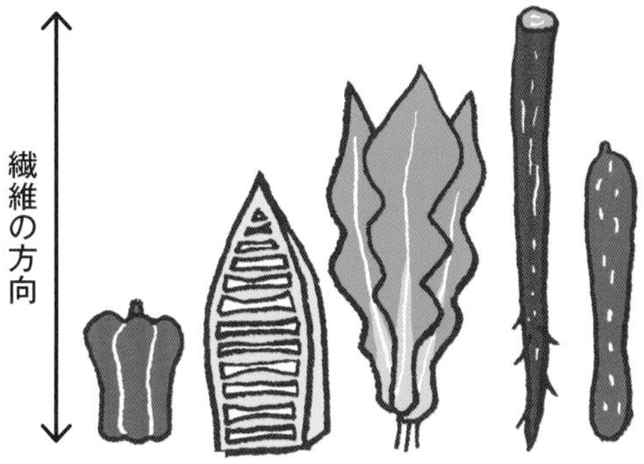


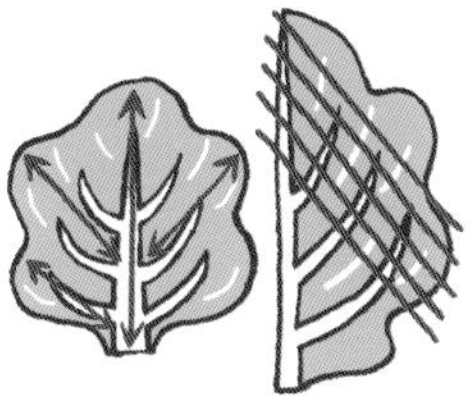

キャベツや白菜などの繊維は、葉脈に沿って走っているので、それを断つように切ります。

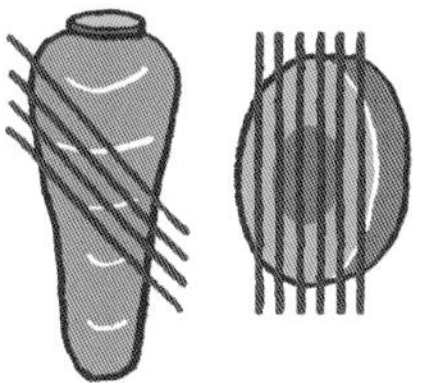

にんじんをせん切りにするときは、斜め切りにして繊維を断ち切ってから、細くきざみます。

玉ねぎは繊維を断つように切ると、加熱したとき甘味も出やすくなります。

## 2 「煮る」「ゆでる」「蒸す」でやわらかく

ほとんどの食品は「煮る」「ゆでる」「蒸す」ことで、余分な脂質が抜けてやわらかくなります。魚の煮つけや、しゃぶしゃぶ、蒸し鶏、蒸し魚、茶わん蒸しなどは消化のよい料理の代表例です。

## 3 野菜の皮・種・筋はなるべく取る

野菜の皮や種、筋は消化されにくいため、なるべく取り除きます。退院後しばらくは、きゅうり、なす、トマトの皮もむきましょう。

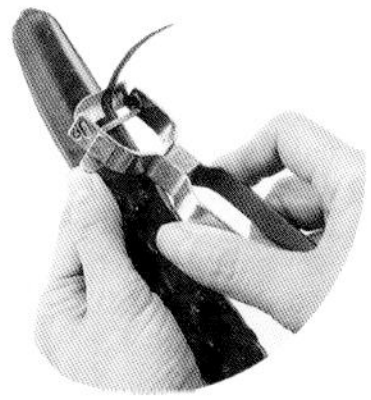

## 4 香辛料を使いすぎず、辛味や酸味は控えめに

味つけは薄味にしなくてもよいですが、辛味や酸味が強いと腸を刺激して、下痢などのトラブルを招く心配があります。酢を多く使ったり、からし・カレー粉などの香辛料を使いすぎたりしないように。

## 5 揚げ物はNG。脂質のとりすぎに注意

脂質は消化・吸収に時間がかかるので、とりすぎると胃腸に負担がかかります。揚げ物などで脂質を多くとると、下痢や腸閉《ちょうへい》塞《そく》を招く心配も。退院後しばらくは、揚げ物を控えましょう。

# どう選ぶ？ 消化のよい食品

**原則的に食べてはいけないものはありませんが、食品によっては腸に負担のかかるものも。消化のよい食品、悪い食品を知っておきましょう。**

## 上手に食品を選べば腸のトラブルを減らせる

退院後は、一時的に大腸の機能が低下してしまうため、下痢や頻便《ひんべん》、便秘などが起こりやすくなります。これらの症状は食事で完全に抑えることはできませんが、食べるものを上手に選べば、症状をやわらげることが可能です。腸のトラブルは、手術後日がたつにつれて落ち着いてきますから、それまでは下痢や便秘を起こしやすい食品は控えて、「消化のよい食品」（➡p.19～25）をバランスよく食べましょう。

気をつけたい食品は、根菜やきのこなどの食物繊維の多い食品、脂質の多い食品や加工品、炭酸飲料などのガスが発生しやすい食品、とうがらしなどの刺激の強い香辛料などです。

食物繊維は整腸作用があり、体にとって必要な栄養素ですが、本来消化できないものなので、とりすぎには注意が必要です。

## 退院後しばらくは気をつけたい食品

### 1 食物繊維の多い食品

食物繊維は、人の消化液によって分解することができません。手術後はなるべく控えましょう。食物繊維の多い食品には、玄米や大豆、わかめ・ひじきなどの海藻類、ごぼうなどの根菜類やたけのこ、しいたけ・エリンギなどのきのこ類があります。

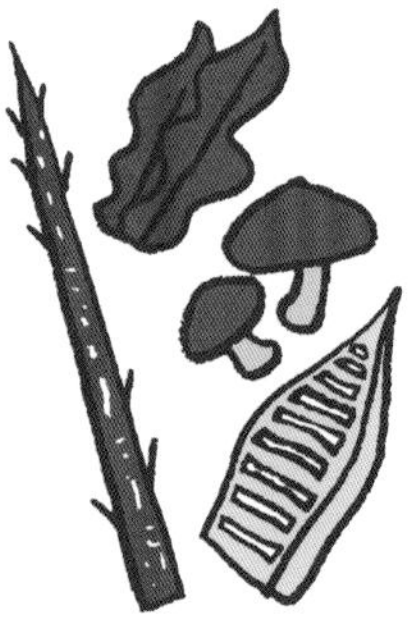

### 2 脂質が多い食品や加工品

バラ肉のように脂身の多い肉や、ハム・ソーセージ・ベーコンなどの加工食品は脂質が多く、腸の負担になります。また、スナック菓子やバター・生クリームをたくさん使ったケーキなども、脂質が多いので控えましょう。

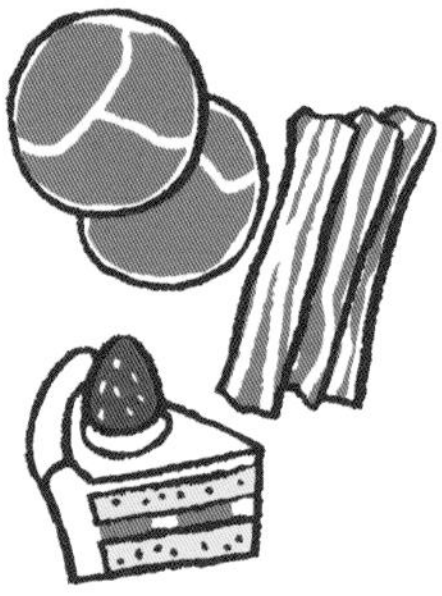

### 3 ガスが発生しやすい食品

おなかにガスがたまると、便秘や下痢を引き起こすことがあります。ガスが発生しやすい食品は、炭酸飲料、豆類、さつまいもなど。また、ガムをかんだり早食いをしたりすると、空気を飲み込むため、ガスを発生させる原因になります。

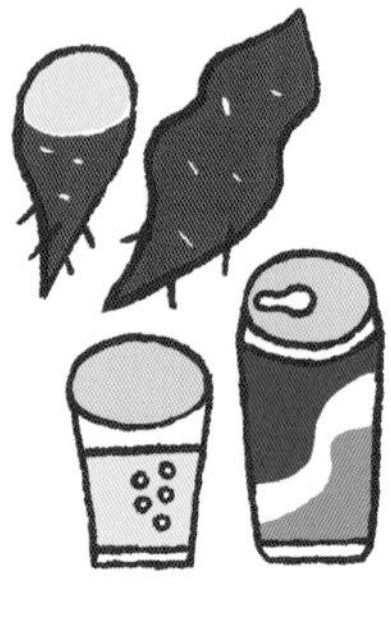

### 4 よくかんでもかみ切りにくい食品

たこ・いか・あさりなどの貝類（かきを除く）はよくかんでもかみ切りにくい食材。これらは、結合組織がかたく消化に時間がかかります。食べるのは、退院後、排便が安定してからにしましょう。

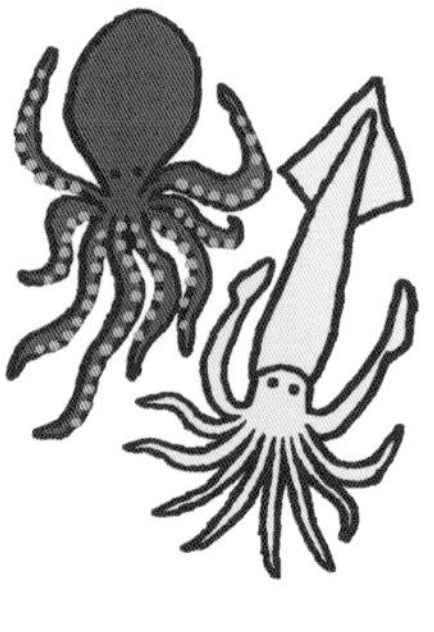

## ごはん めん パン

### 手術後しばらくは「白い主食」に

食物繊維の多い玄米や雑穀米、中華めん、ライ麦パンや玄米パンなどは消化されにくいので、白米や食パンなど「白い主食」を選びます。

ごはんは、まずはおかゆや軟飯から。退院後１～２カ月を過ぎて体調が安定したら、普通のごはんに切り替えていきましょう。油でごはんを炒めたチャーハンも、排便のトラブルがないようなら食べてもよいでしょう。

### 消化のよい食品

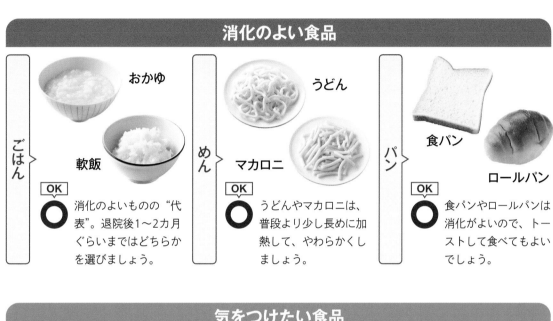

**ごはん**

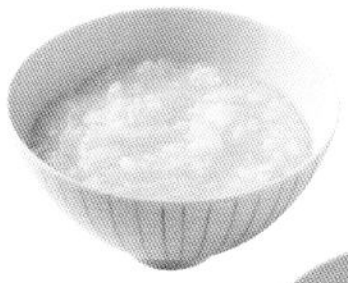
おかゆ

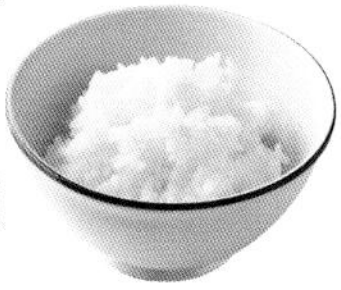
軟飯

OK ○ 消化のよいものの“代表”。退院後1～2カ月ぐらいまではどちらかを選びましょう。

**めん**

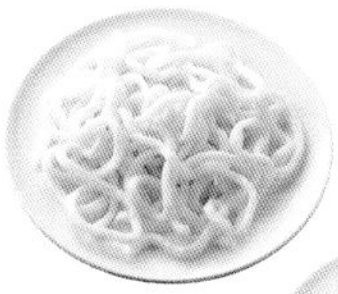
うどん

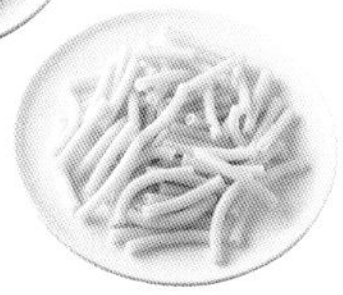
マカロニ

OK ○ うどんやマカロニは、普段より少し長めに加熱して、やわらかくしましょう。

**パン**

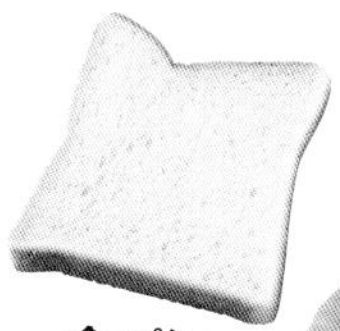
食パン

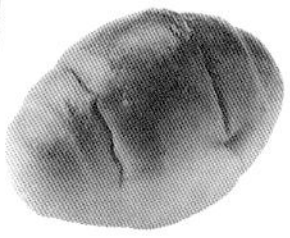
ロールパン

OK ○ 食パンやロールパンは消化がよいので、トーストして食べてもよいでしょう。

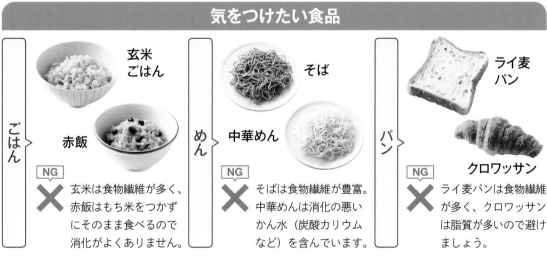

### 気をつけたい食品

**ごはん**

玄米ごはん

赤飯

NG × 玄米は食物繊維が多く、赤飯はもち米をつかずにそのまま食べるので消化がよくありません。

**めん**

そば

中華めん

NG × そばは食物繊維が豊富。中華めんは消化の悪いかん水（炭酸カリウムなど）を含んでいます。

**パン**

ライ麦パン

クロワッサン

NG × ライ麦パンは食物繊維が多く、クロワッサンは脂質が多いので避けましょう。

**プラスα** 調理パンは脂質が多いのでNG

油で揚げた具材をはさむコロッケパンやハムカツパン、パンを揚げたカレーパンなどは、脂質が多いのでNG。調理パンではなく、食パン＋ゆで卵などの組み合わせにします。

NG ×

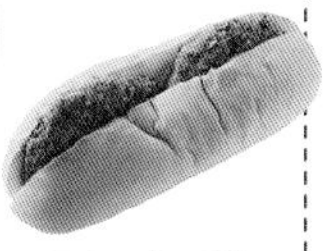
コロッケパン

## 肉類 乳製品 卵

### 肉は脂身の少ない部位を選んで

肉は部位によって脂質の量が違います。たとえば豚もも肉（脂身つき）の脂質の量は100g当たり10.2gですが、豚バラ肉では100g当たり35.4gと3倍以上。牛肉（和牛）の場合も、バラ肉はもも肉（脂身つき）の約3倍の脂質が含まれています。肉は脂身の少ない部位を選びましょう。

乳製品は消化がよいので、料理に使うほか、間食にも取り入れましょう。

### 消化のよい食品

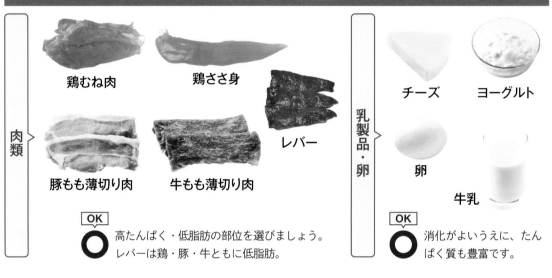

肉類

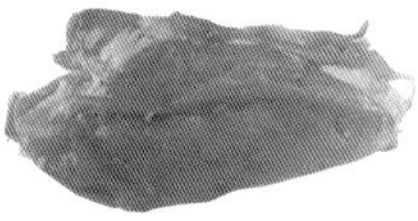
鶏むね肉

鶏ささ身

レバー

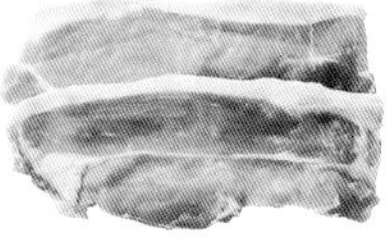
豚もも薄切り肉

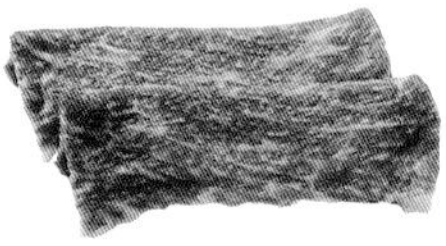
牛もも薄切り肉

OK

高たんぱく・低脂肪の部位を選びましょう。レバーは鶏・豚・牛ともに低脂肪。

乳製品・卵


チーズ

ヨーグルト

卵

牛乳

OK

消化がよいうえに、たんぱく質も豊富です。

### 気をつけたい食品

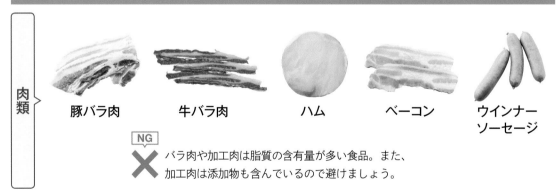

肉類

豚バラ肉

牛バラ肉

ハム

ベーコン

ウインナーソーセージ

NG

バラ肉や加工肉は脂質の含有量が多い食品。また、加工肉は添加物も含んでいるので避けましょう。

**プラスα** **卵はかたゆでより半熟に**

卵はビタミンCと食物繊維以外の栄養素をバランスよく含んでいます。半熟だと、たんぱく質がゆるく変性して消化がよくなりますが、かたゆでまで加熱すると、完全に変性して消化酵素に反応しにくくなります。卵は半熟がおすすめ。

# 魚介類 大豆製品

## 白身魚は良質のたんぱく源

手術後、傷ついた組織を再生させるには、たんぱく質をしっかりとることが大切。退院直後は、魚なら消化のよい白身魚やさけなどを選び、1～2カ月過ぎたら、さばやさんまなどの脂質の多い魚を取り入れてください。

大豆は食物繊維が多く、消化が悪いので控えたほうがよい食品ですが、加工品の豆腐や納豆・きな粉などは、消化がよいのでおすすめです。

### 消化のよい食品

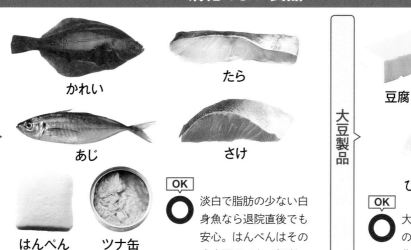

**魚介類**

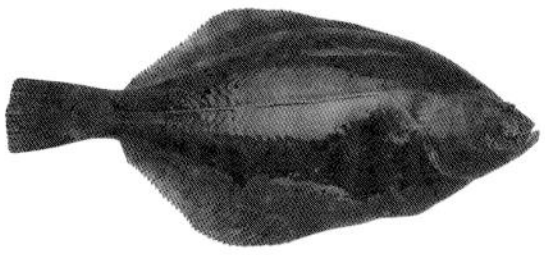
かれい

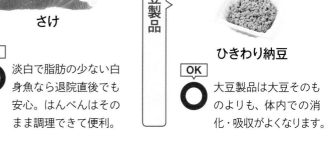

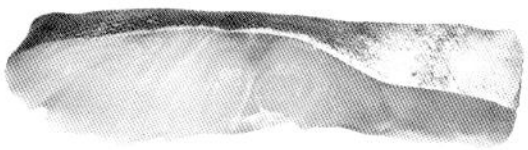
たら

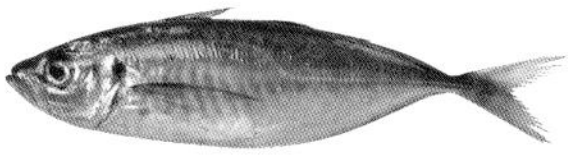
あじ

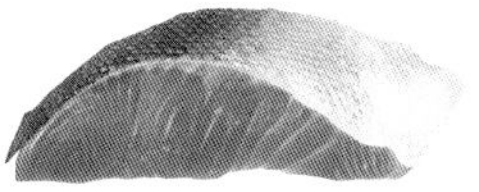
さけ

はんぺん

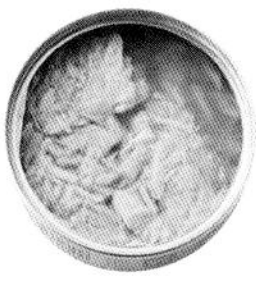
ツナ缶

OK ○ 淡白で脂肪の少ない白身魚なら退院直後でも安心。はんぺんはそのまま調理できて便利。

**大豆製品**

豆腐

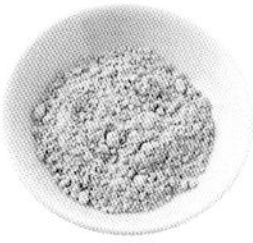
きな粉

ひきわり納豆

OK ○ 大豆製品は大豆そのものよりも、体内での消化・吸収がよくなります。

### 気をつけたい食品

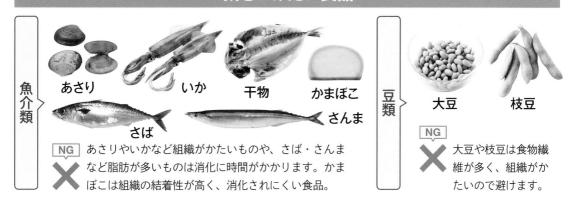

**魚介類**

あさり

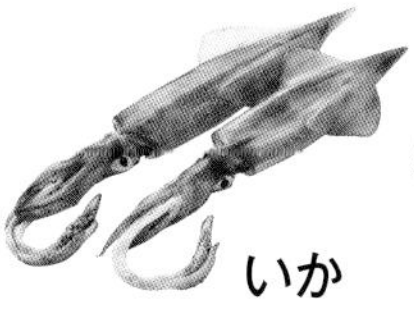
いか

干物

かまぼこ

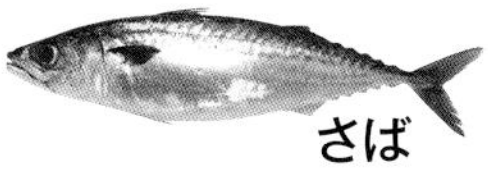
さば

さんま

NG × あさりやいかなど組織がかたいものや、さば・さんまなど脂肪が多いものは消化に時間がかかります。かまぼこは組織の結着性が高く、消化されにくい食品。

**豆類**

大豆

枝豆

NG × 大豆や枝豆は食物繊維が多く、組織がかたいので避けます。

**プラスα　塩辛やつくだ煮などは控えて**

塩辛、魚のつくだ煮、たらこや明太子などはごはんに合いますが、消化されにくいので避けます。ごはんには練り梅などを添えて（➡p.43）。

NG ×

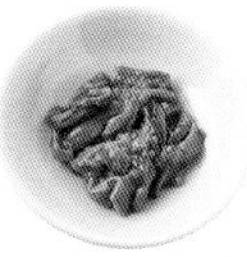
塩辛

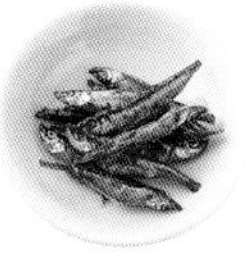
魚のつくだ煮

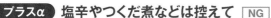

## 野菜類 きのこ類

## 食物繊維が少ない野菜がおすすめ

退院後１～２カ月ぐらいまでは、食物繊維の含有量が少ない野菜を選び、ゆでたり蒸したりしてやわらかく調理しましょう。皮や種、筋を除いたり、繊維を断つように切ったりすることも、消化を助けるポイントです。腸の回復具合を見て、食物繊維の多い野菜を少しずつ料理に取り入れましょう。

きのこ類は食物繊維が多いので、退院後しばらくは避けます。

### 消化のよい食品

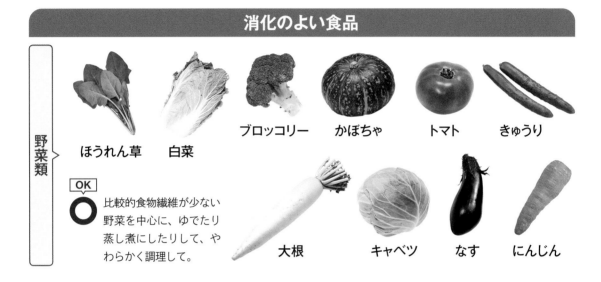

野菜類

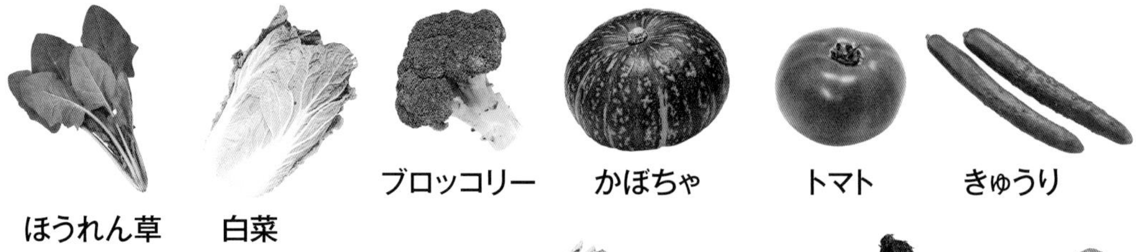
ほうれん草
白菜
ブロッコリー
かぼちゃ
トマト
きゅうり

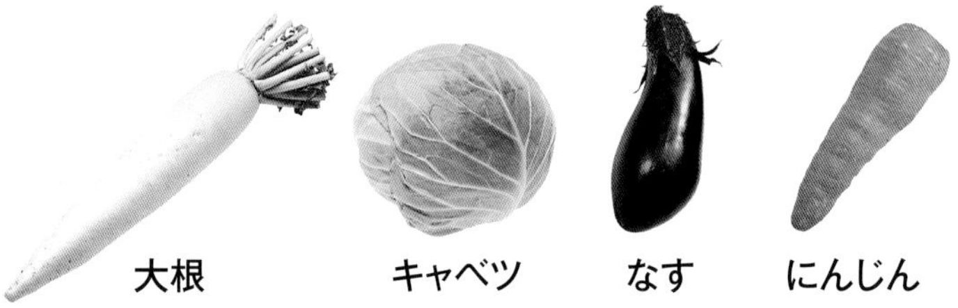
大根
キャベツ
なす
にんじん

OK

○ 比較的食物繊維が少ない野菜を中心に、ゆでたり蒸し煮にしたりして、やわらかく調理して。

### 気をつけたい食品

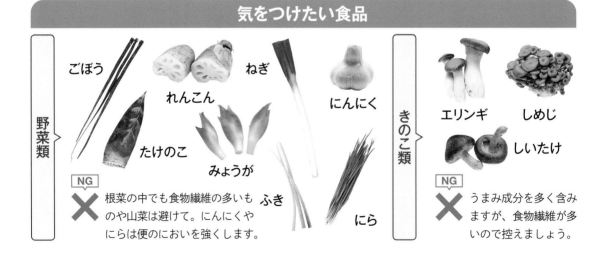

野菜類

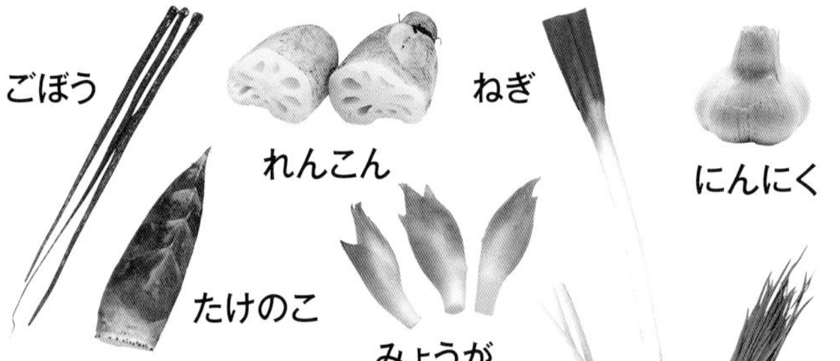


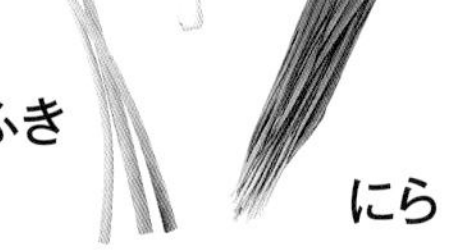
ふき
にら

NG

× 根菜の中でも食物繊維の多いものや山菜は避けて。にんにくやにらは便のにおいを強くします。

きのこ類

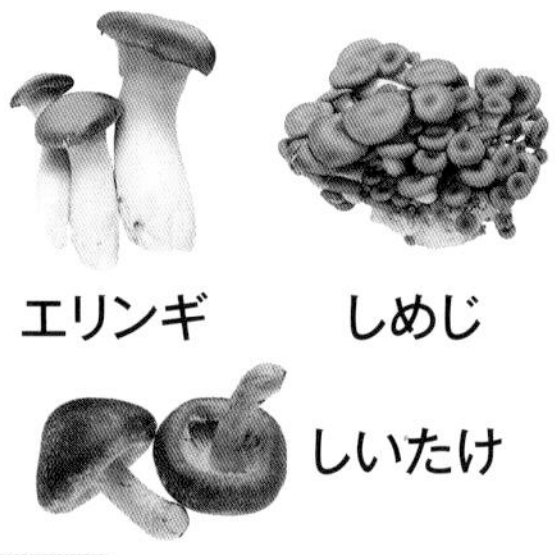
エリンギ
しめじ
しいたけ

NG

× うまみ成分を多く含みますが、食物繊維が多いので控えましょう。

**プラスα　とくに不溶性食物繊維に注意**

食物繊維には水溶性と不溶性があり、前者は水に溶けやすく便をやわらかくします。一方、後者は腸のぜん動運動を活発にし、排便を促します。退院後１～２カ月はどちらもとりすぎず、とくに不溶性食物繊維を多く含む根菜などは控えて。

## いも類 海藻類 調味料など

## 海藻類は手術後1～2カ月を過ぎてから

海藻類は日本人にとってなじみのある食品ですが、水溶性食物繊維を多く含んでいるので手術後1～2カ月は控えましょう。腸の状態が安定したら、汁物の具や煮物などに少量加えることから始めてみてください。

いも類の中でも、じゃがいも・長いも・里いもは消化がよいのでおすすめですが、さつまいもはガスを発生させやすいので注意しましょう。

### 消化のよい食品

いも類

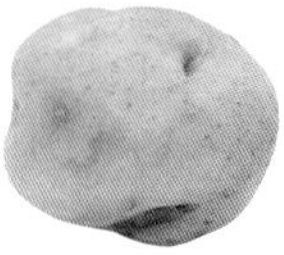

じゃがいも

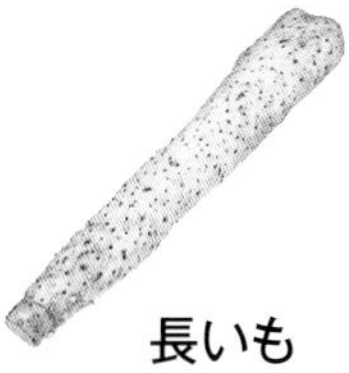

長いも

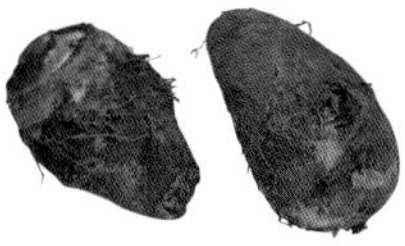

里いも

OK ○ エネルギー源となる炭水化物がとれます。長いもは、でんぷんの消化を助けるジアスターゼという酵素を含んでいます。

### 気をつけたい食品

いも類・海藻類

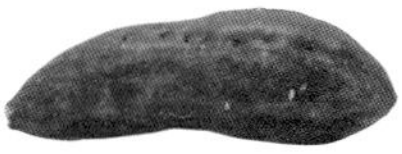

さつまいも

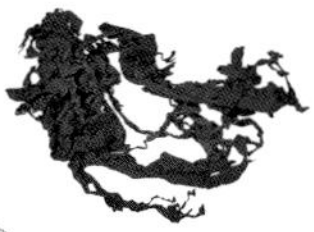

わかめ

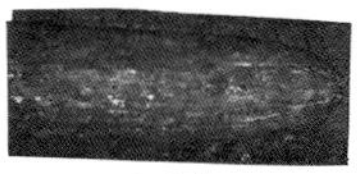

昆布

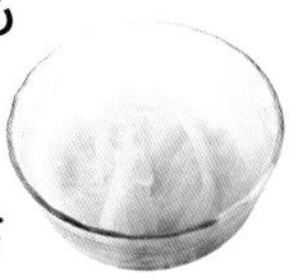

しらたき

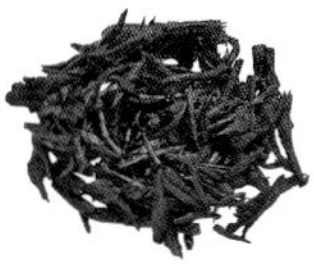

ひじき

NG × さつまいもはガスを発生させやすく、海藻類は水溶性食物繊維が多いので、退院後しばらくは控えましょう。

漬け物

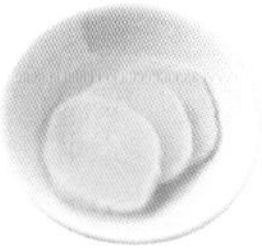

たくあん

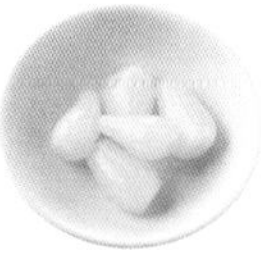

らっきょう

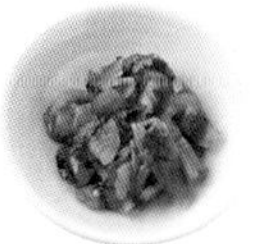

福神漬け

NG × 食物繊維も塩分も多いため、漬け物は避けましょう。梅肉を練ったものなら退院直後から食べられます。

調味料

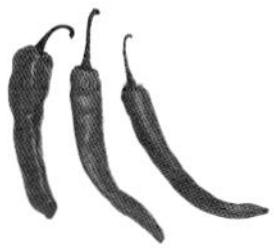

赤とうがらし

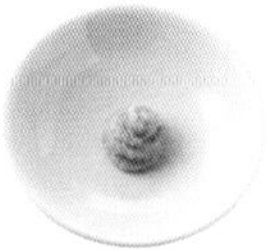

わさび

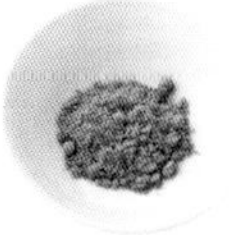

カレー粉

NG × 辛いものは腸を刺激して下痢などを引き起こすことがあるので、退院後1～2カ月までは避けるのがベター。

**プラスα いも類の特長はそれぞれ違う**

いも類の主成分は炭水化物（主にでんぷん）ですが、水分を70％以上含むため、穀類と比較すると低カロリー。じゃがいもはビタミンCが豊富、長いもはでんぷんの消化を助ける酵素を多く含み、里いもはカリウムの含有量が多いのが特長です。

## 果物 ナッツ類

### 酸味が少なく、整腸作用のある果物を

消化のよい果物は、りんご・バナナ・もも・西洋なしなどです。これらは渋味や酸味が少なく、整腸作用や胃腸の粘膜を保護する働きのある「ペクチン」を多く含んでいます。また、バナナは炭水化物が多く、素早く消化・吸収されてエネルギーに変わります。

ナッツ類は脂質を多く含み、消化が悪いので食べないほうが無難です。

### 消化のよい食品

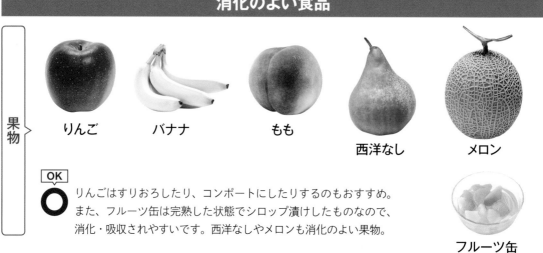

果物

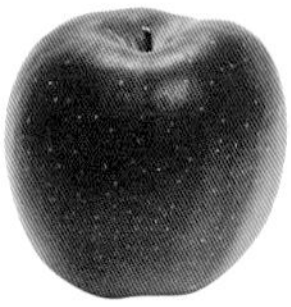

りんご

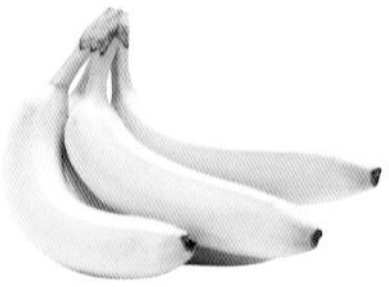

バナナ

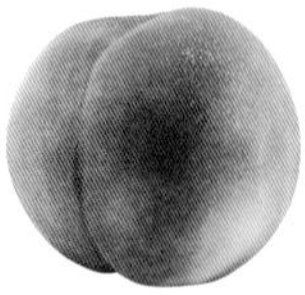

もも

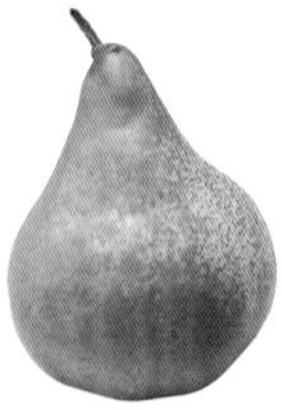

西洋なし

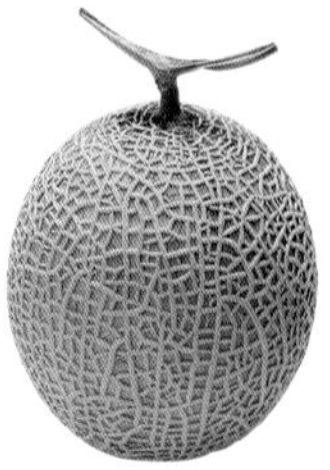

メロン

OK

りんごはすりおろしたり、コンポートにしたりするのもおすすめ。また、フルーツ缶は完熟した状態でシロップ漬けしたものなので、消化・吸収されやすいです。西洋なしやメロンも消化のよい果物。

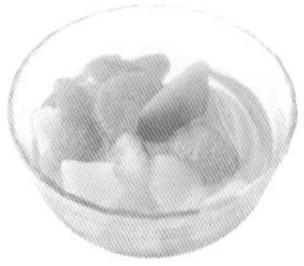

フルーツ缶

### 気をつけたい食品

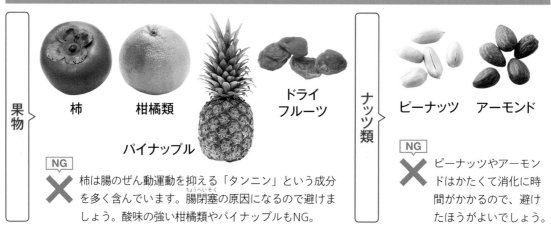

果物

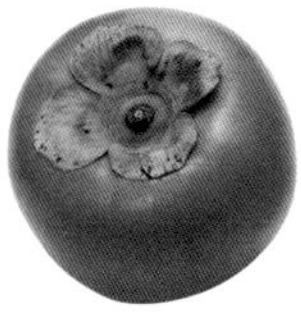

柿

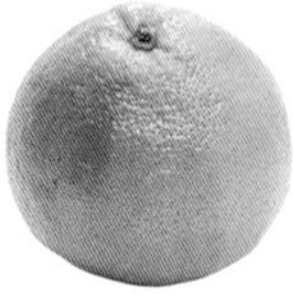

柑橘類

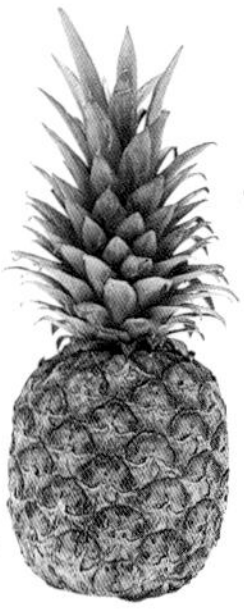

パイナップル

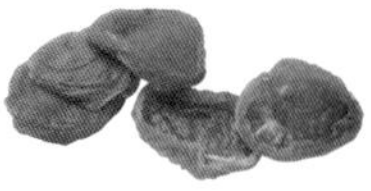

ドライフルーツ

NG

柿は腸のぜん動運動を抑える「タンニン」という成分を多く含んでいます。腸閉塞《ちょうへいそく》の原因になるので避けましょう。酸味の強い柑橘類やパイナップルもNG。

ナッツ類

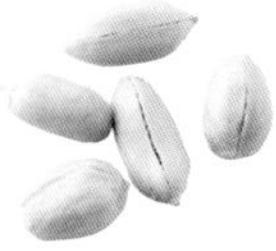

ピーナッツ

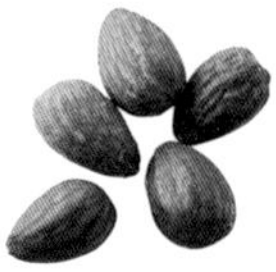

アーモンド

NG

ピーナッツやアーモンドはかたくて消化に時間がかかるので、避けたほうがよいでしょう。

**プラスα** **アルコール類は退院後3カ月を過ぎてから**

アルコール類は退院後３カ月ぐらいまでは控えます。3カ月後以降、腸のトラブルがないようなら少量飲んでもよいでしょう。ビールや発泡酒はガスを発生させるので避け、ワインや日本酒を。飲みすぎは禁物です。100mℓぐらいにとどめます。

## 菓子・飲み物

### 揚げ菓子などの脂質が多いものは避けて

バターや生クリームをたっぷり使ったお菓子やスナック菓子は脂質が多く、下痢などの原因になることがあります。カステラやボーロ、プリンなどは消化がよくて食べやすく、エネルギー補給にもなります。

飲み物はカフェインの含有量が多いものは控えます。カフェインは腸の粘膜に刺激を与えるので、どうしても飲みたいときは薄くしましょう。

### 消化のよい食品

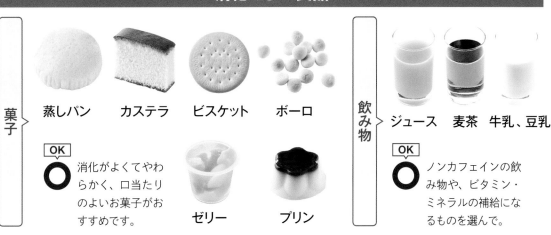

**菓子**

蒸しパン

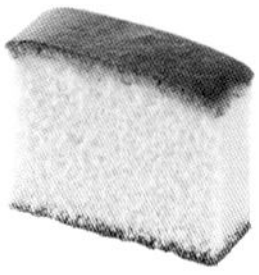
カステラ

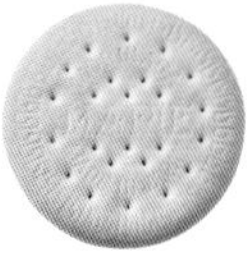
ビスケット

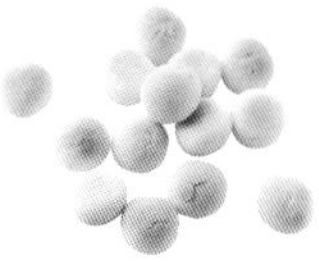
ボーロ

OK ○ 消化がよくてやわらかく、口当たりのよいお菓子がおすすめです。

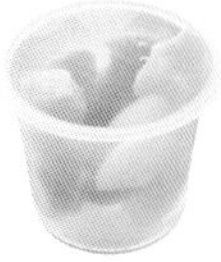
ゼリー

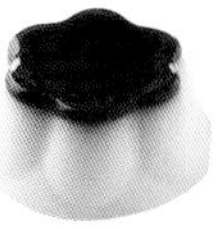
プリン

**飲み物**

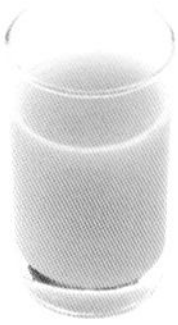
ジュース

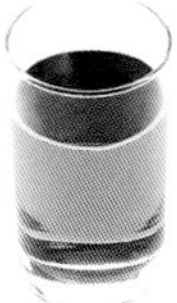
麦茶

牛乳、豆乳

OK ○ ノンカフェインの飲み物や、ビタミン・ミネラルの補給になるものを選んで。

### 気をつけたい食品

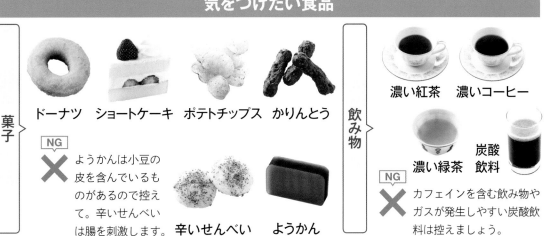

**菓子**

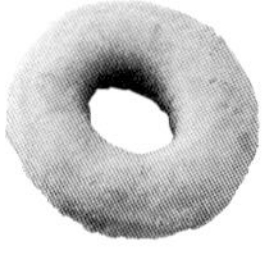
ドーナツ

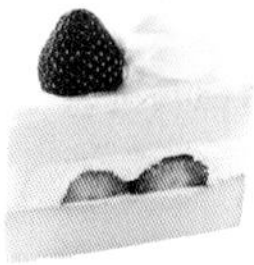
ショートケーキ

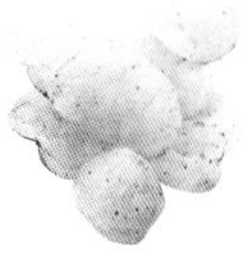
ポテトチップス

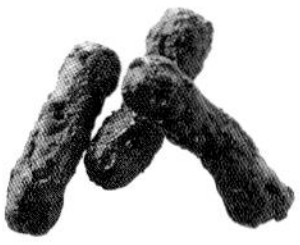
かりんとう

NG × ようかんは小豆の皮を含んでいるものがあるので控えて。辛いせんべいは腸を刺激します。

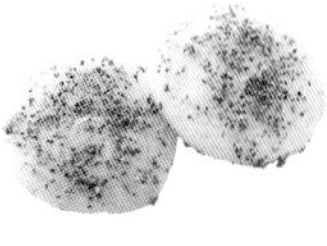
辛いせんべい

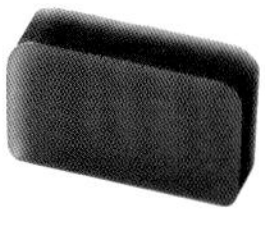
ようかん

**飲み物**

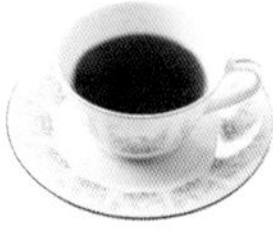
濃い紅茶

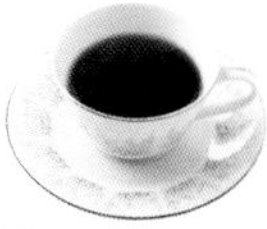
濃いコーヒー

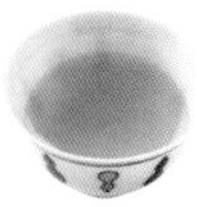
濃い緑茶

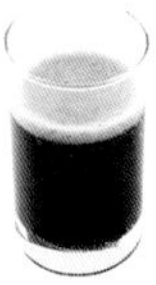
炭酸飲料

NG × カフェインを含む飲み物やガスが発生しやすい炭酸飲料は控えましょう。

**プラスα 冷たいお菓子は下痢などの原因に**

暑い季節はアイスクリームやシャーベットなどの冷たいお菓子が食べたくなるもの。でも、冷たいものは下痢やおなかの張りの原因になることがあるので注意が必要です。お菓子に添える飲み物も、冷たいものは避けましょう。

# 退院直後1～2カ月までの食事

**退院後１～２カ月までは、消化がよくて温かい食事を心がけます。
また間食を取り入れて、規則正しい生活リズムを身につけましょう。**

## 消化のよい献立と間食で「腹六分目」からスタート

退院直後から1～2カ月までは、まだまだ「腸の慣らし運転」の時期。腸の消化・吸収力は低下していますから、一度にたくさん食べようとせず、よくかんでゆっくり食べ、「腹六分目」にとどめましょう。

この時期の1日に食べる量は、１２００kcalが目安です。デスクワークをしている30～40代の男性の場合、1日の推定エネルギー必要量は２３００kcal、女性の場合は１７５０kcalですから、かなり少ないと感じるかもしれません。小腹がすいたときは、間食を上手に取り入れましょう。

また、この時期は腸に負担をかけないよう、p.17にあげた調理のコツを参考に消化のよい食事作りを心がけます。

体調の回復とともに、食欲が増し、排便の状態や回数がととのってきたら、少しずつ食べる量を増やしていきましょう。

## 退院直後1～2カ月までの食事の3つのポイント

### 1 主食はおかゆか軟飯、主菜と副菜をしっかりとる

主食はごはんなら、おかゆか軟飯にして、主菜と副菜をそろえましょう。主食はエネルギー源となり、たんぱく質を多く含む主菜は、体をつくる材料となります。ビタミン・ミネラルがたっぷりの野菜を使った副菜は、代謝や生理機能を円滑にします。

主食、主菜、副菜を毎食そろえられれば、バランスよく栄養をとることができ、手術後の体の回復を促すことにつながります。

### 2 1日3食＋間食2回で規則正しくとる

1日3回の食事は、なるべく決まった時間にとりましょう。手術後しばらくは程度の差こそあれ、排便のペースが不安定になります。食事の時間を規則的にすると、排便のペースをつかみやすくなり、自然とトイレに行く回数も減らせるようになります。

また、腸に負担がかからないよう、少量頻回の食事にします。1日3食に、午前と午後の2回の間食を取り入れるとよいでしょう。

### 3 消化のよい食品・調理法を選び、ボリュームアップの工夫をする

p.19～25にある「消化のよい食品」を選び、やわらかく調理します。普段の食事では食べていたトマトの皮や種、きゅうり・なすの皮などもこの時期は取り除くようにしましょう。

また、揚げ物などで脂質を多くとると、下痢がひどくなったり、腸閉塞《ちょうへいそく》を招いたりする恐れもあります。天ぷらやフライ・カツなどは避けましょう。

肉の目安量はp.27にあるように1日20gです。肉を野菜と一緒に蒸したり焼いたりすると、ボリュームが出て食べ応えのある主菜になります。

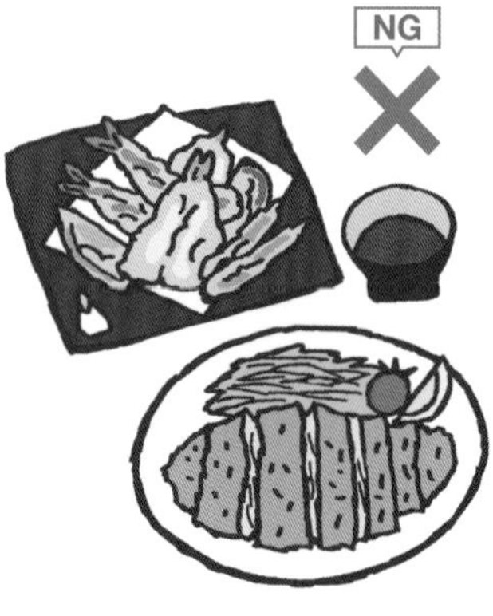

# 1日1200kcalの食品の目安量（たんぱく質50gの場合）

下記にあげた各グループの食品を、まんべんなくとることが目標です。
目安量を確認しながら、栄養バランスのとれた献立を作っていきましょう。

## ごはん・いも

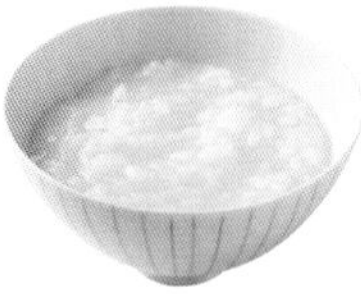

全がゆ 600g（200g×3食）
または
軟飯 300g（100g×3食）

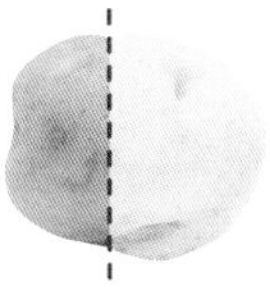

じゃがいも
小2/5個（40g）

## 肉・魚・豆腐

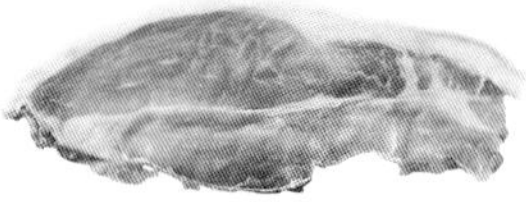

肉・薄切り肉
1枚（20g）

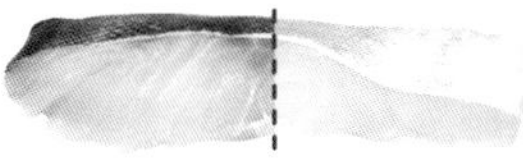

魚
1/2切れ（40g）

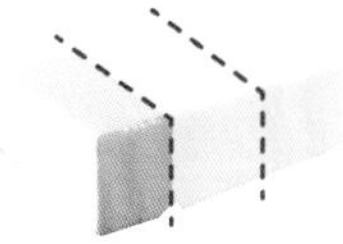

豆腐
1/3丁（100g）

## 乳製品・卵

牛乳
カップ3/4

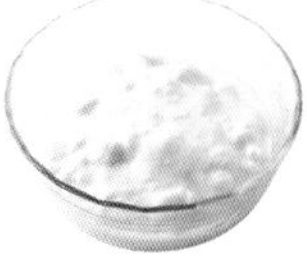

ヨーグルト
100g

卵
1個

## 果物

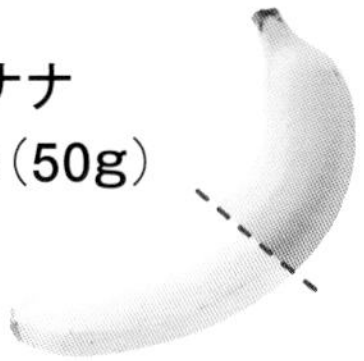

バナナ
中1/2本（50g）

## 野菜

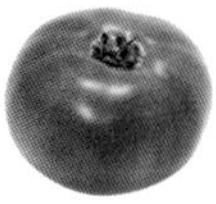

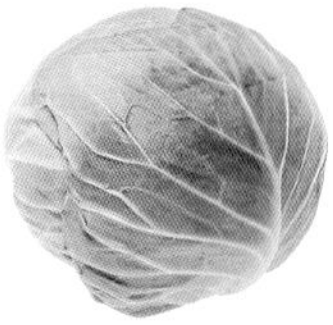

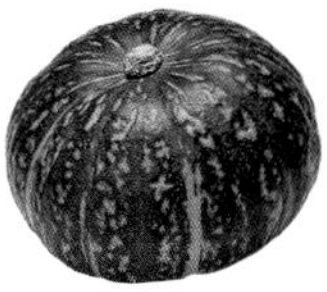

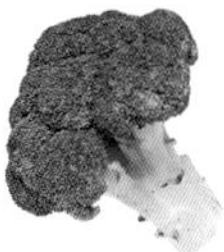

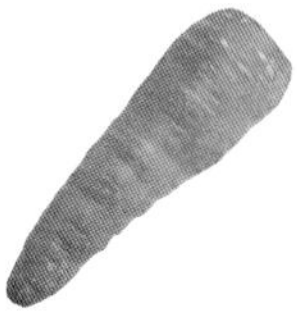

40g×3食

野菜は青菜やトマト・かぼちゃ・ブロッコリーなど、なるべく多くの種類を取り入れるのが理想。少量ずつ組み合わせて1食40gを目安に。

## 菓子

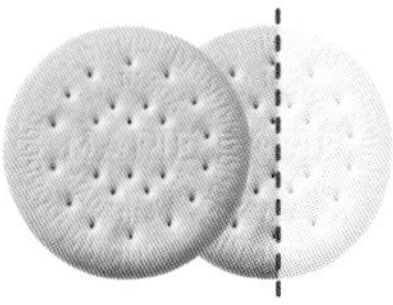

ビスケット
1 1/2枚（10g）

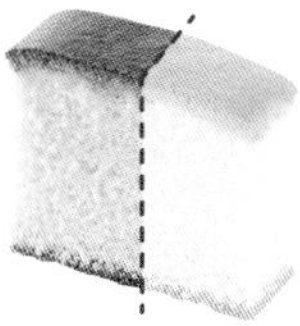

カステラ
1/2切れ（25g）

## 調味料

| 油脂 | 砂糖 | みそ |
|---|---|---|
| 小さじ1 | 大さじ1 | 大さじ1 |

# 約1200kcalの献立例

1日約1200kcalの献立を実際に作ってみましょう。1日分を作って食べてみると、手術前の食事との量の違いが実感できると思います。その違いを認識して、作っていきましょう。

## だし巻き卵

1人分 155kcal ｜ 塩分 0.4g

**材料（1人分）**

卵 …… 2個

A
- だし汁 …… 大さじ1
- 砂糖 …… 小さじ1/4
- しょうゆ …… 小さじ1/4

サラダ油 …… 小さじ1/4

**作り方**

1 卵は割りほぐし、Aを加えて混ぜ合わせる。

2 熱した卵焼き器に油をなじませ、1を2～3回に分けて流し入れ、巻き焼きにする。

## きゅうりとトマトのごまあえ

1人分 25kcal ｜ 塩分 0.2g

**材料（1人分）**

きゅうり …… 2㎝（10g）

トマト …… 10g

A
- 練りごま …… 小さじ1/2
- しょうゆ …… 小さじ1/4
- 砂糖 …… 小さじ1/8

**作り方**

1 きゅうりは皮をむいて種を取り、サッとゆでて食べやすい大きさに切る。トマトは湯むきして皮と種を取り除き（➡p.50）、ざく切りにする。

2 Aを混ぜ合わせ、1とあえる。

卵を主菜にした和食の献立。
ごまあえは野菜の皮と種を取り除き、
すりごまではなく皮なしの
練りごまであえ、消化よく。

## 豆腐と玉ねぎのみそ汁

1人分 28kcal ｜ 塩分 0.9g

**材料（1人分）**

豆腐 …… 20g

玉ねぎ …… 10g

だし汁 …… カップ1/3

みそ …… 小さじ1

**作り方**

1 玉ねぎは皮をむいて繊維を断つように薄切りにする（➡p.17）。豆腐はさいの目切りにする。

2 鍋にだし汁を入れて加熱し、1を加え、ひと煮立ちしたらみそを溶き入れる。

## 全がゆ

1人分 130kcal ｜ 塩分 0g

材料と作り方 ➡p.42

**朝食**
1人分338kcal
塩分1.5g

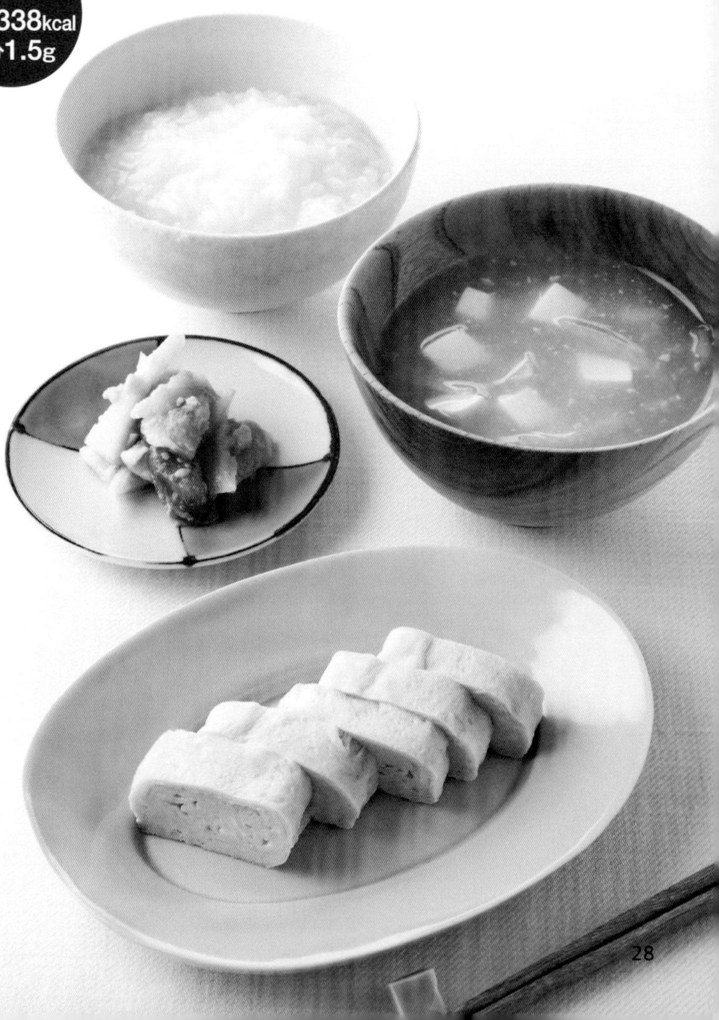

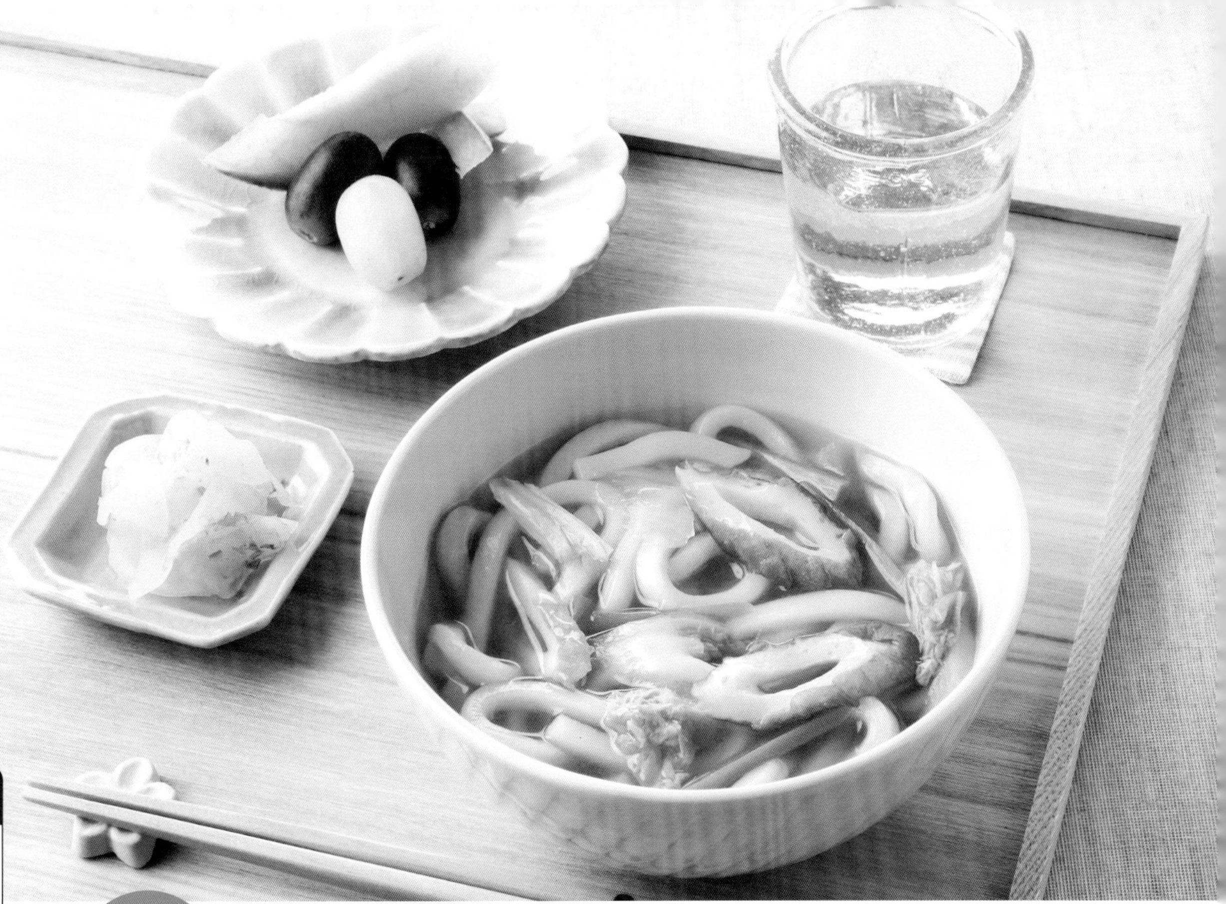



## 昼食
1人分242kcal
塩分2.7g

野菜もうどんもやわらかく煮て栄養満点に。
浅漬けのかぶは薄く切るのが消化をよくするポイント。
フルーツでビタミンやミネラルをしっかりとりましょう。

## あんかけうどん

1人分 216kcal ｜ 塩分 2.2g

**材料（1人分）**

ゆでうどん …… 150g
にんじん …… 1㎝（10g）
白菜 …… 10g
ちくわ …… 10g
だし汁 …… カップ1

A
みりん …… 小さじ2
しょうゆ …… 小さじ1
塩 …… 少量

片栗粉 …… 小さじ2
水 …… 大さじ1

**作り方**

1 にんじんは皮をむき、白菜とともに細切りにする。ちくわは斜め切りにする。
2 鍋にだし汁、Aを入れて加熱し、1を加え、野菜がやわらかくなったら、うどんを入れて1～2分煮込む。水で溶いた片栗粉を加えてとろみをつける。

## かぶの浅漬け

1人分 6kcal ｜ 塩分 0.5g

**材料（1人分）**

かぶ …… $\frac{1}{4}$個（20g）
塩 …… 少量
削り節 …… ひとつまみ

**作り方**

1 かぶは皮をむいて薄切りにし、塩をふってしばらくおく。
2 1の水けをしぼり、削り節を散らす。

## フルーツの盛り合わせ

1人分 20kcal ｜ 塩分 0g

**材料（1人分）**

ぶどう …… 20g　メロン …… 20g

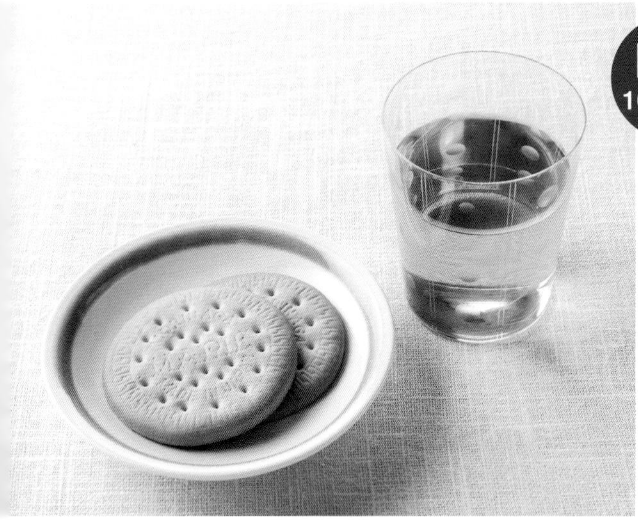

**間食**
10時ごろ

低脂質で消化のよい市販の菓子を選びます。ノンカフェインのむぎ茶を添えて水分も補給。

## ビスケット（市販品）…… 2枚（13g）
## むぎ茶 …… カップ¾

1人分 **56**kcal ｜ 塩分 **0.1**g

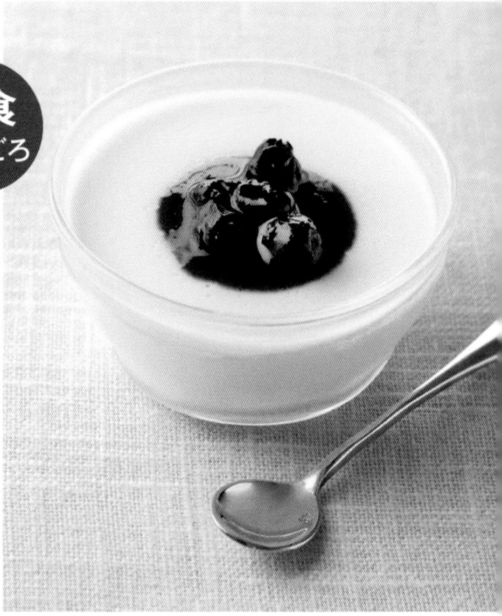

**間食**
15時ごろ

のどごしがよく、甘さ控えめのチーズのデザートでカルシウム補給。
ブルーベリーソースのほのかな酸味がおいしい。

## チーズのムース ブルーベリーソース

1人分 **245**kcal ｜ 塩分 **0.3**g

**材料**（1人分）

クリームチーズ …… 30g
生クリーム …… 30g
粉ゼラチン …… 1g
水 …… 小さじ1
レモン汁 …… 小さじ¼
砂糖 …… 小さじ2
●ブルーベリーソース
　ブルーベリー …… 10g
　砂糖 …… 小さじ¼

**作り方**

1 耐熱容器に水を入れ、粉ゼラチンをふり入れ、ふやかしておく。
2 ボウルにクリームチーズを入れ、練ってなめらかにし、砂糖を加え、さらに生クリームを少しずつ加えながら混ぜ、さらにレモン汁を加えて混ぜる。
3 **1**を電子レンジで10秒加熱して溶かし、**2**に加えてよく混ぜる。
4 器に**3**を移して、冷蔵庫で冷やし固める。
5 耐熱容器に皮をむいたブルーベリー、砂糖を入れ、電子レンジで30秒加熱し、ブルーベリーソースを作る。よく混ぜ合わせて**4**にかける。

**間食のとり方のポイント**

　間食は、3回の食事では足りないエネルギーや栄養を補うものです。牛乳・ヨーグルト・チーズなどの乳製品や季節の果物、ビスケット・カステラなど消化のよいお菓子を選びましょう。
　間食の時間は、朝食と昼食の間、昼食と夕食の間にそれぞれ1回ずつとるとよいでしょう。

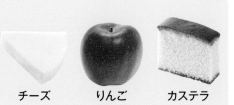

チーズ

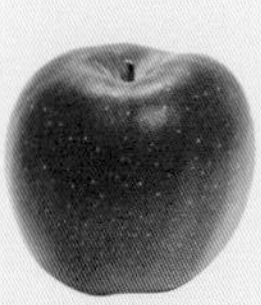
りんご

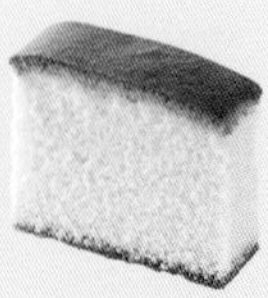
カステラ

# チキンハンバーグのトマト煮

1人分 137kcal ｜ 塩分 1.3g

**材料（1人分）**

鶏ひき肉 …… 40g
はんぺん …… 20g
A パン粉 …… 大さじ1
A 水 …… 小さじ1
A 塩 …… 少量
トマト …… 小1/5個（20g）
ブロッコリー（ゆでたもの） …… 5g
水 …… カップ1/4
トマトケチャップ …… 大さじ1
サラダ油 …… 小さじ1/2

**作り方**

1 ボウルにひき肉、はんぺん、Aを入れてよく混ぜ合わせる。
2 トマトは湯むきして皮と種を除き（➡p.50）、ざく切りにする。
3 熱したフライパンに油をひき、小判形にした1を中強火で1分ほど焼いたら、裏返してさらに1分ほど焼き、端に寄せる。
4 3のあいたところにトマトケチャップを入れ、甘味が出るように1分ほど炒める。
5 4にトマトと水を加え、ふたをして4分ほど煮込む。器に盛り、ブロッコリーを添える。

夕食
1人分321kcal
塩分2.8g

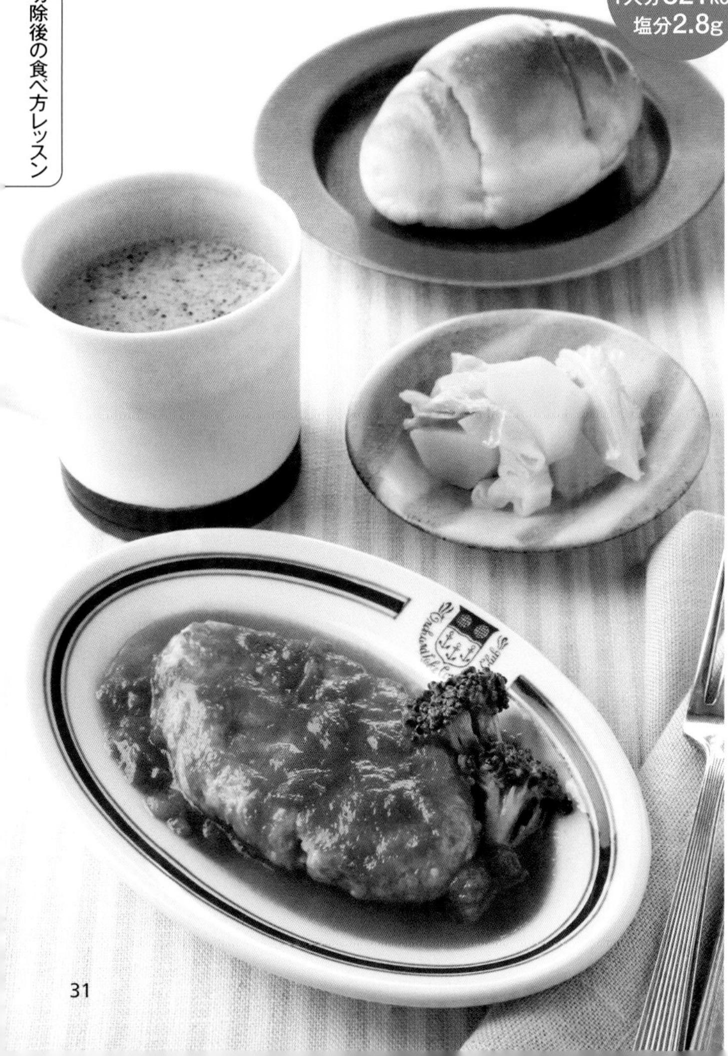

# 小松菜のポタージュ

1人分 64kcal ｜ 塩分 0.6g

**材料（1人分）**

小松菜（ゆでたもの） …… 1株（20g）
牛乳 …… カップ1/2
塩 …… 少量

**作り方**

1 小松菜と牛乳をブレンダーやミキサーなどに入れて攪拌《かくはん》する（または小松菜をみじん切りにし、牛乳とよく混ぜ合わせる）。
2 鍋に1を入れて加熱し、塩を加えて味をととのえる。

# キャベツとじゃがいものサラダ

1人分 27kcal ｜ 塩分 0.5g

**材料（1人分）**

キャベツ …… 1/5枚（10g）
じゃがいも …… 10g
A 酢 …… 小さじ1/2
A 塩 …… 少量
A オリーブ油 …… 小さじ1/2

**作り方**

1 キャベツはざく切りにし、サッとゆでる。じゃがいもは皮をむいてひと口大に切り、ゆでる。
2 Aを混ぜ合わせ、1にからめる。

# ロールパン

…… 1個（30g）

1人分 93kcal ｜ 塩分 0.4g

低脂質の鶏ひき肉とはんぺんで作れば、ボリュームがあり消化もよいハンバーグに。
ミネラルが豊富な小松菜を使ったスープでおなかを温めます。

# 退院して1～2カ月からの食事

**時間の経過とともに腸の働きが戻り、排便トラブルも少なくなってきます。
これまで控えていた食品も試しつつ、バランスよく食べましょう。**

## 体調を確認しながら食品の数を増やして

退院して1～2カ月を過ぎると、腸の機能もかなり回復して、排便のリズムもととのってきます。このころになったら、1日1600kcalの食事を目安にしましょう。

p.19～25の「気をつけたい食品」にも徐々に挑戦してみます。根菜、きのこ、海藻なども献立に取り入れて、料理のバリエーションを広げていきましょう。ただし、まずは少量にすること。便通に問題がなければ徐々に量を増やし、調子が悪ければ「消化のよい食品」中心に戻します。

また、このころになると食欲が出てきますが、油断して食べすぎると腸閉塞《ちょうへいそく》を招くことも。ゆっくりよくかんで暴飲暴食をしないことは、引き続き大切です。

退院後3カ月ぐらいになり、1600kcalの食事で体調に問題がなければ、1800kcal（➡p.37）に調節していきましょう。

## 退院して1～2カ月からの食事の3つのポイント

### 1 退院後1～2カ月までと同様、栄養バランスを大事にする

献立の組み立て方はこれまでと同じです。主食、主菜、副菜を毎食そろえましょう。p.33に1600kcalの食品の目安量を示しましたが、主食、肉、魚、野菜などがこれまでより少し多くとれるようになります。間食も利用し、食べる量を調節しましょう。

また、「煮る」「ゆでる」「蒸す」が中心だった調理法から「焼く」「炒める」を取り入れても。ただし、油脂を使いすぎず、「揚げる」はもう少し先に。

### 2 おかゆからごはんに。具材を豊富にする

おかゆや軟飯は卒業し、普通のごはんにします。さらに、ごはんに味をつけたり、肉や野菜の具材を加えたりして、食品の数を増やしていきましょう。ビーフンやスパゲッティも、いろいろな具で楽しみましょう。

肉は高たんぱく・低脂質の豚・牛のもも肉やヒレ肉を中心に、皮を除いた鶏もも肉なども試してみます。ハム・ベーコンなどの加工肉は、脂質が多いのでとりすぎに注意しましょう。

### 3 根菜は消化されやすいように調理に工夫をする

これまで控えていた根菜も、少量からチャレンジしましょう。不溶性食物繊維の多いごぼうは繊維を断つように斜め薄切りに。断面が増えるため、火のとおりが早く、やわらかくなります。たけのこは小さく切ったり薄切りにしたりして、やわらかく加熱調理します。れんこんは薄切りにして煮るほか、すりおろすのもおすすめ。粘りのあるモチモチした食感が味わえます。

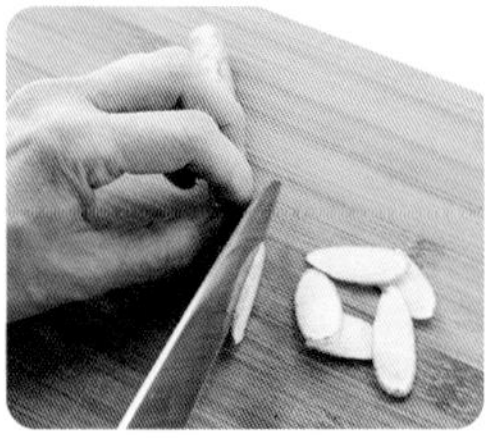
ごぼうは繊維を断つように斜め薄切りにします。

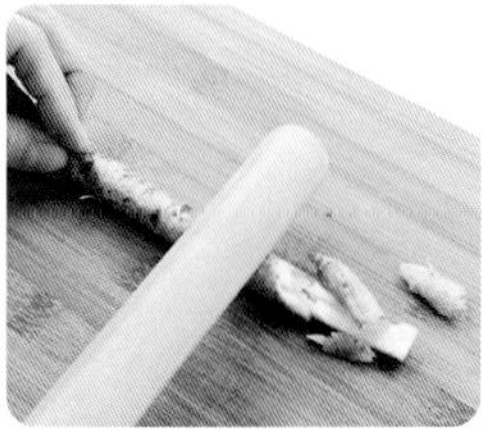
めん棒などでたたいても、繊維がほぐれます。

# 1日1600kcalの食品の目安量（たんぱく質70gの場合）

1日1600kcalを目安に、下記の各グループの食品をバランスよく組み合わせて献立を作りましょう。多品目を取り入れることがポイント。

## ごはん・いも

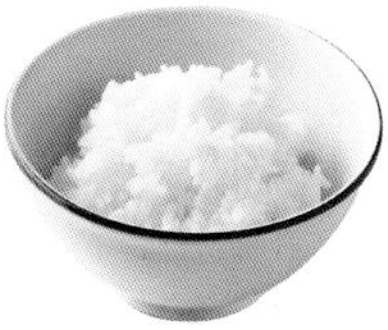

ごはん または 軟飯
420g（140g×3食）

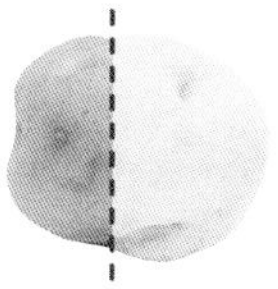

じゃがいも
小2/5個（40g）

## 肉・魚・豆腐

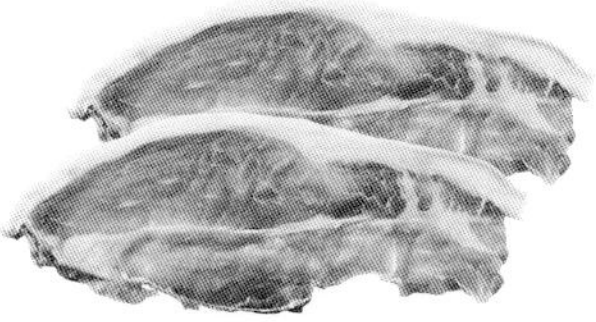

肉・薄切り肉
2枚（40g）

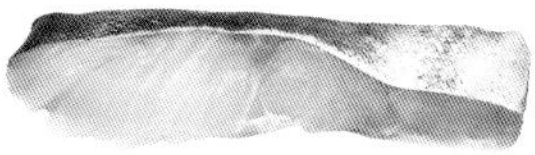

魚
中1切れ（70g）

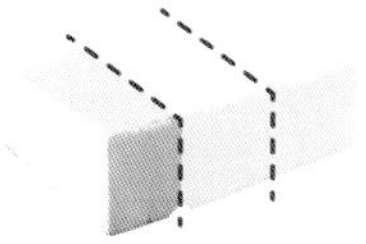

豆腐
1/3丁（100g）

## 乳製品・卵

牛乳
カップ3/4

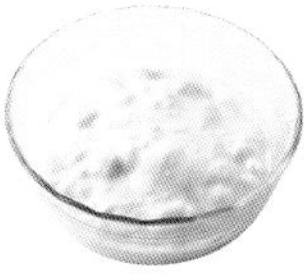

ヨーグルト
100g

卵
1個

## 果物

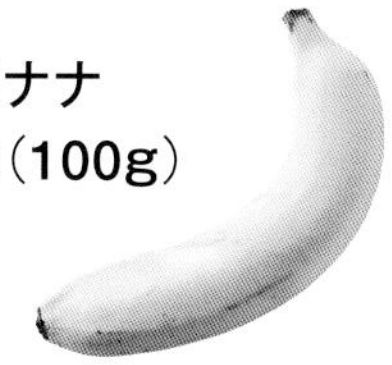

バナナ
中1本（100g）

## 野菜

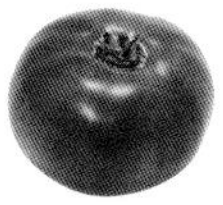

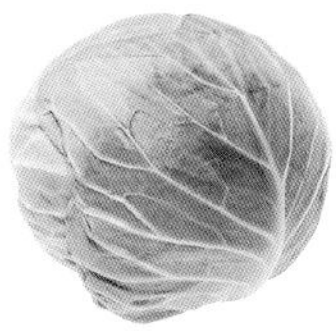

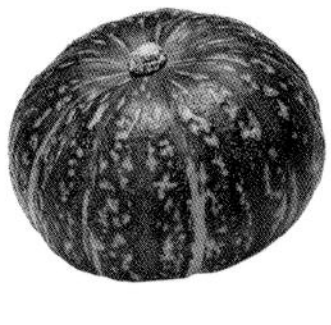

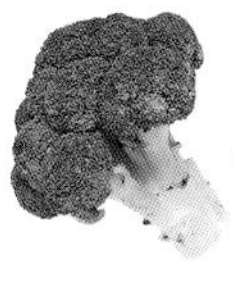

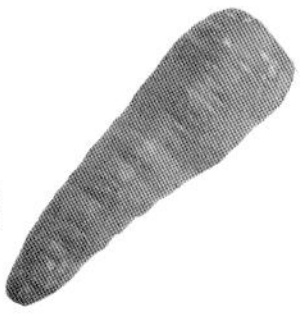

80〜100g×3食

1食80〜100ｇをいろいろな野菜からとりましょう。種類が多いとビタミンやミネラルなどの複数の栄養成分がとれ、栄養効果がアップします。

## 菓子

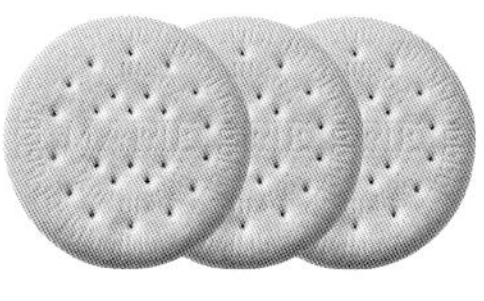

ビスケット
3枚（20g）

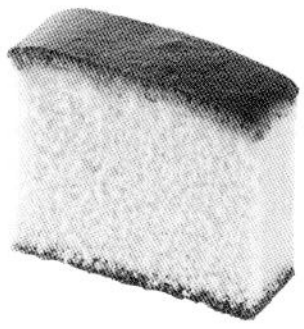

カステラ
1切れ（50g）

## 調味料

| 油脂 | 砂糖 | みそ |
|---|---|---|
| 小さじ2 | 大さじ1 | 大さじ1 |

# 約1600kcalの献立例

これまで控えていた根菜やきのこを取り入れた献立例です。これを参考に、
いろいろな食品を少しずつ試して、徐々に料理のバリエーションを広げましょう。

## ポーチドエッグのせトースト

1人分 273kcal ｜ 塩分 1.2g

**材料（1人分）**

食パン（6枚切り）…… 1枚
卵 …… 1個
粉チーズ …… 小さじ2
パセリ（みじん切り）…… 適量
バター …… 5g

**作り方**

1 卵は黄身をくずさないように、ボウルに割り入れる。
2 鍋に湯を沸かし、酢少量（分量外）を入れ、湯を菜箸でクルクルかき混ぜる。渦の真ん中に1をそっと入れて2分ほど加熱し、水にとる。
3 食パンはトーストし、バターをぬる。食パンの上に2をのせ、粉チーズ、パセリをふりかける。

## トマトコンソメスープ

1人分 13kcal ｜ 塩分 0.6g

**材料（1人分）**

トマト …… 1/3個（50g）
水 …… カップ3/4
コンソメ（顆粒）…… 小さじ1/2

**作り方**

1 トマトは湯むきして皮と種を除き（➡P.50）、ざく切りにする。
2 鍋に水とコンソメを入れて加熱し、1を加えて1分ほど温める。

## じゃがいもの甘辛ソテー

1人分 46kcal ｜ 塩分 0.9g

**材料（1人分）**

じゃがいも …… 1/3個（50g）
A 水 …… 小さじ2
　砂糖 …… 小さじ1
　しょうゆ …… 小さじ1

**作り方**

1 じゃがいもは5㎜幅の細切りにし、フライパンでやわらかくゆでる。
2 1の湯を捨ててAを加え、水けがなくなるまで炒める。

**朝食**
1人分332kcal
塩分2.7g

主食と主菜を合わせたトースト。
卵は消化のよい半熟状に。じゃがいもは
やわらかくゆでて、最後に味をからませます。

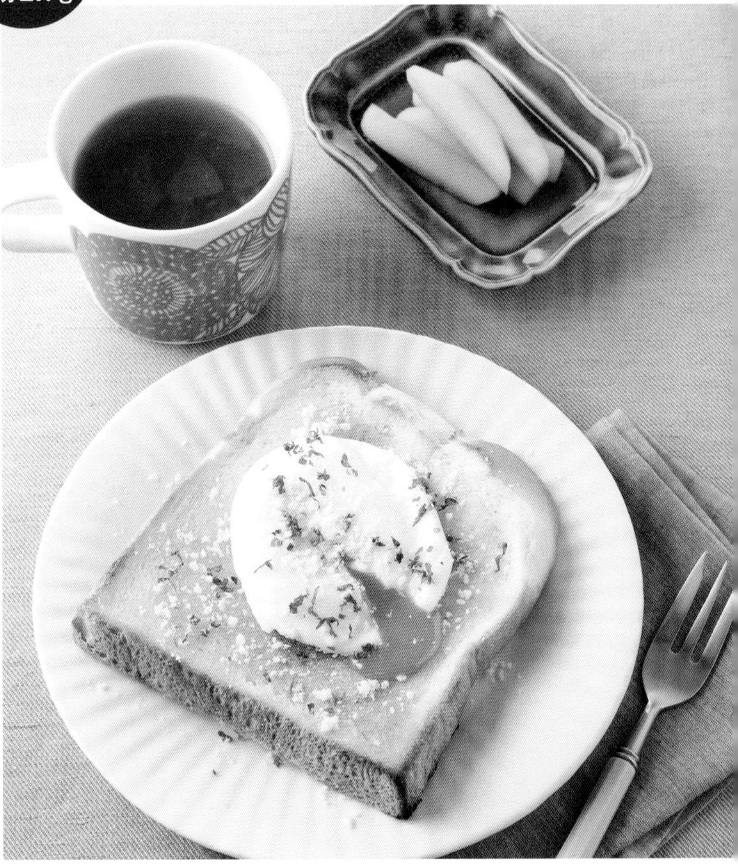

**間食**
1人分185kcal
塩分0.2g

りんご …… 1/4個　バナナ …… 1本
ヨーグルト（市販品）…… 1個（100g）

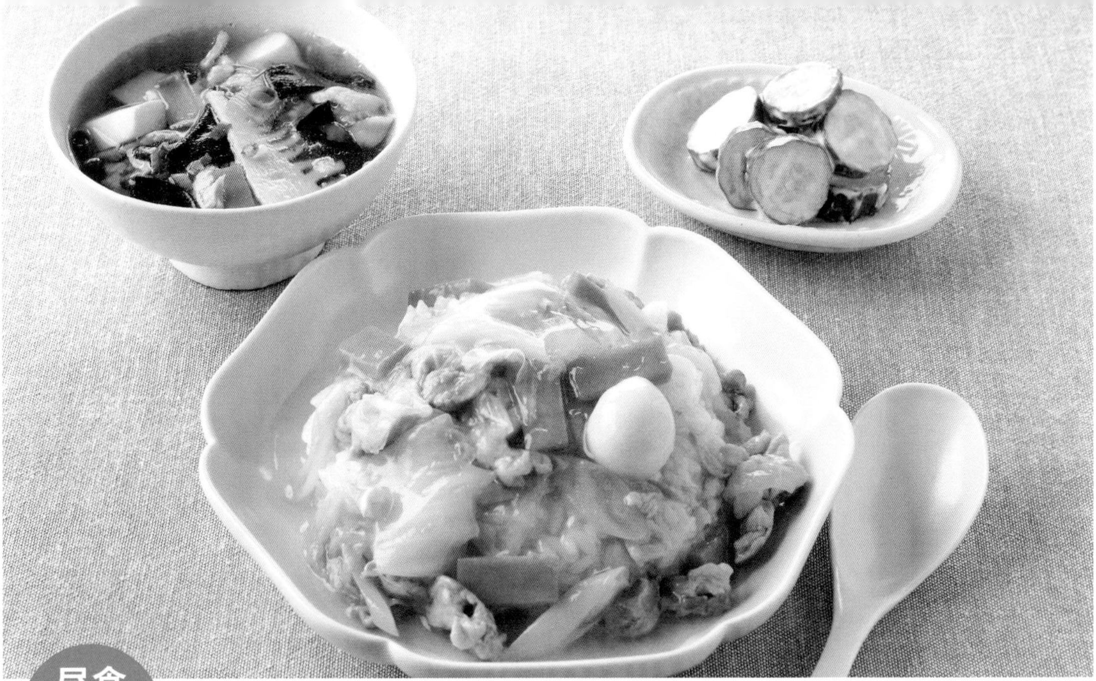

昼食
1人分463kcal
塩分3.5g

野菜をたっぷり使った中華丼と、辛味を抑えた酸辣湯《サンラータン》の組み合わせ。黒酢入りのスープが食欲をそそります。



## 中華丼

1人分 370kcal | 塩分 1.2g

**材料（1人分）**

ごはん …… 140g
豚もも薄切り肉 …… 40g
白菜 …… 1/5枚（20g）
にんじん …… 1cm（10g）
長ねぎ …… 5cm（10g）
うずらの卵（ゆでたもの） …… 1個
水 …… カップ1/2
オイスターソース …… 小さじ1/2
鶏ガラスープの素 …… 小さじ1/2
ごま油 …… 小さじ1
片栗粉 …… 小さじ1
水 …… 小さじ2

**作り方**

1 豚肉は細切りにする。白菜はひと口大のそぎ切り、にんじんは2～3cm幅の短冊切り、長ねぎは斜め切りにする。
2 熱したフライパンにごま油をひき、1を入れて炒め、うずらの卵、水、オイスターソース、鶏ガラスープの素を加えて、3～4分煮込む。
3 水で溶いた片栗粉を加えてとろみをつける。
4 器にごはんを盛り、3をかける。

## 酸辣湯

1人分 79kcal | 塩分 1.8g

**材料（1人分）**

豚もも薄切り肉 …… 30g
生きくらげ …… 5g
にんじん …… 5g
生しいたけ …… 1/2個（5g）
たけのこ（ゆでたもの） …… 5g
絹ごし豆腐 …… 20g
小ねぎ（小口切り） …… 適量
A だし汁 …… カップ1
A 塩 …… 小さじ1/8
A しょうゆ …… 少量
黒酢 …… 小さじ2

**作り方**

1 豚肉は細切り、きくらげはひと口大に切る。にんじんは皮をむき、軸を除いたしいたけ、たけのことともに薄切りにする。豆腐はさいの目切りにする。
2 鍋にAを入れて強火にかけ、沸騰したら中火にして豚肉を入れる。
3 肉に火が通ったら、残りの具材を入れて3～4分煮込み、黒酢を加えて混ぜる。好みで小ねぎを散らす。

## きゅうりのヨーグルトあえ

1人分 14kcal | 塩分 0.5g

**材料（1人分）**

きゅうり …… 小1/2本（40g）
プレーンヨーグルト …… 大さじ1
塩 …… 少量

**作り方**

1 きゅうりは1cm幅の輪切りにする。
2 ヨーグルトと塩を混ぜ合わせ、1とあえる。

# 塩麹の鶏照り焼き

1人分 168kcal ｜ 塩分 0.8g

**材料（1人分）**

鶏もも肉 …… 80g
塩麹 …… 小さじ1/3
さやいんげん …… 2本（15g）
パプリカ（赤・黄） …… 各10g
水 …… 小さじ1
酒 …… 小さじ1
砂糖 …… 小さじ1
しょうゆ …… 小さじ1/2
サラダ油 …… 小さじ1

**作り方**

1 鶏肉はひと口大に切り、塩麹をまぶしておく。さやいんげんは斜め切り、パプリカは1㎝幅に切る。

2 熱したフライパンに油をひき、1を入れて中弱火でじっくりと焼き、水、酒を加え、砂糖、しょうゆで味をととのえる。

# くずし豆腐の焼きのりサラダ

1人分 106kcal ｜ 塩分 0.6g

**材料（1人分）**

木綿豆腐 …… 60g
レタス …… 小2枚（20g）
ツナ缶 …… 20g
焼きのり …… 適量
A しょうゆ …… 小さじ1/2
　酢 …… 小さじ1/2
　砂糖 …… 小さじ1/4
　ごま油 …… 小さじ1

**作り方**

1 豆腐はキッチンペーパーで包み、電子レンジで1分加熱し、冷ます。レタスは手でちぎる。

2 1のレタスにほぐしたツナを合わせ、その上に豆腐をくずしながらのせる。混ぜ合わせたAをかけ、手でちぎったのりを散らす。

# 白菜としいたけのみそ汁

1人分 19kcal ｜ 塩分 0.9g

**材料（1人分）**

白菜 …… 小1/3枚（30g）
生しいたけ …… 1/2個（5g）
だし汁 …… カップ3/4
みそ …… 小さじ1

**作り方**

1 白菜は1㎝幅に切る。しいたけは軸を除いて薄切りにする。

2 鍋にだし汁を入れて加熱し、1を加えて2～3分煮込み、最後にみそを溶き入れる。

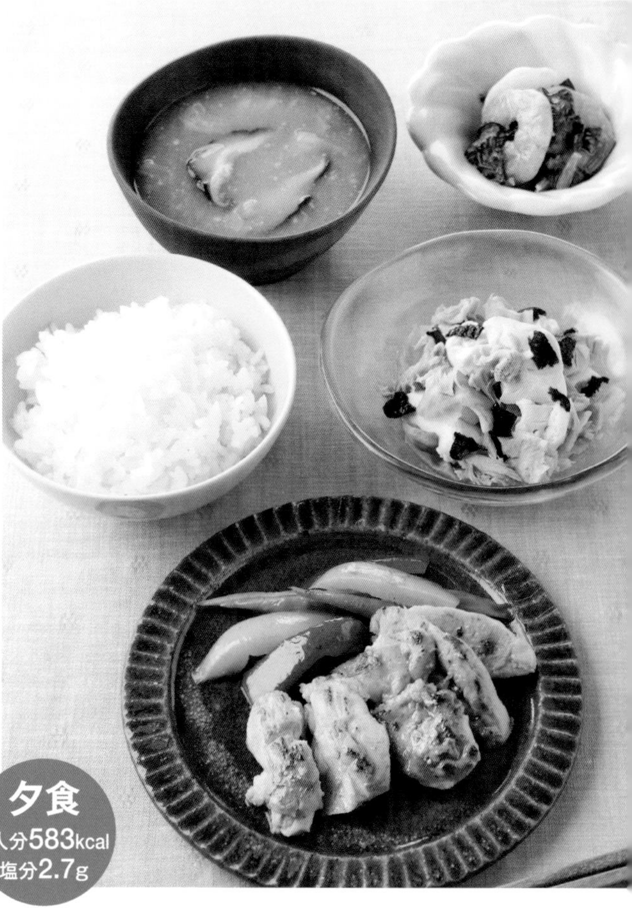

**夕食**
1人分583kcal
塩分2.7g

副菜を2品にした品数豊富な献立です。塩麹の鶏照り焼きはコクがあるのにさっぱりした味わい。

# えびとほうれん草のマヨあえ

1人分 72kcal ｜ 塩分 0.4g

**材料（1人分）**

むきえび（ゆでたもの） …… 50g
ほうれん草（ゆでたもの） …… 1/2株（10g）
A マヨネーズ …… 小さじ1
　オイスターソース …… 小さじ1/4

**作り方**

1 えびは縦半分に切る。ほうれん草は1㎝幅に切る。

2 Aを混ぜ合わせ、1とあえる。

# ごはん …… 140g

1人分 218kcal ｜ 塩分 0g

# 1日1800kcalの食品の目安量（たんぱく質70gの場合）

1日1600kcalの食事を続けて排便トラブルなどがなければ、1800kcalの食事を目安に。ただし、年齢や標準体重に合わせたエネルギー量になるように調節してください（➡p.156）。

## ごはん・いも

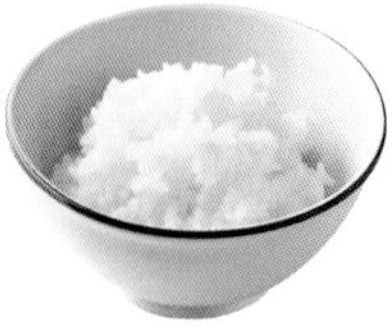

ごはん または 軟飯
540g（180g×3食）

じゃがいも
小3/5個（60g）

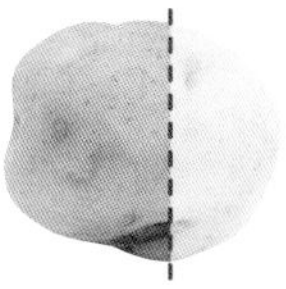

## 肉・魚・豆腐

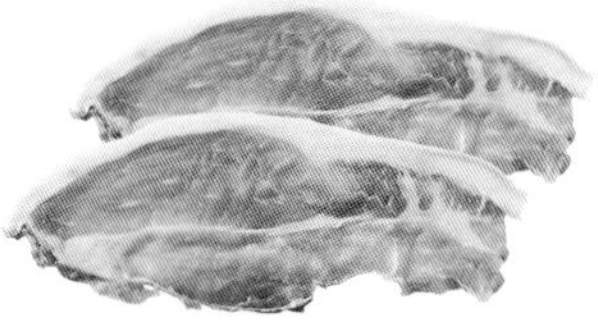

肉・薄切り肉
2枚（40g）

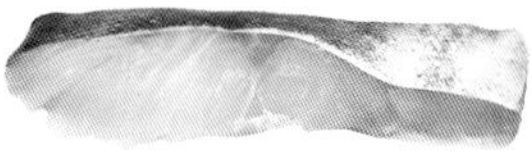

魚
中1切れ（70g）

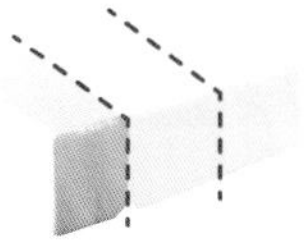

豆腐
1/3丁（100g）

## 乳製品・卵

牛乳
カップ3/4

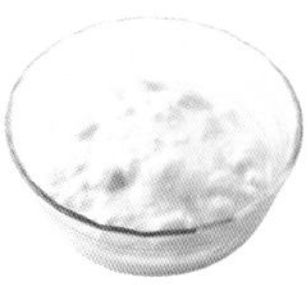

ヨーグルト
100g

卵
1個

## 果物

バナナ
中1本（100g）

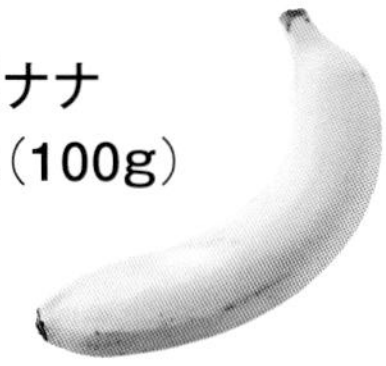

## 野菜

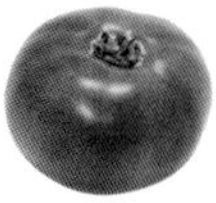

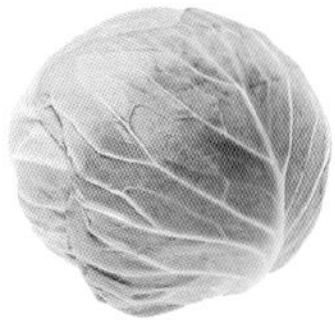

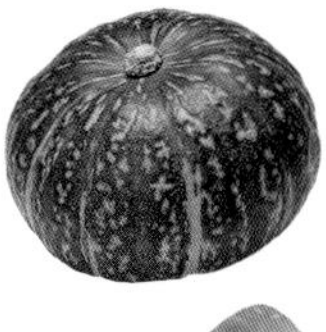

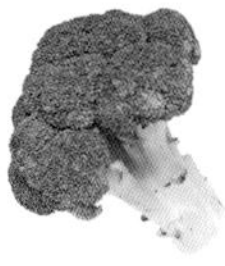

100g×3食

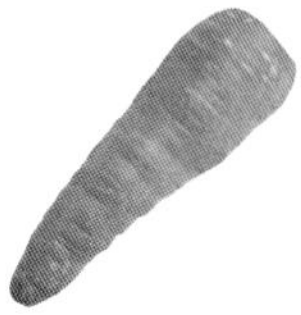

野菜は生よりも加熱したほうが、かさが減ってたくさん食べられます。できれば同じ野菜が重ならないように、1食100gを目安にしましょう。

## 菓子

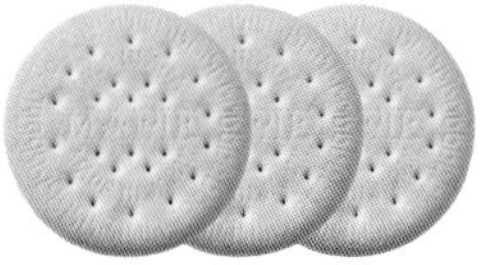

ビスケット
3枚（20g）

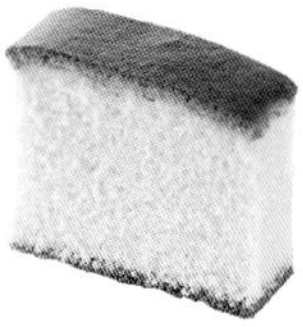

カステラ
1切れ（50g）

## 調味料

| 油脂 | 砂糖 | みそ |
|---|---|---|
| 大さじ1 | 大さじ1 | 大さじ1 |

# 外食の選び方アドバイス

**体調が回復して日常生活に復帰したときに、注意したいのが外食です。メニューの選び方や食べ方のポイントを紹介します。**

## 脂質の多いメニューは避け、食べすぎにも気をつけて

体の回復とともに外食をする機会も増えてくるでしょう。和食、洋食、中華など、さまざまな料理がありますが、メニュー選びには注意が必要です。

外食のメニューは、一般的に家庭料理よりも味が濃く、油っぽいものが多い傾向があります。こってりした中華や、高脂質の肉を使った洋食は、選ばないようにしましょう。メニューやプライスカードに、料理に含まれる栄養成分を表示している店もありますね。エネルギーや脂質の量を見比べてから選ぶ習慣をつけたいものです。

また、外食は一人分の量が多いもの。できれば注文するときにお店の人にお願いして量を調節してもらいましょう。

会食をする場合も、無理に相手のペースに合わせず、会話をしながらゆっくりよくかんで食べましょう。

## 外食のときのポイント

### 1 副菜はサラダより煮物やおひたしを選ぶ

外食でメニューを選ぶときは、主食、主菜に偏らないようにすることがポイント。副菜の野菜料理は、サラダよりも煮物やおひたしなどの消化がよいものに。

大人数で行くときは、いろいろな料理を注文し、主食、主菜、副菜がそろうように分け合う方法もおすすめ。

### 2 コース料理や食べ放題はしばらく避ける

コース料理は量が多いので、食べすぎないためにも、しばらくは避けたほうが無難。体が回復するまでは、単品で頼んだほうがよいでしょう。

また、食べ放題スタイルのお店も、開放的な気分になって、暴飲暴食につながる心配があるので避けて。

#### ＼ 和食の場合 ／

- 和食は、洋食や中華に比べると脂質の量が少なめ。油を使っていない煮魚や焼き魚などを選べば安心です。
- なまものは、鮮度のよいものを出す店で。いか、たこ、貝類は消化がよくないのでNG。
- 丼もののおすすめは親子丼。天丼、かつ丼などは控えて。

#### ＼ 洋食の場合 ／

- シチューやグラタン、ドリアなどは肉や魚介・野菜などの具が多いものがおすすめ。
- イタリアンでは、スパゲッティよりもショートパスタを選ぶと早食いを防げます。
- カレーライスは脂質が多く、下痢などの原因になるので控えましょう。

#### ＼ 中華の場合 ／

- 揚げ物、炒め物が多いので、蒸し料理や煮物などを選ぶのがおすすめ。
- マーボー豆腐など、辛すぎる味つけの料理は避けます。
- ラーメンは消化がよくないので、控えたほうがよいでしょう。体が回復したら、よくかんで少しずつ食べるように。

# 外食の選び方・食べ方ポイント

## コンビニ弁当は「健康志向」に注意!?

健康志向から、白米ではなく玄米や雑穀米のごはんを使ったお弁当をよく目にします。玄米や雑穀米は、白米よりもビタミンやミネラル・食物繊維が多く含まれていますが、腸の手術後の場合は下痢などのトラブルを招くことがあります。健康志向をうたったお弁当でも、素材をよく見て、自身の体調に合ったものを選びましょう。

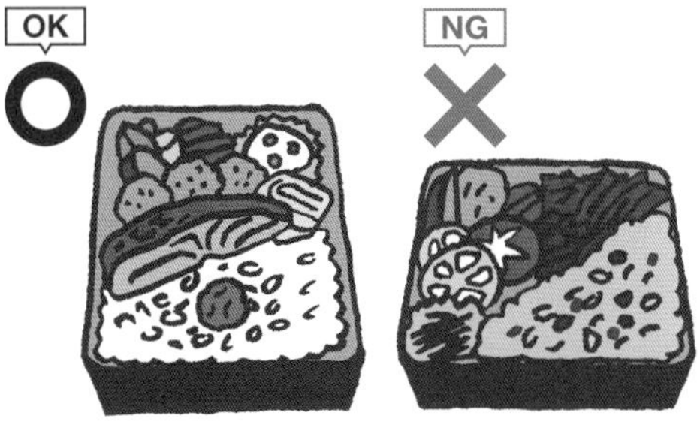
OK
NG

## おにぎり、サンドイッチは具だくさんスープをプラス

おにぎりの具材は、梅干し・おかか・さけなどがおすすめ。サンドイッチは、かつなどの揚げ物の具材は避け、えびや蒸し鶏・ハム・チーズなどを選びましょう。

また、おにぎりやサンドイッチだけでは、ビタミン・ミネラルが不足しがち。そこでおすすめなのが、具だくさんのスープです。1品でたくさんの種類の野菜がとれる汁物を組み合わせれば、品数が少なくても栄養バランスがととのいます。

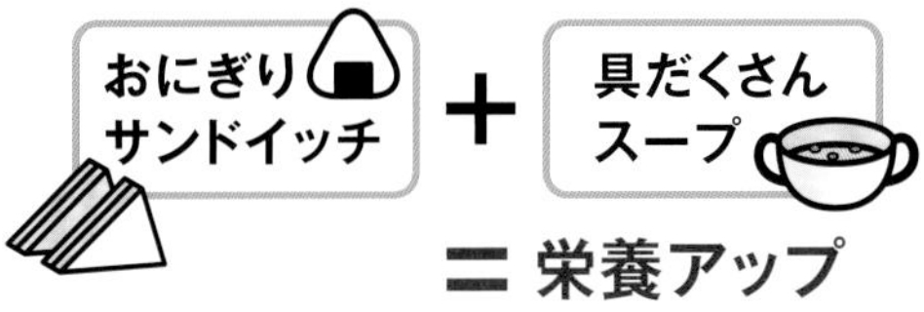
おにぎり
サンドイッチ
+
具だくさん
スープ
= 栄養アップ

## うどんやそば、そうめんは吸い込むように食べない

外食でうどんやそば、そうめんを食べるときも、よくかむことが人切。ツルツルと一気に飲み込んでしまうと、腸に負担がかかり、消化不良になることがあります。意識して、しっかりかんでから飲み込むようにしましょう。とくに夏場のそうめんは、吸い込むような食べ方をしないで。

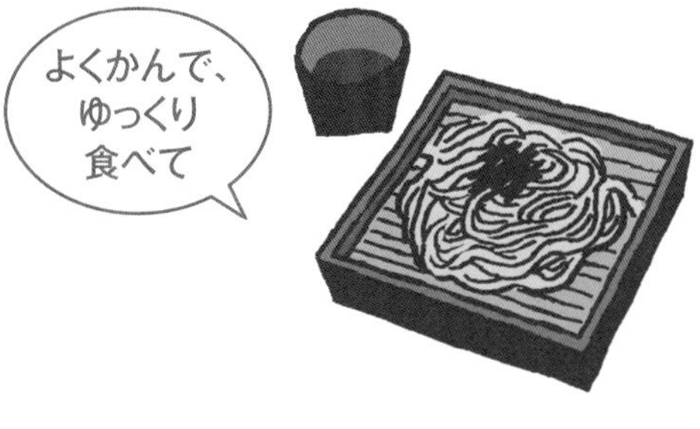
よくかんで、
ゆっくり
食べて

## ファミレスではヘルシーメニューをチェック

最近のファミリーレストランでは、量が少なめのメニューやヘルシーメニュー（脂質の少ない赤身肉や皮なしの鶏肉、魚介類を使ったり、油の使用を控えたりした料理）が登場しているので、それらを組み合わせて上手に選びましょう。ドリンクバーでは炭酸飲料は避け、カフェインの入った飲み物は、薄くして飲むようにします。

ファミレスやファストフードなどのチェーン店では、ホームページなどで料理に含まれる栄養成分を調べられるところが増えています。外出前に脂質の量などを確認しておくと安心です。

COLUMN

# サプリメントや漢方薬は有効?

薬局へ行くと、たくさんのサプリメントが並んでいますね。

サプリメントは薬ではなく、栄養補助食品です。つまり、毎日の食事の中で不足しがちな栄養を補うために開発されたもの。普段から飲み続けることで「不調を招かない体をつくるためのもの」といえます。

サプリメントは手軽に栄養を補給できて便利ですが、大腸がんの治療中は、服用する前に医師や栄養士に相談したほうがよいでしょう。一部のサプリメントは、抗がん剤や薬の作用に影響を与える可能性があるためです。

一方、漢方薬はがんの治療でも用いられています。がん診療連携拠点病院には、漢方外来を開設しているところもあります。

ただし、漢方治療の目的は、がん細胞を攻撃したり再発を予防したりすることではありません。だるさや冷え・食欲不振・不眠などの全身症状や、抗がん剤治療による副作用を改善したり、がんによる痛みを緩和したりするために処方されます。

たとえば便秘のときは、腸の調子をととのえる「大《だい》建《けん》中《ちゅう》湯《とう》」、食欲不振のときは「六君《りっくん》子《し》湯《とう》」などが有効とされています。西洋薬に比べれば少ないですが、漢方薬にも副作用があるので、医師に確認してから服用するようにしましょう。

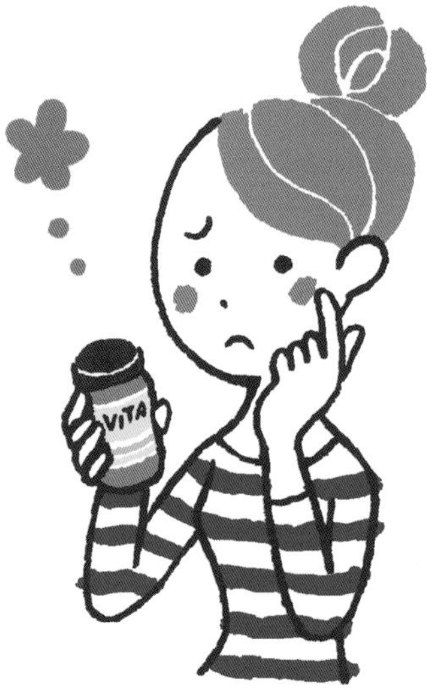

## Part 2

# 退院直後1～2カ月までのおすすめレシピ

この時期は、消化のよい料理で「腹六分目」が基本。ここでは、おいしくて腸にやさしい主菜や副菜、汁物など、退院した日から安心して食べられるレシピをたくさん紹介しています。

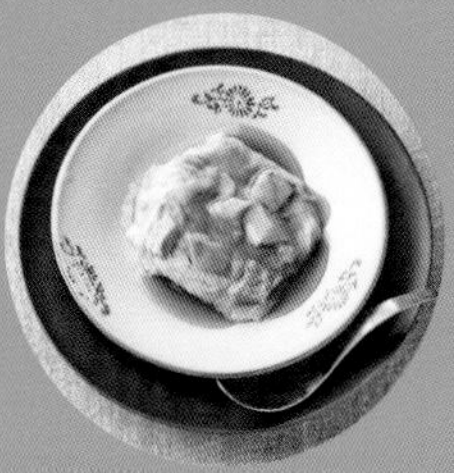
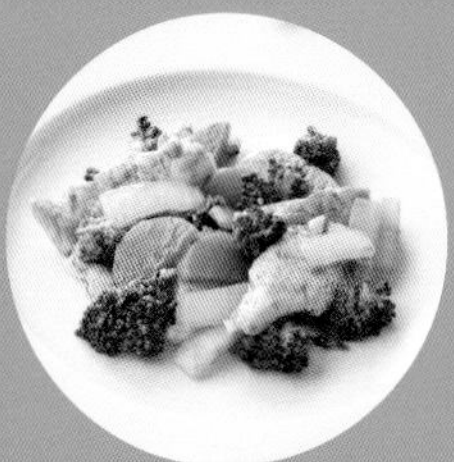
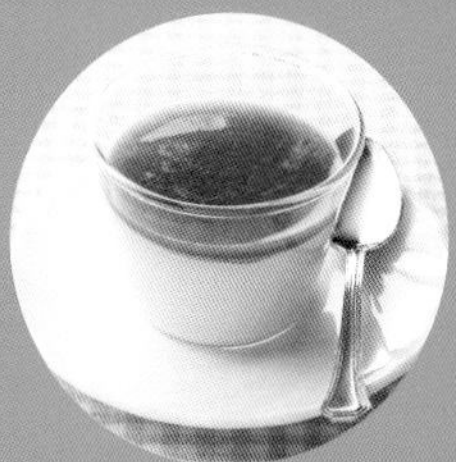

主食

退院直後1～2カ月まで

# ごはん

退院して1～2カ月までは、消化のよい白米のおかゆか軟飯にしましょう。

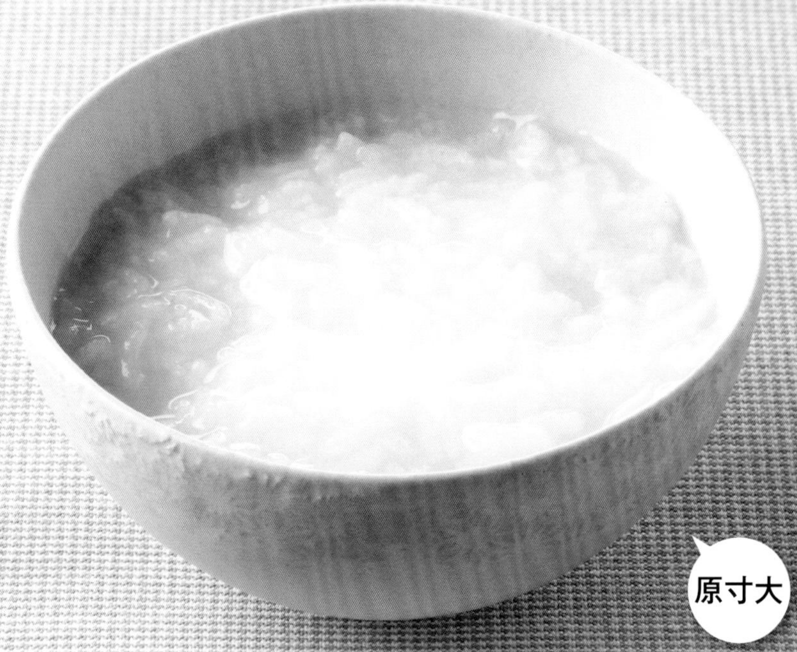


下痢・頻便　便秘　腹部膨満感

とろとろで食べやすい

## 基本の白がゆ（全がゆ）

1人分 130kcal ｜ 塩分 0g ｜ 炭水化物

**材料**（できあがり200g）

米……カップ¼
水……カップ1½

**作り方**

1 米を洗い、30分浸水させ、ざるに10分あげておく。
2 鍋に1と水を入れ、ふたをして強火にかける。沸騰したら弱火にし、吹きこぼれないようふたをずらして30分ほど炊く。
3 炊き上がったら5分ほど蒸らし、ふっくらさせる。

おかゆは多めに作って冷凍しておくと便利です。➡p.125

### 炊飯器で同時に少量作れる

炊飯器で米を炊くとき、同時に少量（約100g）のおかゆを作れます。米20gを洗って30分浸水し、ざるに10分あげて、水カップ½とステンレス製（または耐熱製）のカップに入れ、炊飯器の真ん中に置いて炊きます。カップの中はおかゆ、外側は普通のごはんに。

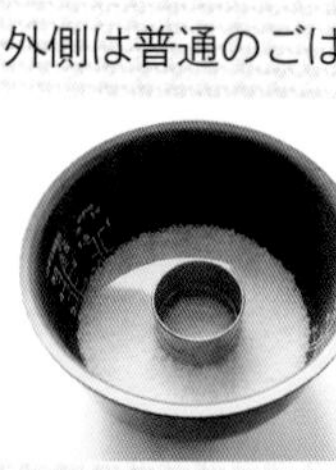

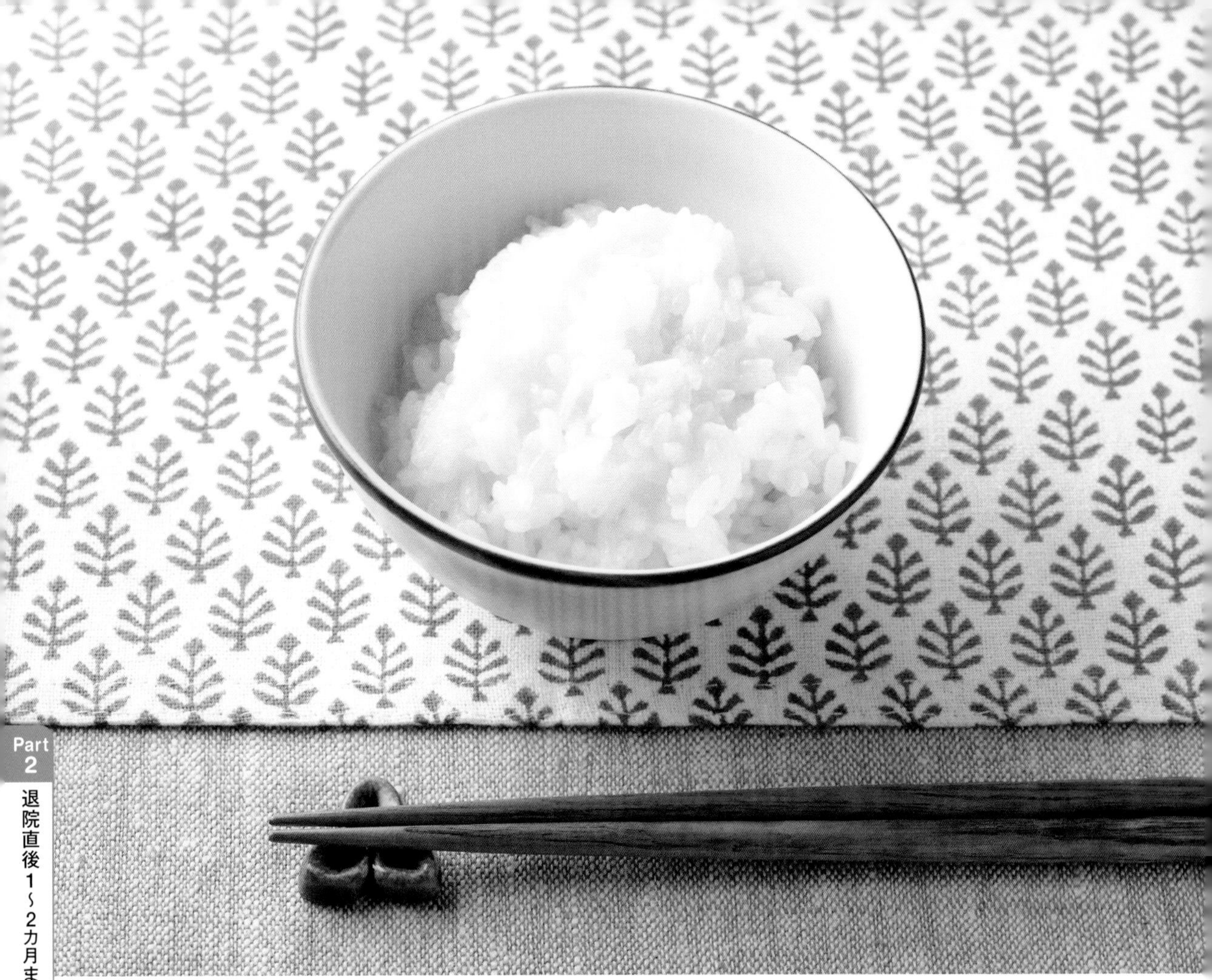



下痢・頻便　便秘　腹部膨満感

ぽってりしたやわらかごはん

# 軟飯

1人分 **156**kcal | 塩分 **0**g | 炭水化物

### 材料（1人分）

ごはん …… 100g
水 …… カップ 1/4

### 作り方

1 耐熱容器にごはんを入れ、水をふりかけてラップをする。
2 1を電子レンジで3分加熱し、さっとかき混ぜる。

### 米から炊くとき

米カップ1/4を洗い、30分浸水させ、ざるに10分あげておきます。鍋に米と水カップ3/4を入れ、ふたをして強火にかけます。沸騰したら弱火にし、ふたをずらして10分ほど炊きます。炊き上がったら5分ほど蒸らし、ふたを取ってさっとかき混ぜます。

### おすすめトッピング

塩味や風味があって消化のよいのりのつくだ煮やゆでキャベツの浅漬け、練り梅などがおすすめ。たらこや塩辛、昆布のつくだ煮などは、消化に悪いので控えましょう。

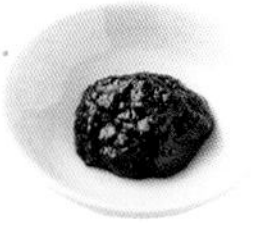

のりのつくだ煮

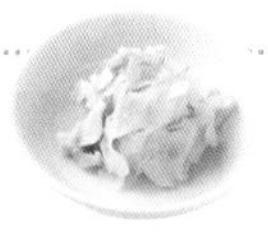

ゆでキャベツの浅漬け

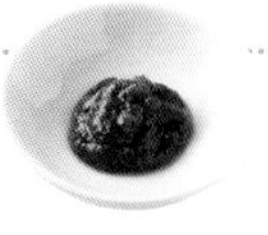

練り梅

退院直後 1～2 カ月まで

主食 めん

めん類はうどん、そうめん、マカロニなどを選び、やわらかくゆでましょう。

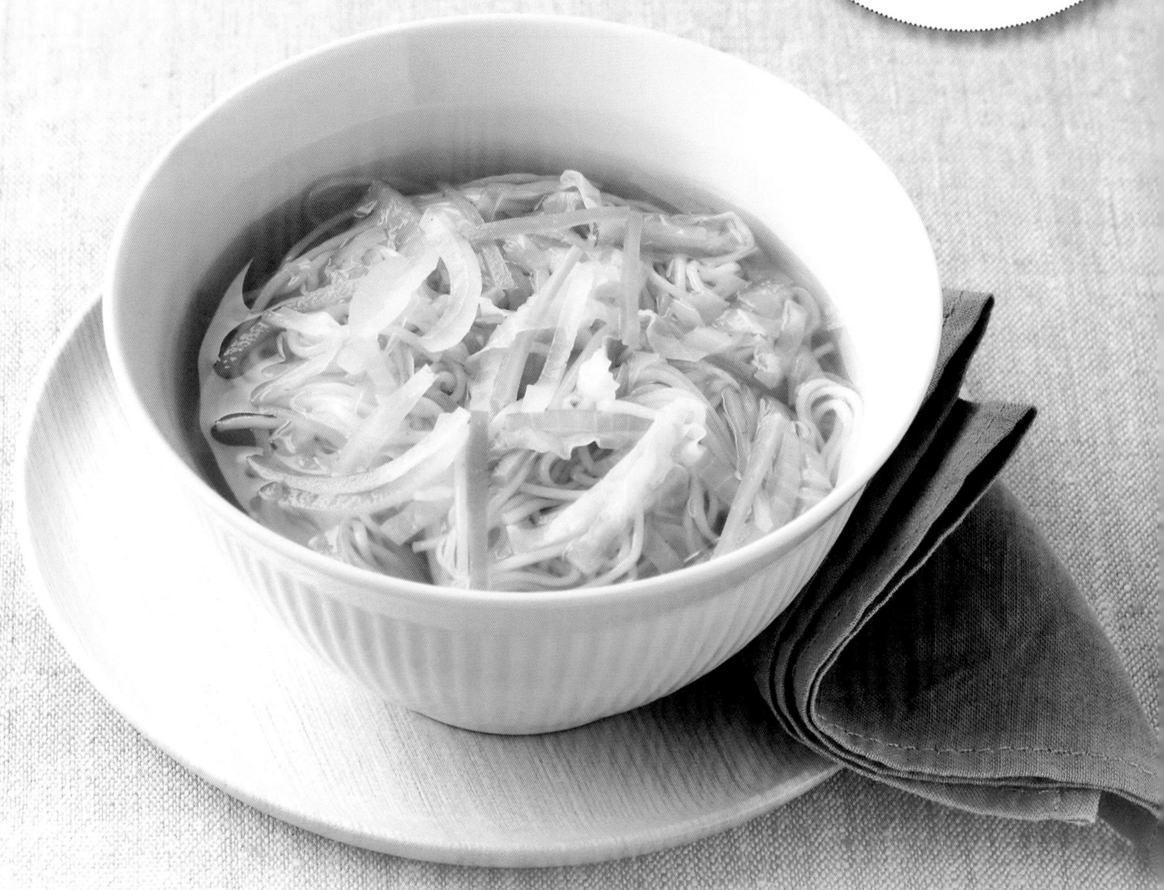

下痢・頻便　便秘

ツルンと吸い込まず、よくかんで食べて

# せん切り野菜のにゅうめん

1人分 **208**kcal | 塩分 **2.0**g | 炭水化物 | ビタミンC

### 材料（1人分）

そうめん …… 1束（50g）
にんじん …… 5g
キャベツ …… 1/5枚（10g）
玉ねぎ …… 10g
だし汁 …… カップ1
A しょうゆ …… 小さじ1
A みりん …… 小さじ1
A 塩 …… 少量

### 作り方

1 そうめんはゆでる。
2 にんじんは皮をむき、キャベツとともに繊維を断つようにせん切りにする。玉ねぎは皮をむいて同様に薄切りにする。
3 鍋にだし汁、A、2を入れて、野菜がやわらかくなるまで煮る。
4 1を加え、温める。

### 作り方ポイント　野菜は繊維を断つように切り方を工夫して

キャベツの繊維は葉脈に沿っているので、それを断つようにせん切りに。玉ねぎも繊維を断つ切り方をしましょう。にんじんは斜めにスライスしたものをせん切りにすると、繊維が断たれてやわらかくなります（➡p.17）。

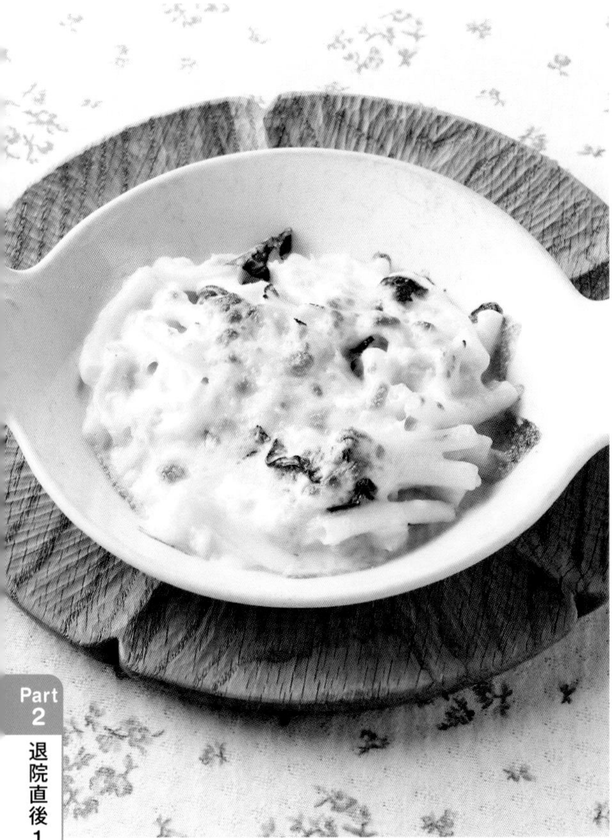

下痢・頻便 便秘 腹部膨満感

クリーミーでおなかにやさしい

# 鶏ささ身のマカロニグラタン

1人分 150kcal | 塩分 1.0g | 炭水化物 | たんぱく質

### 材料（1人分）

マカロニ …… 20g
鶏ささ身 …… 20g
塩 …… 少量
ほうれん草（ゆでたもの） …… ½株（10g）
牛乳 …… 大さじ2
ピザ用チーズ …… 10g
小麦粉 …… 小さじ1
バター …… 5g

### 作り方

1 耐熱容器に鶏肉を入れ、塩をふり、ラップをかけ、電子レンジで1分加熱し、冷めたら細かく切る。ほうれん草は1cm幅に切る。
2 マカロニは表示よりも少し長めにゆでておく。
3 フライパンにバター、小麦粉を入れて弱火にかけ、牛乳を少しずつ加えてとろみをつける。
4 1と2を加え、塩少量（分量外）で味をととのえる。
5 耐熱容器に4を入れ、その上にチーズをのせ、オーブントースターで焦げ目がつくまで焼く。

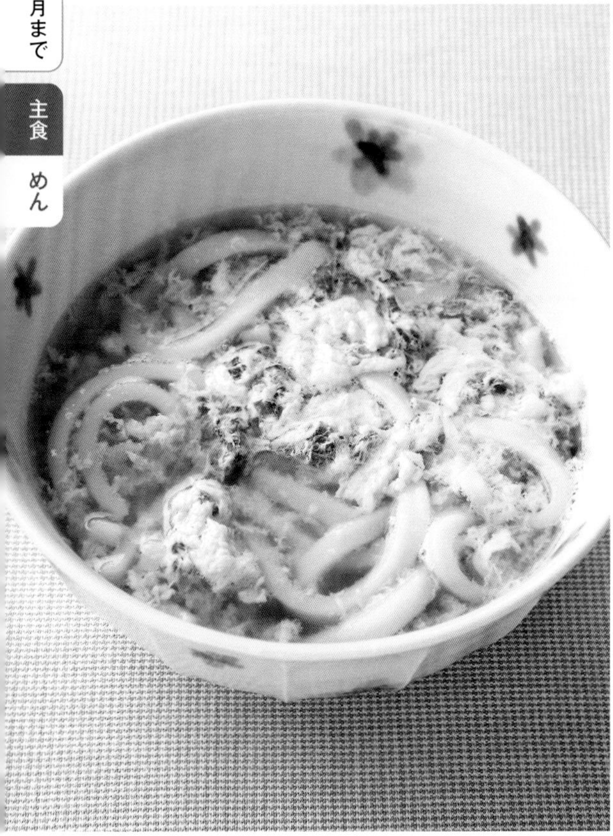

下痢・頻便 腹部膨満感

おなかがほっこり温まる

# ふんわり卵とじうどん

1人分 156kcal | 塩分 2.0g | 炭水化物 | たんぱく質

### 材料（1人分）

ゆでうどん …… ½玉（100g）
卵 …… ½個
ほうれん草（ゆでたもの） …… ½株（10g）
だし汁 …… カップ1
A しょうゆ …… 小さじ1
A みりん …… 小さじ1
A 塩 …… 少量

### 作り方

1 ほうれん草は1cm幅に切る。
2 鍋にだし汁、A、うどん、1を入れて温める。
3 沸騰したら、溶いた卵をゆっくり流し入れ、卵がふんわりしたら火を止める。

**作り方ポイント　卵はだし汁を煮立たせてから**

だし汁の温度が低いと卵が固まりにくく、汁と卵が混ざってしまいます。沸騰してから卵をゆっくりと細く流し入れると、ふんわり仕上がります。

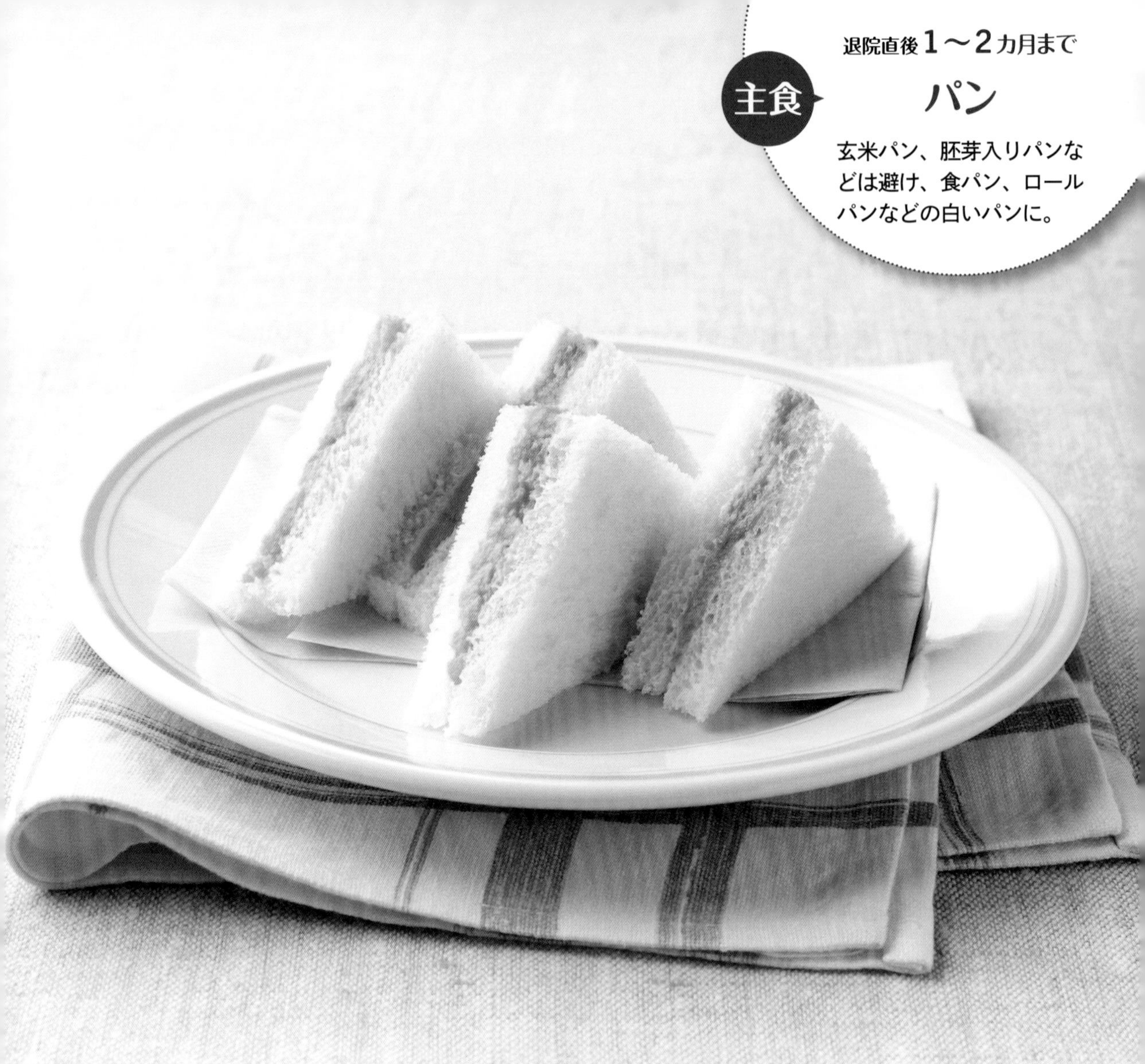

退院直後1～2カ月まで

## 主食 パン

玄米パン、胚芽入りパンなどは避け、食パン、ロールパンなどの白いパンに。

下痢・頻便　便秘　におい

マヨネーズでかぼちゃがしっとり

# マッシュかぼちゃのサンドイッチ

1人分 107kcal ｜ 塩分 0.4g ｜ 炭水化物 ｜ ビタミンE

### 材料（1人分）

食パン
（サンドイッチ用）
……2枚
かぼちゃ……30g
マヨネーズ
……小さじ1

### 作り方

1 かぼちゃは皮をむいて、ひと口大に切り、ラップに包み、電子レンジで1分半加熱する。やわらかくなったら、かぼちゃをラップの上からスプーンなどでつぶし、なめらかにする。

2 1にマヨネーズを加えて混ぜ合わせ、食パンにぬってサンドし、食べやすい大きさに切る。

### 作り方ポイント　かぼちゃの皮は削り取るようにむく

かぼちゃの皮はかたいので、包丁で削り取るようにむきましょう。皮つきだと消化が悪いだけでなく、味も損なわれてしまいます。

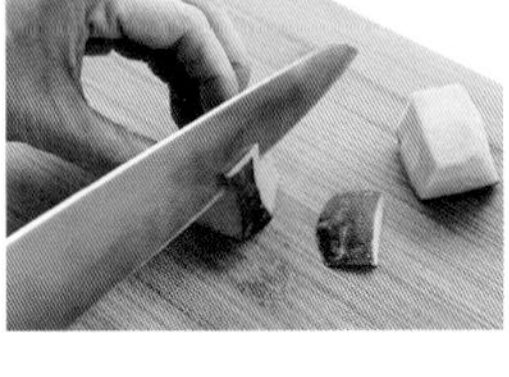

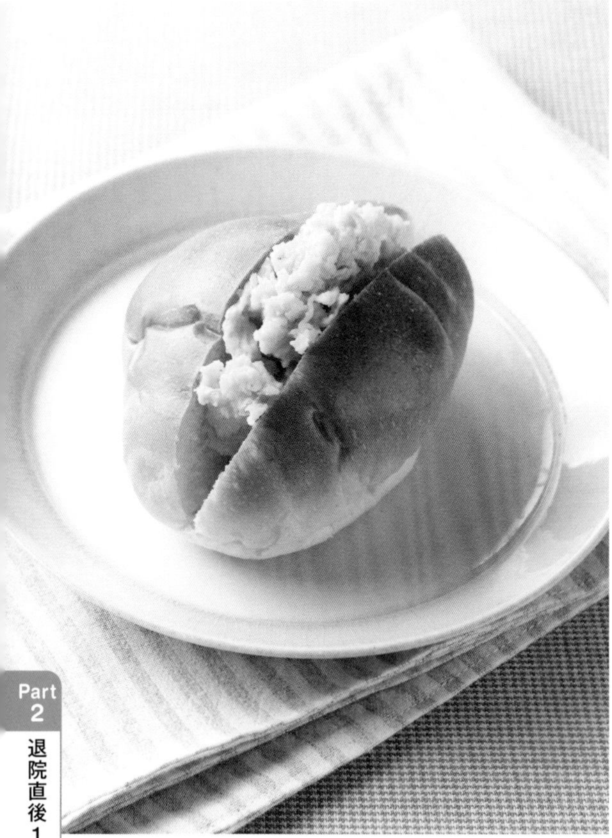

下痢・頻便　便秘　腹部膨満感

粉チーズで卵に風味をプラス

## スクランブルエッグドッグ

1人分 **136**kcal ｜ 塩分 **0.5**g ｜ 炭水化物 ｜ たんぱく質

### 材料（1人分）

ロールパン …… 1個
卵 …… ½個
牛乳 …… 小さじ1
粉チーズ …… 小さじ½

### 作り方

1 フライパンに溶いた卵、牛乳、粉チーズを入れ、菜箸などでクルクルとかき混ぜながら弱火で火を通し、スクランブルエッグを作る。
2 ロールパンの真ん中に縦に切れ目を入れ、1をはさむ。

**作り方ポイント　卵はゆっくり火を通して半熟状に**

スクランブルエッグは、弱火でゆっくり火を通して半熟状に仕上げると、トロリとした食感になります。

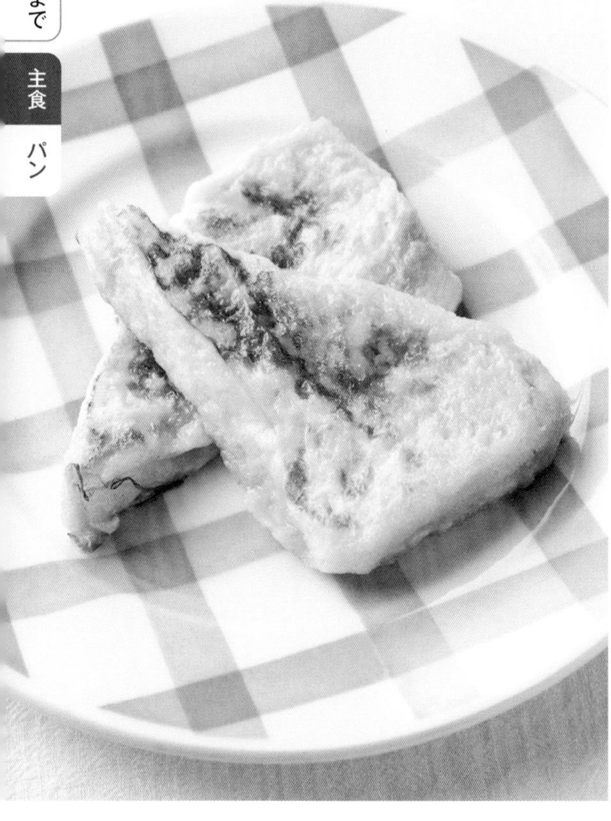

下痢・頻便　便秘　におい

ふわっふわの食感を楽しんで

## フレンチトースト

1人分 **150**kcal ｜ 塩分 **0.5**g ｜ 炭水化物 ｜ たんぱく質

### 材料（1人分）

食パン（6枚切り）…… ½枚
A
- 溶き卵 …… ½個分
- 牛乳 …… 小さじ2
- 砂糖 …… 小さじ1
- バニラエッセンス …… 1滴

バター …… 3g

### 作り方

1 バットにAを入れて、よく混ぜ合わせる。
2 食パンは耳を切って斜めに2等分して、1に浸す。
3 食パンに十分1がしみ込んだら、熱したフライパンにバターを溶かし、両面をじっくりと焼く。

**アレンジ　フランスパンを使ってもOK**

食パンの代わりにフランスパンを使っても。外側の部分がかたいので、牛乳の分量を少し多めにし、3の工程でふたをして蒸し焼きにしましょう。

退院直後**1～2**カ月まで

主菜

# 肉

この時期は高たんぱく・低脂質の鶏むね肉や鶏ささ身、豚もも肉などを選んで。


おすすめの副菜

かぶのレンジ煮 ➡p.65

かぼちゃサラダ ➡p.68


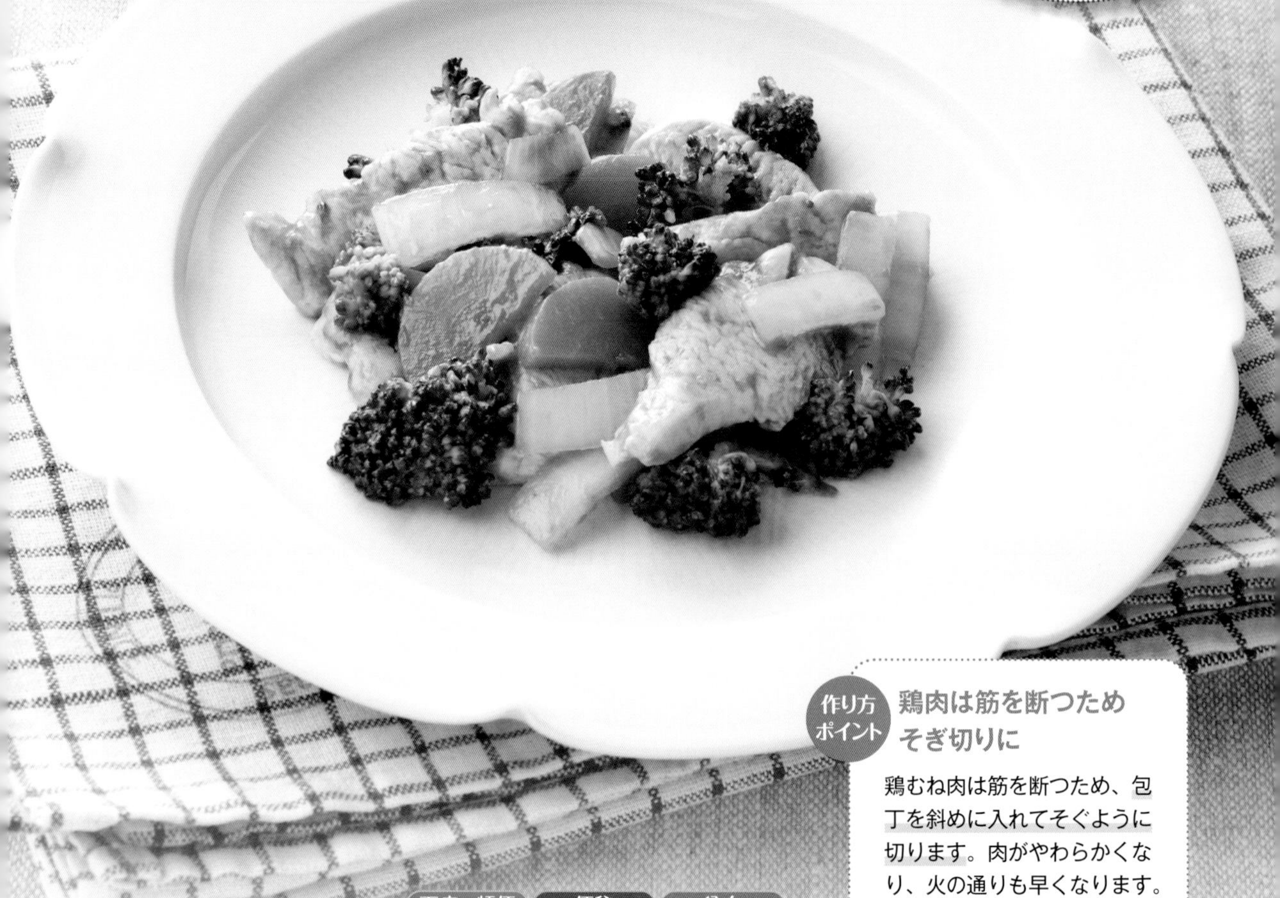

下痢・頻便　便秘　貧血

野菜を下ゆでして、炒め油を控えめに

## 鶏肉のケチャップ炒め

| 1人分 **87**kcal | 塩分 **0.8**g | たんぱく質 | カリウム |
|---|---|---|---|

### 作り方ポイント　鶏肉は筋を断つためそぎ切りに

鶏むね肉は筋を断つため、包丁を斜めに入れてそぐように切ります。肉がやわらかくなり、火の通りも早くなります。

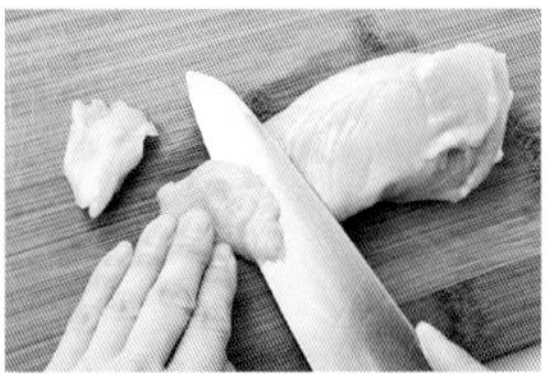

### 材料（1人分）

鶏むね肉 …… 40g
玉ねぎ …… 20g
にんじん …… 1㎝（10g）
ブロッコリー …… 大1房（20g）
トマトケチャップ …… 小さじ2
塩 …… 少量
ごま油 …… 小さじ$\frac{1}{2}$

### 作り方

1 鶏肉はそぎ切りにする。玉ねぎは皮をむいて繊維を断つように薄切りにする（➡p.17）。にんじんは皮をむいて薄い半月切りにする。ブロッコリーは小房に分ける。

2 フライパンに湯を沸かして、1の野菜をゆで、火が通ったら取り出す。

3 2のフライパンを熱し、ごま油をひき、1の鶏肉を炒める。

4 トマトケチャップを加えて1分ほど炒めたら、2の野菜を加え、全体を混ぜ合わせてよくからめ、塩で味をととのえる。

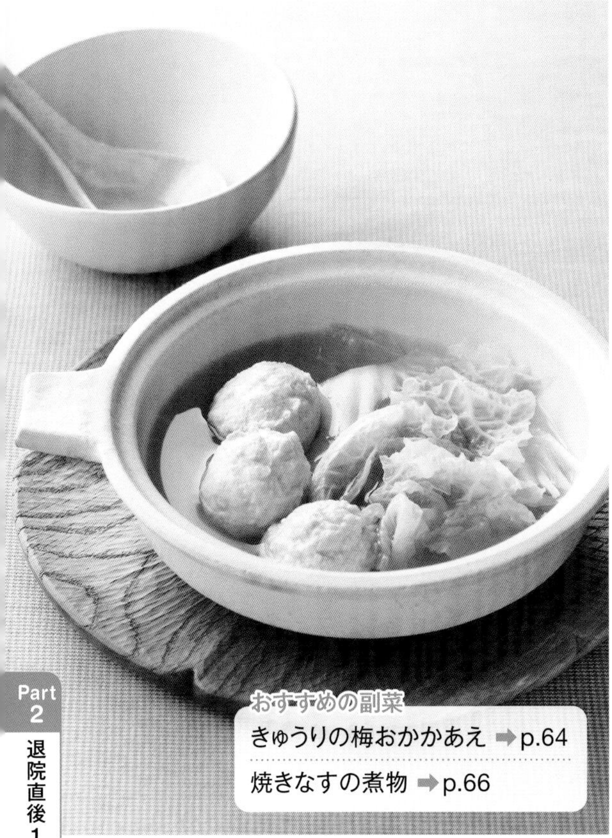

おすすめの副菜
きゅうりの梅おかかあえ ➡p.64
焼きなすの煮物 ➡p.66

下痢・頻便　便秘　貧血

ひき肉に卵を混ぜてふっくらと

## 鶏つくねと白菜の鍋

1人分 132kcal | 塩分 1.7g | たんぱく質 | ビタミンC

### 材料（1人分）

鶏ひき肉 …… 50g
溶き卵 …… 10g
塩 …… 少量
白菜 …… ½枚（50g）
だし汁 …… カップ½

A
- 酒 …… 小さじ1
- しょうゆ …… 小さじ1
- みりん …… 小さじ1

### 作り方

1 ボウルにひき肉、溶き卵、塩を入れて混ぜ合わせる。白菜はそぎ切りにする。
2 鍋にだし汁とAを入れて火にかけ、白菜を加え、ひと煮立ちさせる。
3 1の肉種をスプーンでひと口サイズに丸め、2に入れ、火が通るまで煮込む。

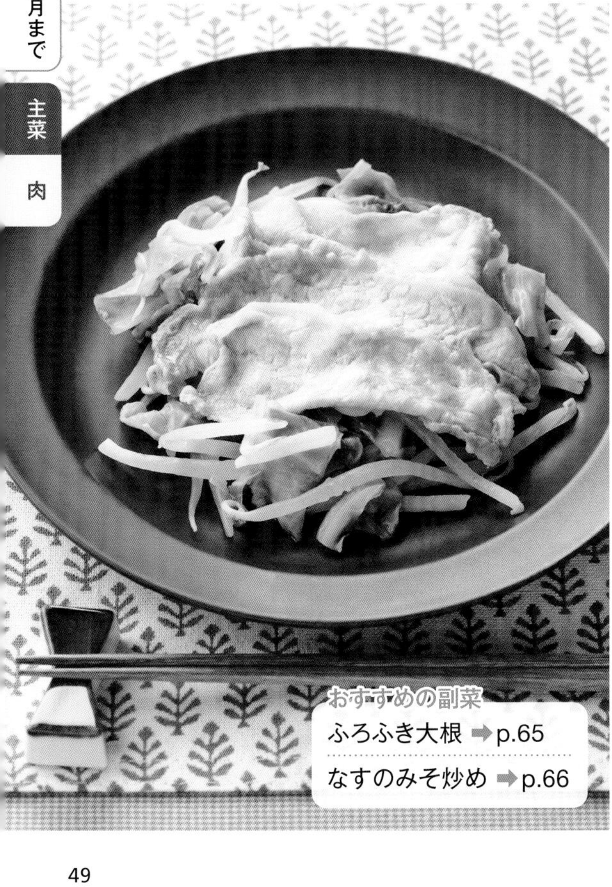

おすすめの副菜
ふろふき大根 ➡p.65
なすのみそ炒め ➡p.66

便秘　腹部膨満感

蒸した野菜で満足感もアップ

## キャベツともやしの豚しゃぶ蒸し

1人分 49kcal | 塩分 0.9g | たんぱく質 | ビタミンC

### 材料（1人分）

豚肉（しゃぶしゃぶ用）…… 20g
片栗粉 …… 小さじ½
キャベツ …… 小½枚（20g）
もやし …… 20g
塩 …… 少量
ポン酢しょうゆ …… 適宜

### 作り方

1 豚肉は片栗粉をまぶす。キャベツはざく切りにし、もやしはひげ根を取る。
2 フライパンにもやし、キャベツ、豚肉の順に重ねて入れ、軽く塩をふる。
3 ふたをして、弱火で5～6分蒸し焼きにする。
4 好みでポン酢しょうゆをつけていただく。

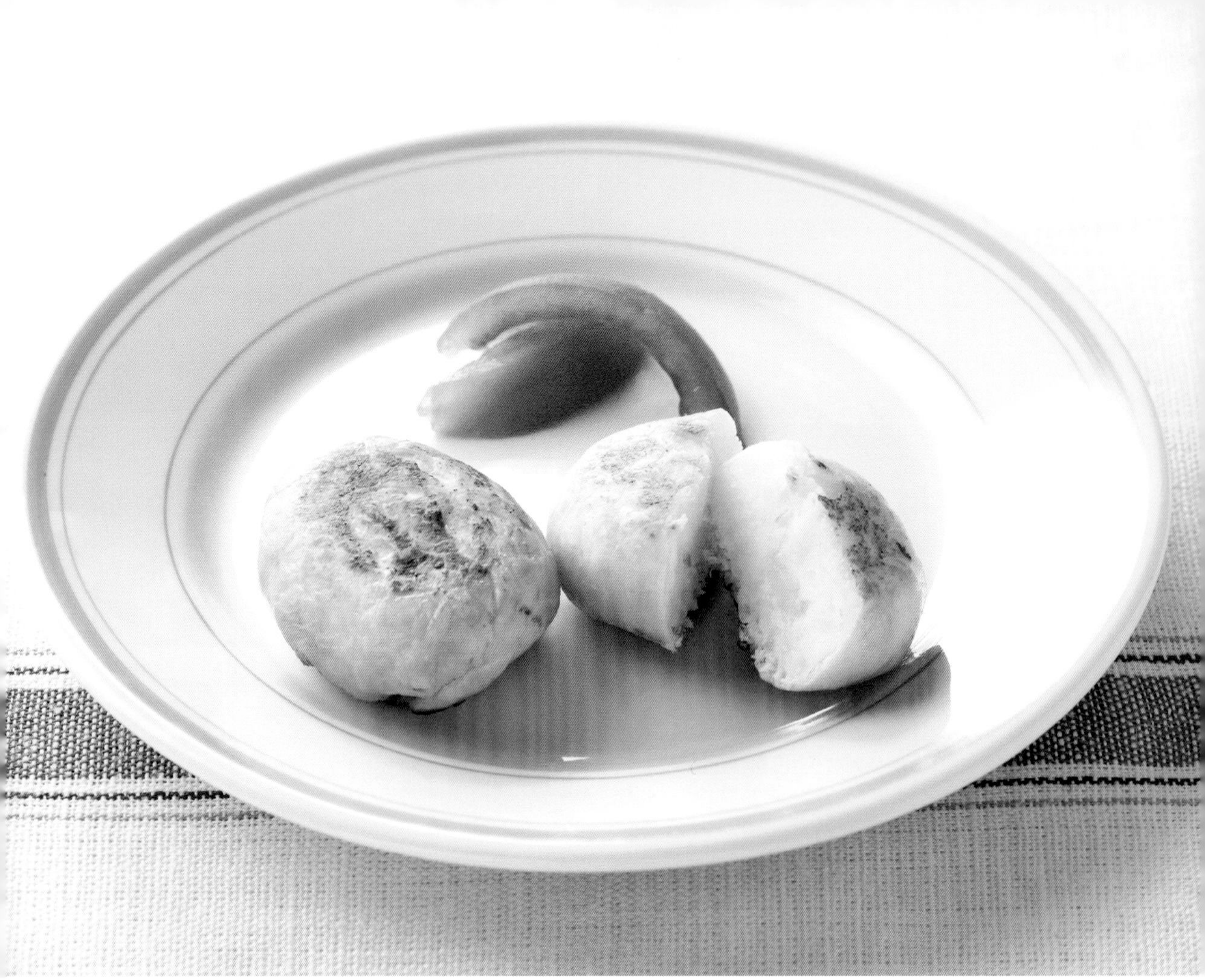

便秘

ホクホクのじゃがいもをギュッと詰めて

# 肉巻き焼きコロッケ

| 1人分 101kcal | 塩分 0.5g | ビタミンC | たんぱく質 |
|---|---|---|---|

## 材料（1人分）

豚もも薄切り肉
……20g
じゃがいも
……1/3個（50g）
塩……少量
トマト……小1/5個（20g）
サラダ油……小さじ1/2

## 作り方

1 じゃがいもは皮をむき、水から煮る。やわらかくなったら水けをきり、熱いうちにつぶして塩で味つけする。
2 1を2等分して小判形に丸める。
3 豚肉に塩少量（分量外）をふって、2に巻く。
4 熱したフライパンに油をひき、3を焼く。
5 トマトは湯むきして皮と種を取り除いて添える。

おすすめの副菜

小松菜のクリーム煮 ➡p.61

カリフラワーの
チーズあえ ➡p.62

### 作り方ポイント　つけ合わせのトマトは湯むきして

トマトは熱湯にくぐらせ、皮がはじけたら冷水に取り、手で皮を引っ張ってむきます。種も取り除きましょう。

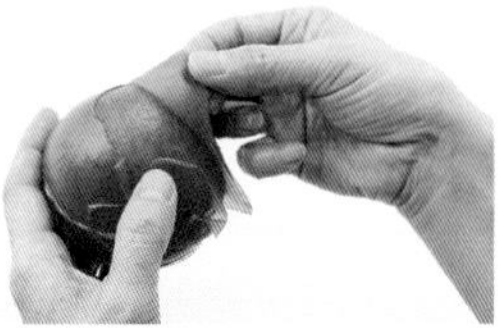

下痢・頻便　便秘　貧血

甘くやわらかいキャベツが絶品

## 和風ロールキャベツ

1人分 **106**kcal | 塩分 **1.1**g | たんぱく質 | ビタミンC

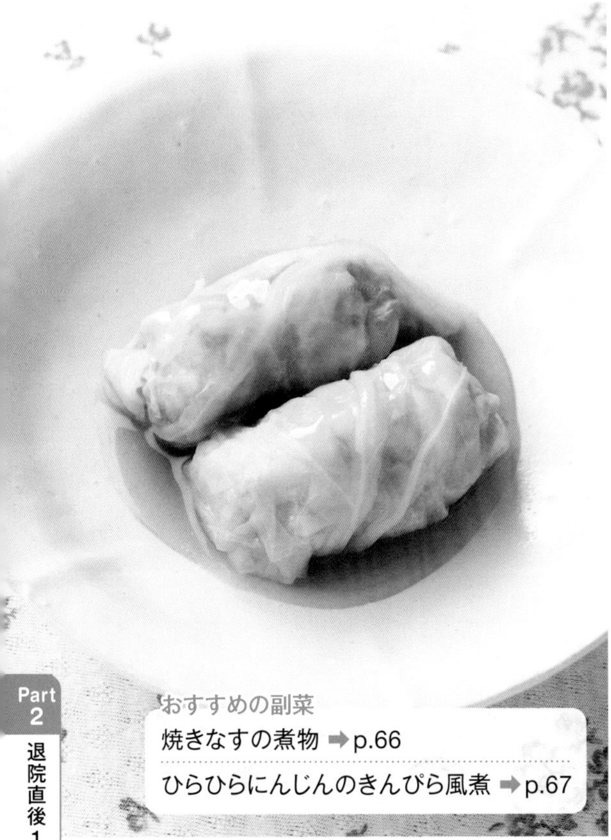

おすすめの副菜

焼きなすの煮物 ➡p.66
ひらひらにんじんのきんぴら風煮 ➡p.67

### 材料（1人分）

鶏ひき肉……40g
塩……少量
キャベツ……小½枚（20g）
だし汁……カップ½
みりん……小さじ1
しょうゆ……小さじ½
片栗粉……小さじ1
水……小さじ1

### 作り方

1 キャベツはやわらかくゆで、縦に半分に切る。ひき肉は塩を混ぜ、2等分する。
2 1のひき肉をキャベツで包む。
3 鍋にだし汁、みりん、しょうゆ、2を入れて火にかけ、沸騰したら弱火にし、ふたをして5分ほど煮込む。
4 水で溶いた片栗粉を加えてとろみをつける。

下痢・頻便　便秘　貧血

粉チーズでコクとまろやかさがアップ

## チキンのクリーム煮込み

1人分 **91**kcal | 塩分 **1.1**g | カルシウム | たんぱく質

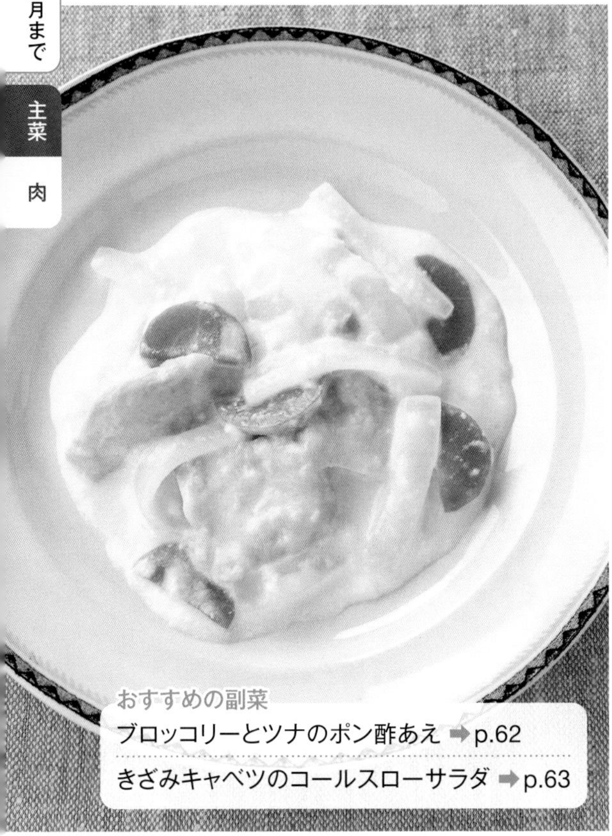

おすすめの副菜

ブロッコリーとツナのポン酢あえ ➡p.62
きざみキャベツのコールスローサラダ ➡p.63

### 材料（1人分）

鶏むね肉……40g
玉ねぎ……20g
にんじん……1㎝（10g）
水……カップ¼
牛乳……カップ¼
粉チーズ……小さじ1
塩……ひとつまみ

### 作り方

1 鶏肉はそぎ切りにする（➡p.48）。玉ねぎは皮をむいて繊維を断つように薄切りにする（➡p.17）。にんじんは皮をむいて薄い半月切りにする。
2 鍋に水と1を入れて火にかけ、鶏肉に火が通るまで煮込む。
3 牛乳を加え、再び温まったら粉チーズを入れてひと混ぜし、塩で味をととのえて火を止める。

＊粉チーズは煮込むと分離し、固まってボロボロになるので注意。

主菜 ▸ **魚介**

消化吸収がよく、高たんぱく・低脂質の白身魚やさけ、はんぺんなどを選んで。

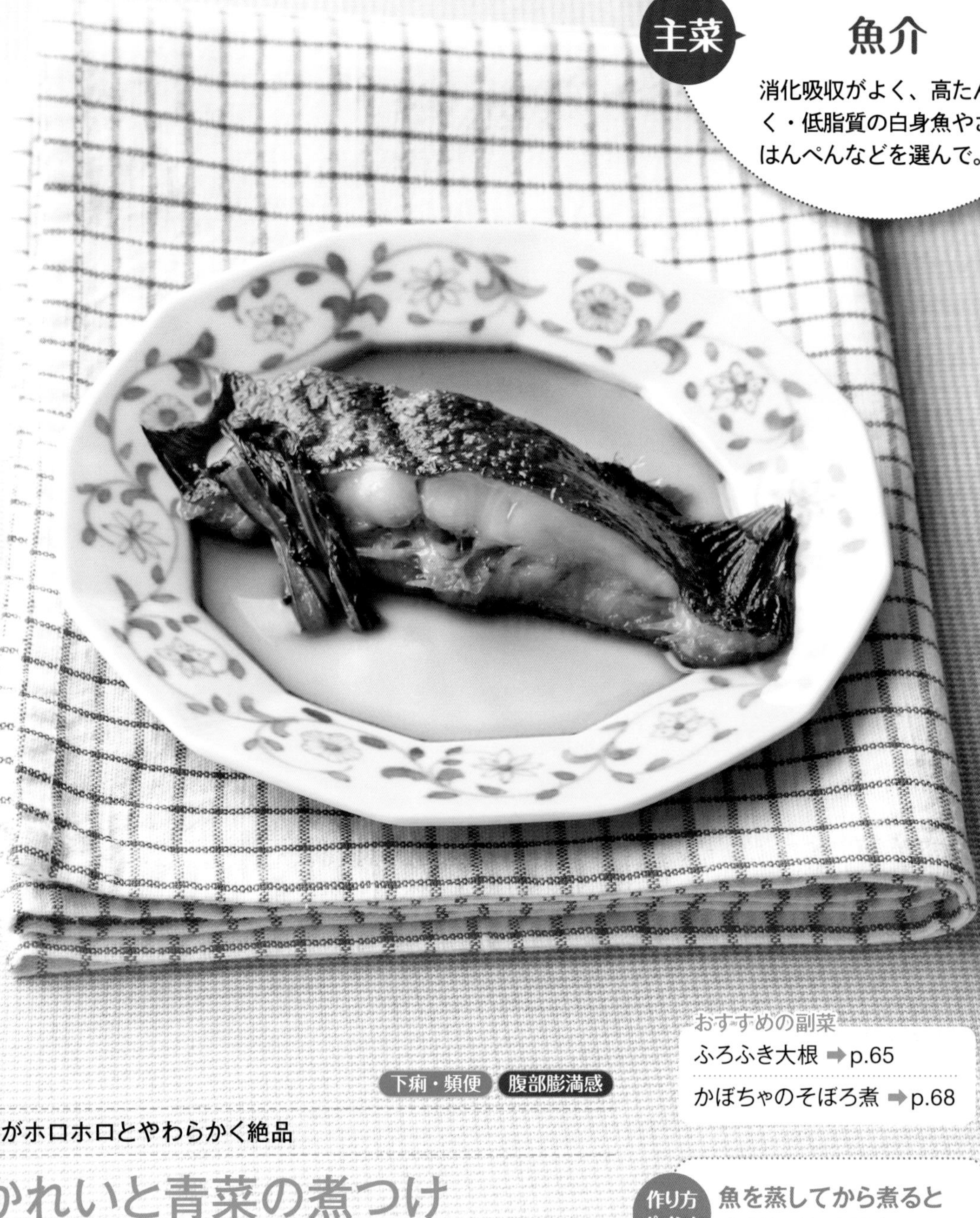

おすすめの副菜

ふろふき大根 ➡p.65
かぼちゃのそぼろ煮 ➡p.68

下痢・頻便　腹部膨満感

身がホロホロとやわらかく絶品

# かれいと青菜の煮つけ

1人分 **76**kcal | 塩分 **1.4**g | たんぱく質 | カルシウム

**材料（1人分）**

かれい …… 小1切れ（50g）
小松菜（ゆでたもの）
…… ½株（10g）
だし汁 …… 大さじ2
水 …… 大さじ1
酒 …… 大さじ1
砂糖 …… 小さじ1
しょうゆ …… 小さじ1

**作り方**

1 フライパンにかれい、水、酒を入れて加熱する。沸騰したら火を弱め、ふたをして2分ほど蒸す。
2 1にだし汁、砂糖、しょうゆ、3㎝幅に切った小松菜を加え、2～3分煮る。

作り方ポイント **魚を蒸してから煮ると味がよくしみ込む**

魚を煮込むとき、少量だと煮詰まって味が濃くなりがち。魚に水と酒を加えて蒸し煮にしてから煮込めば、味がしみ込み、身もふっくらします。

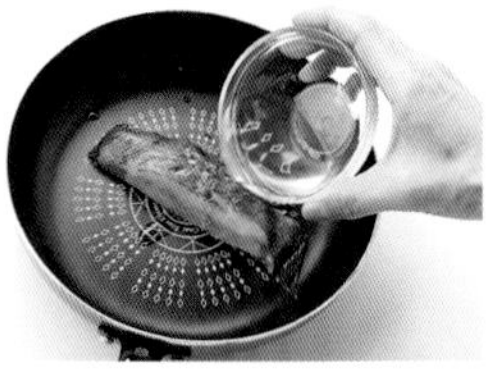

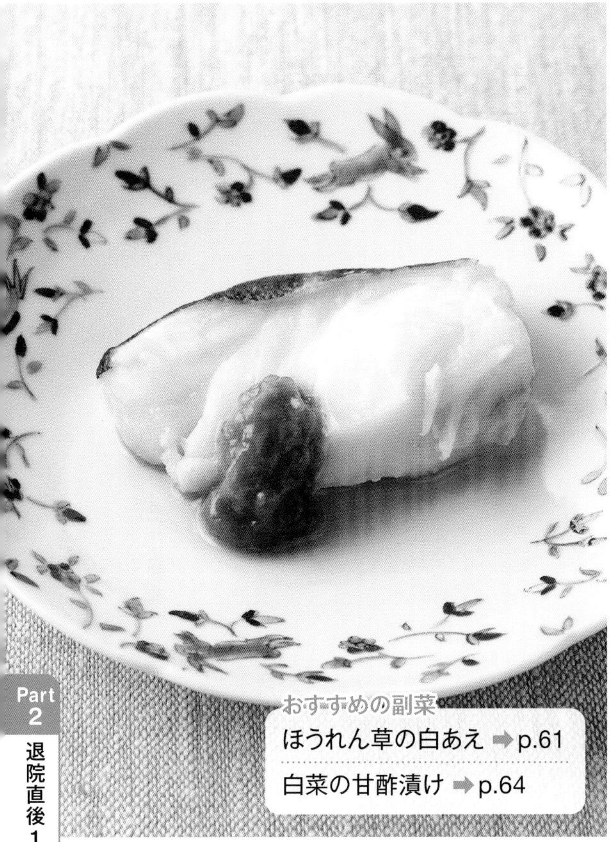

おすすめの副菜
ほうれん草の白あえ ➡p.61
白菜の甘酢漬け ➡p.64

下痢・頻便　腹部膨満感

梅干しの酸っぱさが食欲をそそる

## たらの梅煮

1人分 **39**kcal | 塩分 **1.2**g | たんぱく質 | カリウム

**材料**（1人分）

生たら …… 大½切れ（50g）
塩 …… 少量
だし汁 …… カップ¼
梅干し（種は除く）…… 5g

**作り方**

1 たらは塩をふり、しばらくおく。フライパンに湯を沸かし、たらを1分ほど下ゆでしたら、取り出して水けをふいておく。
2 鍋にだし汁、包丁の背でたたいた梅干しを入れて火にかける。沸騰したら1を加え、ふたをして2分ほど加熱する。

**アレンジ　かれいや鶏むね肉も梅煮向き**

たらの代わりにかれい、たい、さわらなどの白身魚でも。また、鶏ささ身、鶏むね肉を使ってもOK。淡白な肉に梅干しの酸味がぐっと引き立ちます。

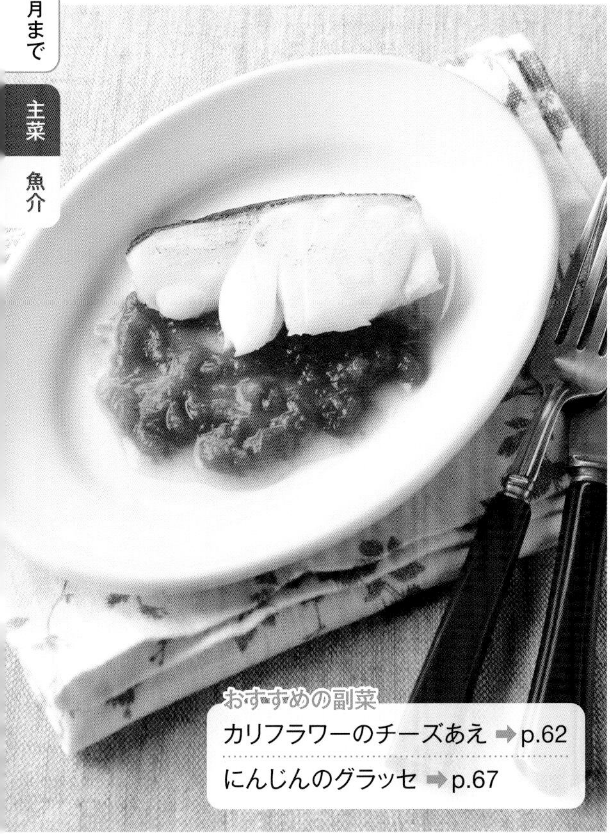

おすすめの副菜
カリフラワーのチーズあえ ➡p.62
にんじんのグラッセ ➡p.67

下痢・頻便　腹部膨満感

最後にバターの香りをたらに移して

## たらのムニエル トマトソース

1人分 **60**kcal | 塩分 **0.6**g | たんぱく質 | ビタミンA

**材料**（1人分）

生たら …… 大½切れ（50g）
トマト …… ⅕個（30g）
塩 …… 少量
砂糖 …… ひとつまみ
バター …… 2g

**作り方**

1 フライパンに湯を沸かし、たらを1分ほどゆでる。火が通ったらフライパンから取り出して、水けをふいておく。トマトは湯むきして皮と種を取り除く（➡p.50）。
2 耐熱容器にトマト、塩、砂糖を入れ、電子レンジで1分加熱してトマトソースを作る。
3 熱したフライパンにバターを溶かし、たらの両面を焦げ目がつくように焼く。
4 器に2のトマトソースを敷き、3を盛る。

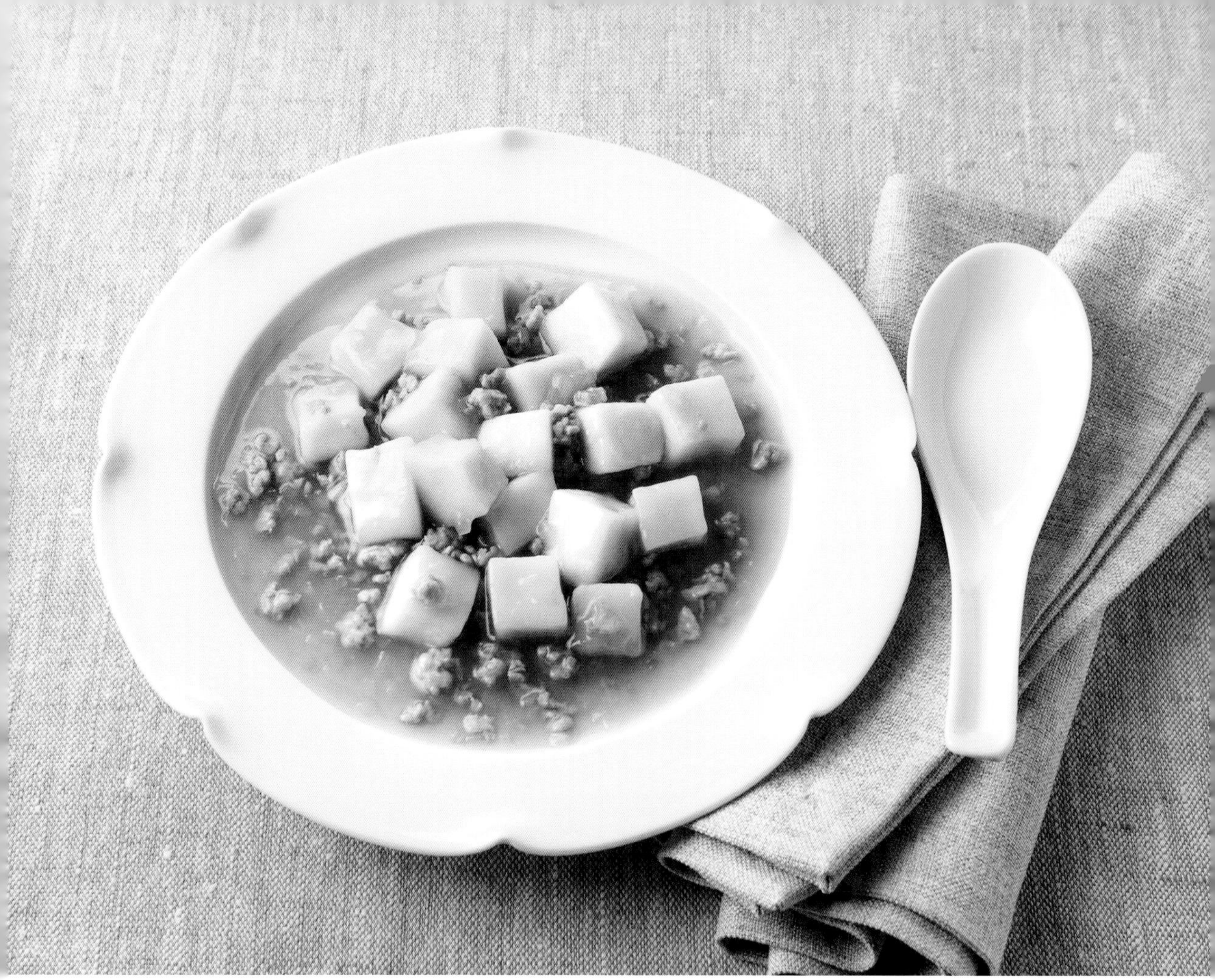

下痢・頻便　貧血

和風味の変わりマーボー

# マーボーはんぺん

| 1人分 130kcal | 塩分 2.0g | たんぱく質 | ビタミン$B_1$ |
|---|---|---|---|

### 材料（1人分）

はんぺん …… 40g
豚ひき肉（赤身） …… 20g
玉ねぎ …… 10g
だし汁 …… カップ1/4
塩 …… 少量
A［しょうゆ …… 小さじ1
　みりん …… 小さじ1
　塩 …… 少量］
ごま油 …… 小さじ1/2
［片栗粉 …… 小さじ1
　水 …… 小さじ2］

### 作り方

1 はんぺんは2㎝角に切る。玉ねぎは皮をむいてみじん切りにする。
2 熱したフライパンにごま油をひき、ひき肉を入れて炒め、塩をふる。
3 ひき肉の色が変わったら、1を入れ、さらに炒める。
4 だし汁とAを加え、沸騰したら水で溶いた片栗粉を加えてとろみをつける。

おすすめの副菜

キャベツとしらすの蒸し煮 ➡p.63
里いもの煮っころがし ➡p.69

アレンジ
**野菜のマーボーもおすすめ**
だし汁やしょうゆで煮込むことで和風の仕上がりに。はんぺんの代わりに、なすやかぶ、かぼちゃなどの野菜を使っても。

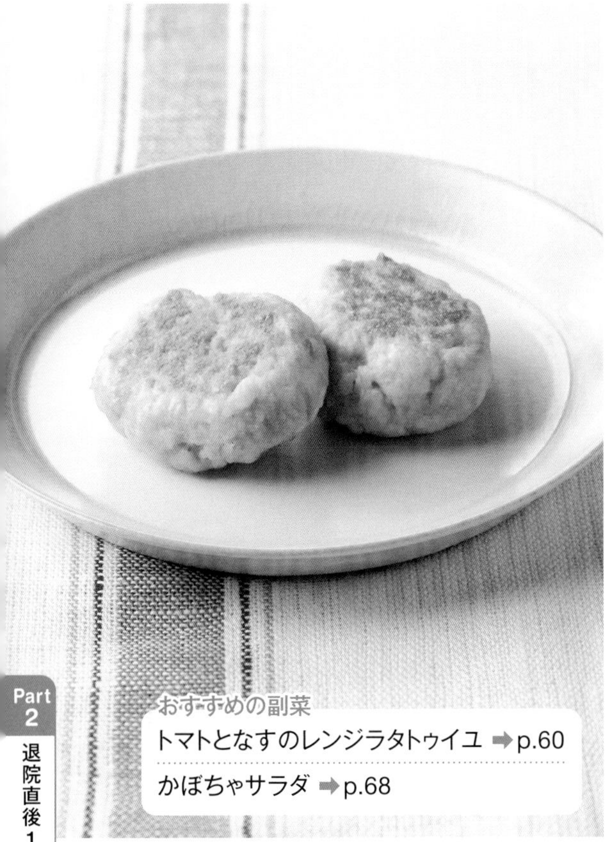

おすすめの副菜
トマトとなすのレンジラタトゥイユ ➡p.60
かぼちゃサラダ ➡p.68

下痢・頻便　腹部膨満感　におい

消化のよいはんぺんをつなぎに

## さけとはんぺんのふっくらバーグ

1人分 102kcal | 塩分 0.3g | たんぱく質 | カルシウム

**材料**（1人分）

生ざけ（骨と皮は除く）……½切れ（40g）
はんぺん……20g
片栗粉……大さじ½
サラダ油……小さじ½

**作り方**

1 ポリ袋にさけ、はんぺん、片栗粉を入れ、めん棒などでつぶす。
2 1を袋から取り出して2等分し、小判形に丸める。
3 熱したフライパンに油をひき、2を入れて火が通るまで焼く。

**作り方ポイント　たたくことで口当たりのよい食感に**

さけとはんぺんをめん棒などでたたき、はんぺんにねばりが出る程度につぶすと、ふわふわした食感に。

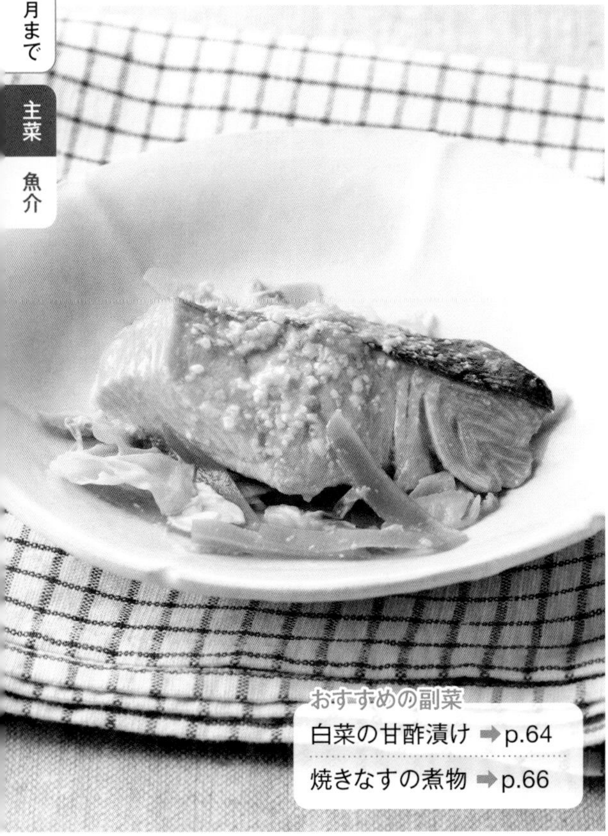

おすすめの副菜
白菜の甘酢漬け ➡p.64
焼きなすの煮物 ➡p.66

下痢・頻便　便秘　貧血

みその香りが香ばしい

## さけのみそ蒸し

1人分 119kcal | 塩分 0.4g | たんぱく質 | ビタミンC

**材料**（1人分）

生ざけ……大½切れ（50g）
キャベツ……大¼枚（15g）
にんじん……5g
A
水……大さじ2
みりん……小さじ1
みそ……小さじ½

**作り方**

1 さけは塩少量（分量外）をふり、しばらくおいたら、キッチンペーパーで水けをふく。キャベツはざく切りにする。にんじんは皮をむいて繊維を断つように薄切りにして細く切る（➡p.17）。Aは合わせておく。
2 フライパンにキャベツ、にんじん、さけの順に重ねて入れ、Aのみそだれを回しかけ、ふたをして弱火で6～7分蒸す。

主菜 ▶ **豆腐**

消化がよく、栄養価の高い豆腐。食欲のないときでも食べやすい食材です。

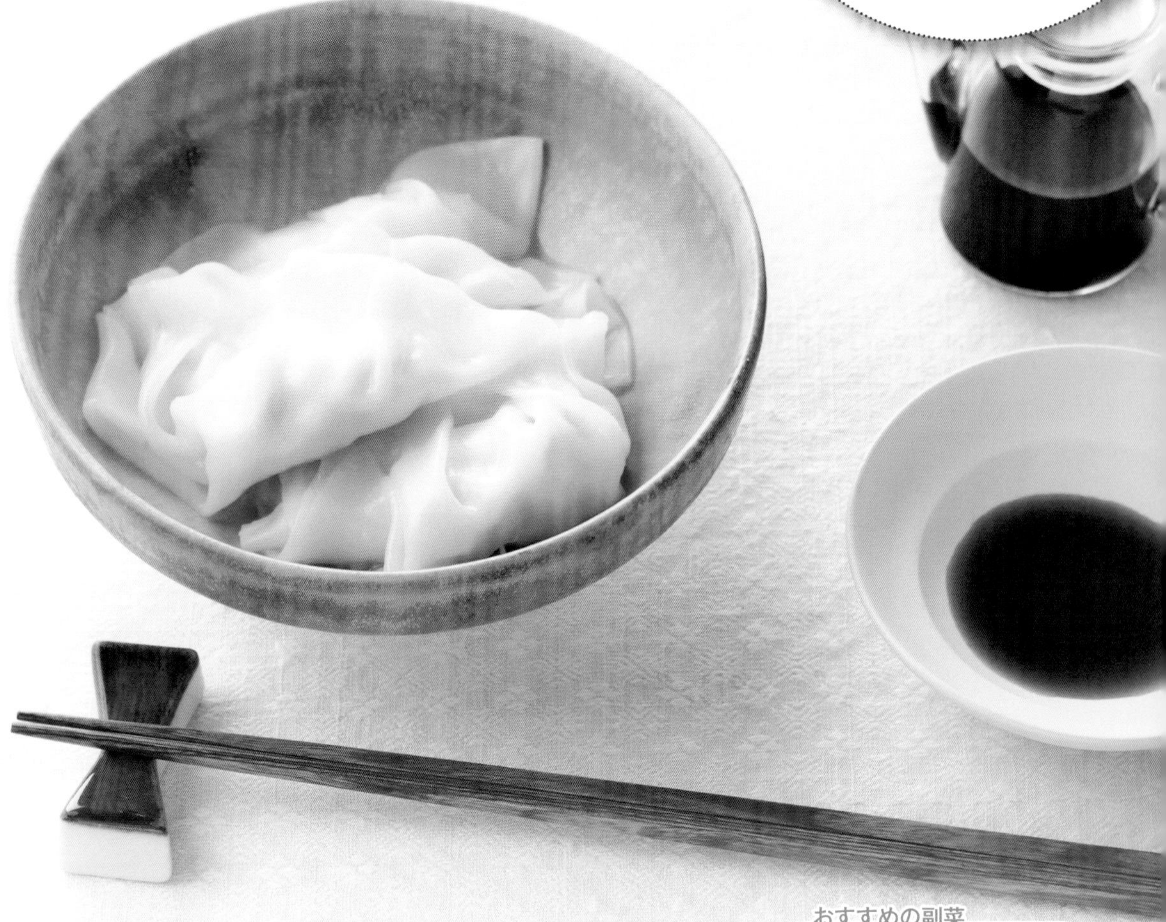

下痢・頻便　便秘　貧血

ツルンとした皮の食感がいい

# 豆腐の水ギョーザ

| 1人分 168kcal | 塩分 0.9g | たんぱく質 | ビタミン$B_1$ |
|---|---|---|---|

## 材料（1人分）

木綿豆腐（絹ごし豆腐も可）……40g
豚ひき肉（赤身）……20g
ギョーザの皮……5枚
A しょうゆ……小さじ1/2
A 塩……少量
A ごま油……小さじ1/2
酢じょうゆ……適宜

## 作り方

1 豆腐、ひき肉、Aをよく混ぜ合わせる。
2 1を5等分し、ギョーザの皮で包む。
3 鍋に湯を沸かし、2を火が通るまで2～3分ゆでる。
4 好みで酢じょうゆをつけて食べる。

おすすめの副菜

トマトの卵とじ ➡p.60
なすのみそ炒め ➡p.66

作り方ポイント **豆腐を主役にすれば低カロリーで低脂質に**

ひき肉の分量は豆腐の半分なので、すべてひき肉で作るよりも低脂質・低カロリーに。脂質量が少ないと腸への負担も減らせて安心です。

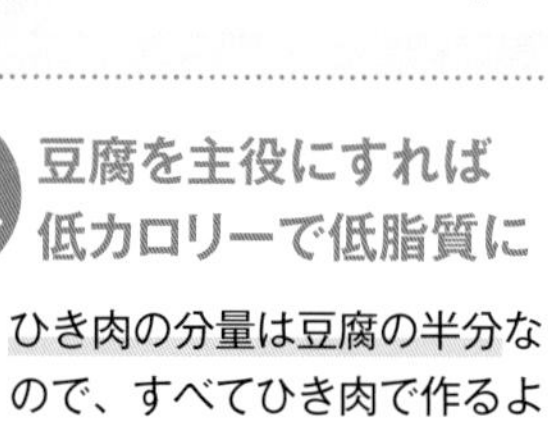

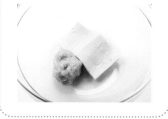

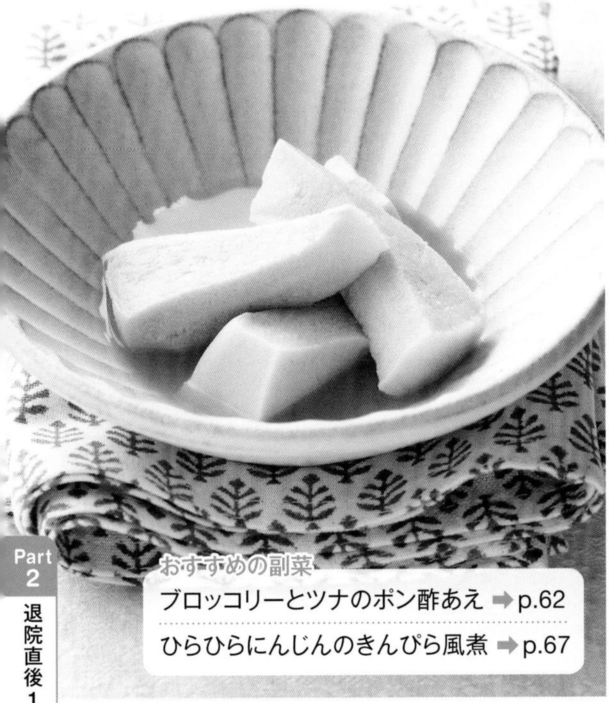

おすすめの副菜
ブロッコリーとツナのポン酢あえ ➡p.62
ひらひらにんじんのきんぴら風煮 ➡p.67

下痢・頻便　便秘　におい

ジュワッと煮汁があふれ出る

## 高野豆腐のやわらか含め煮

1人分 101kcal | 塩分 1.2g | たんぱく質 | カルシウム

**材料**（1人分）

高野豆腐 …… 1個
だし汁 …… カップ ½
A
- しょうゆ …… 小さじ1
- 酒 …… 小さじ ½
- 砂糖 …… 小さじ ½
- みりん …… 小さじ ½

**作り方**

1 高野豆腐は水に浸し、もどしておく。
2 1の水けをしぼって、食べやすい大きさに切る。
3 鍋にだし汁と2を入れ、3～4分煮る。
4 Aを加え、さらに1～2分煮て、味を含ませる。

**アレンジ** 甘いだしで野菜も煮込んで

3や4の工程で、ゆでたほうれん草、にんじんなどを加えて煮るのもおすすめです。野菜にも甘味のある煮汁がしみ込んで、まろやかな味になります。

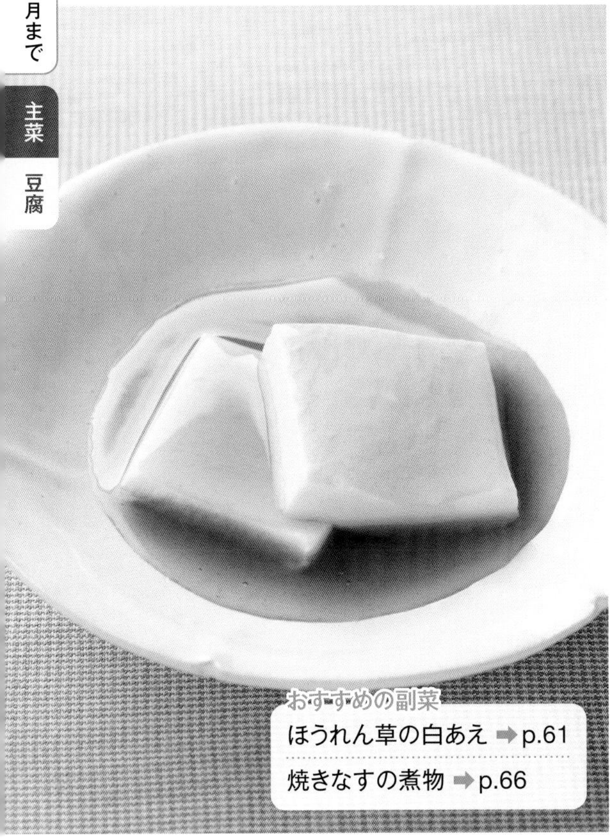

おすすめの副菜
ほうれん草の白あえ ➡p.61
焼きなすの煮物 ➡p.66

下痢・頻便　便秘　におい

からんだあんが豆腐の味を引き立てる

## 豆腐のとろみあん

1人分 40kcal | 塩分 0.5g | たんぱく質 | カルシウム

**材料**（1人分）

絹ごし豆腐 …… 50g
だし汁 …… カップ ¼
片栗粉 …… 小さじ ½
しょうゆ …… 小さじ ½
酒 …… 小さじ ¼
みりん …… 小さじ ¼

**作り方**

1 豆腐は食べやすい大きさに切る。
2 鍋に豆腐以外の材料を入れて火にかけ、とろみがついたら豆腐を加え、1～2分煮込む。

**アレンジ** 白身魚や野菜、鶏肉にかけても

焼いた白身魚やはんぺん、ゆでたかぶやブロッコリーなどにとろみあんをかけて、バリエーションを広げましょう。蒸した鶏肉にかけてもおいしい。

退院直後1～2カ月まで

主菜

# 卵

栄養価の高い卵にツナや納豆、はんぺんをプラスしてボリュームのある主菜に。

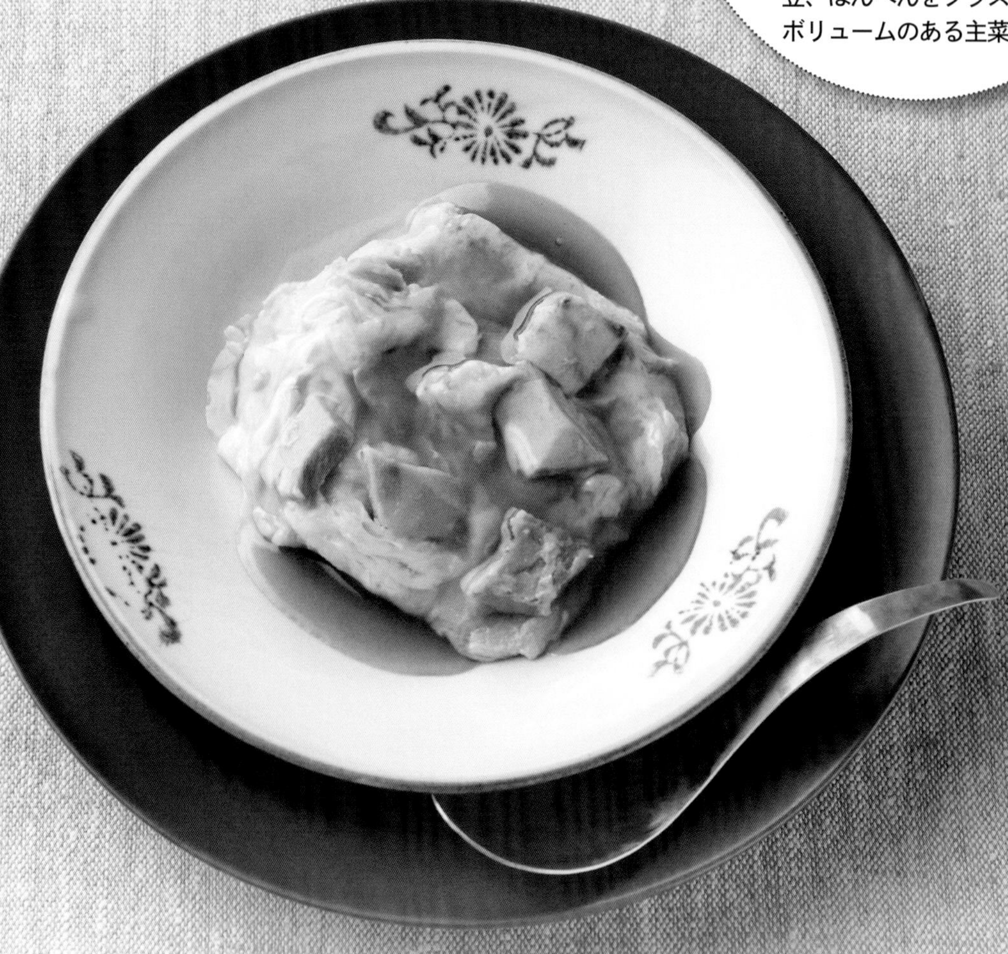

下痢・頻便　腹部膨満感　貧血

甘酸っぱいあんと卵がよく合う

## ツナ玉甘酢あんかけ

1人分 **128**kcal ｜ 塩分 **1.2**g ｜ たんぱく質 ｜ ビタミンE

おすすめの副菜

きゅうりの梅おかかあえ ➡p.64

かぶのレンジ煮 ➡p.65

### 材料（1人分）

卵……1個

ツナ缶……15g

だし汁……カップ1/4

A
- 酢……小さじ2
- 砂糖……小さじ1
- しょうゆ……小さじ1
- 片栗粉……小さじ1/2

ごま油……小さじ1/2

### 作り方

1 卵は割りほぐし、ツナと混ぜ合わせておく。

2 だし汁とAを合わせておく。

3 熱したフライパンにごま油をひき、1を入れて菜箸などで混ぜながら焼き、器に盛る。

4 同じフライパンに2を入れて火にかけ、とろみがついたら、3に回しかける。

アレンジ

**ケチャップ入りの甘酢あんで洋風に**

卵と相性のよい甘酢あんは、半熟卵にかけてもおいしい。また、甘酢あんに少量のケチャップを加えると、洋風に。ひと味違ったおいしさです。

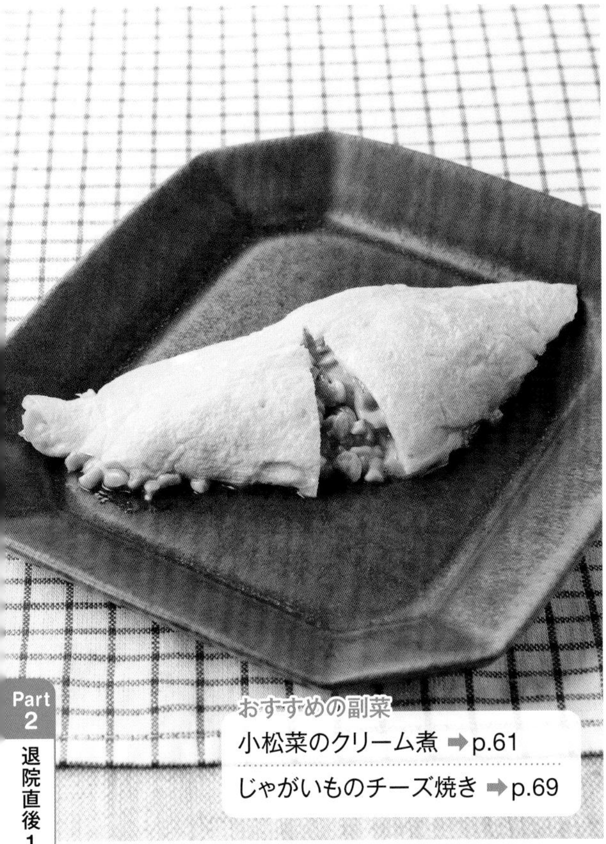

おすすめの副菜
小松菜のクリーム煮 ➡p.61
じゃがいものチーズ焼き ➡p.69

便秘　腹部膨満感　貧血

消化のよい納豆でボリュームアップ

## ひきわり納豆オムレツ

1人分 **128**kcal | 塩分 **0.7**g | たんぱく質 | ビタミンB2

**材料**（1人分）

卵 …… 1個
ひきわり納豆 …… 20g
砂糖 …… 少量
塩 …… 少量
サラダ油 …… 小さじ½

**作り方**

1 卵は割りほぐし、砂糖、塩を加えて混ぜる。納豆はよく混ぜておく。
2 熱したフライパンに油をひき、1の卵を流し入れ、フライパンいっぱいに広げる。ふちが固まってきたら、菜箸などでクルクルと混ぜる。
3 卵が半熟状になったら、納豆をのせて包み、形をととのえる。

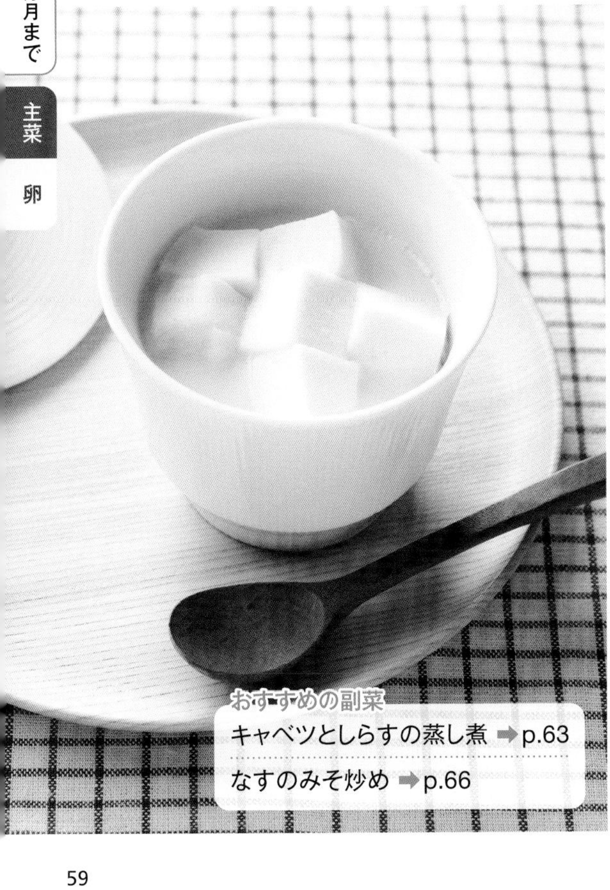

おすすめの副菜
キャベツとしらすの蒸し煮 ➡p.63
なすのみそ炒め ➡p.66

下痢・頻便　腹部膨満感　におい

ゆっくり火を通してなめらかに仕上げて

## はんぺん入り茶碗蒸し

1人分 **49**kcal | 塩分 **1.0**g | たんぱく質 | カルシウム

**材料**（1人分）

溶き卵 …… 20g
はんぺん …… 20g
だし汁 …… カップ½
薄口しょうゆ …… 少量
塩 …… 少量

**作り方**

1 はんぺんは1㎝角に切る。
2 はんぺん以外の材料を混ぜ合わせ、ざるでこす。
3 茶碗蒸しの器に1と2を入れる。
4 鍋に深さ2㎝ほどの水を入れて3を置き（器の下にキッチンペーパーを敷くと安定する）、火にかける。沸騰したら弱火にし、ふたをして7～8分蒸す。

退院直後1～2カ月まで

副菜 野菜

食物繊維が少ない野菜を選び、皮や種は除きましょう。煮物やあえ物がベター。

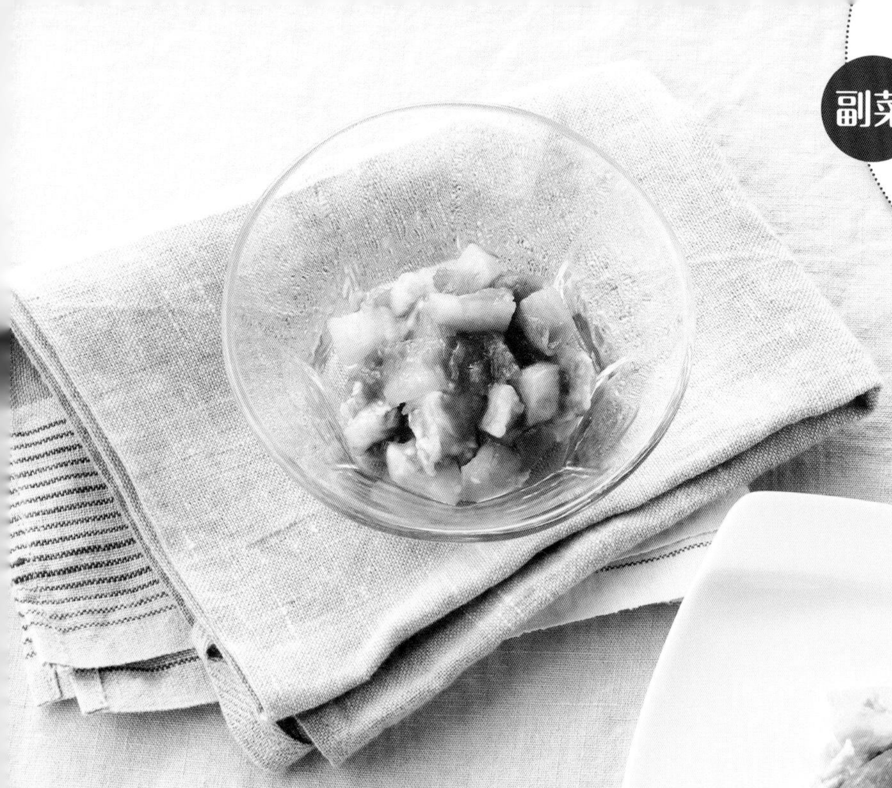

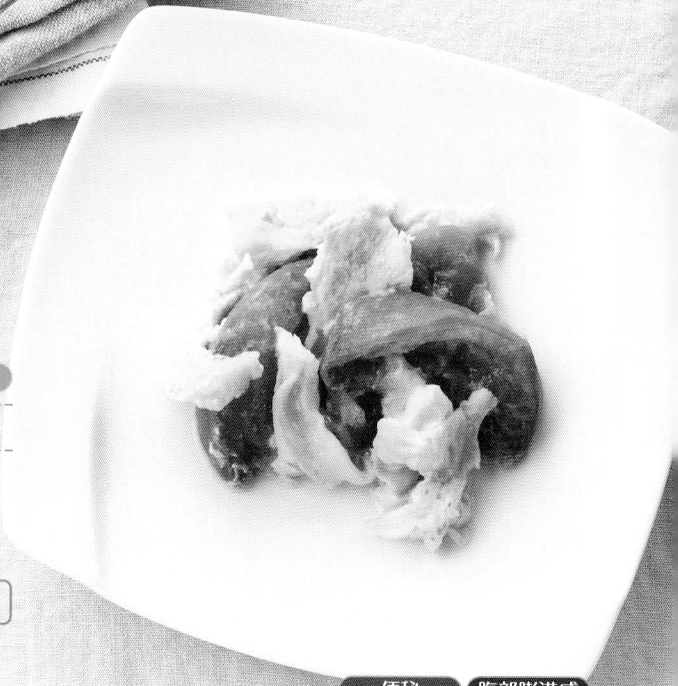

便秘　腹部膨満感　におい

トマトの酸味と甘味がさわやか

## トマトとなすのレンジラタトゥイユ

1人分 11kcal｜塩分 0.5g｜ビタミンC｜カリウム

**材料**（1人分）

トマト …… 1/5個（30g）
なす …… 小1/2本（30g）
塩 …… 少量

**作り方**

1 トマトは湯むきして皮と種を取り除き（➡p.50）、ざく切り、なすは皮をむいて2㎝角に切る。
2 耐熱容器に1を入れ、塩をふり、電子レンジで1分半加熱する。

**アレンジ** ズッキーニや玉ねぎでも

なすの代わりに、皮をむいたズッキーニや玉ねぎなどでもOK。加熱時間は、野菜のやわらかさを見て調節しましょう。

便秘　腹部膨満感

ごま油の風味を効かせて中華風に

## トマトの卵とじ

1人分 62kcal｜塩分 0.6g｜ビタミンC｜たんぱく質

**材料**（1人分）

トマト …… 1/5個（30g）
卵 …… 1/2個
砂糖 …… 小さじ1/4
塩 …… 少量
ごま油 …… 小さじ1/2

**作り方**

1 トマトは湯むきして皮と種を取り除き（➡p.50）、くし切りにする。卵は溶いて、砂糖、塩を加えて混ぜ合わせる。
2 熱したフライパンにごま油をひき、トマトを入れて炒める。
3 卵液を加え、卵がふんわりするまで火を通す。

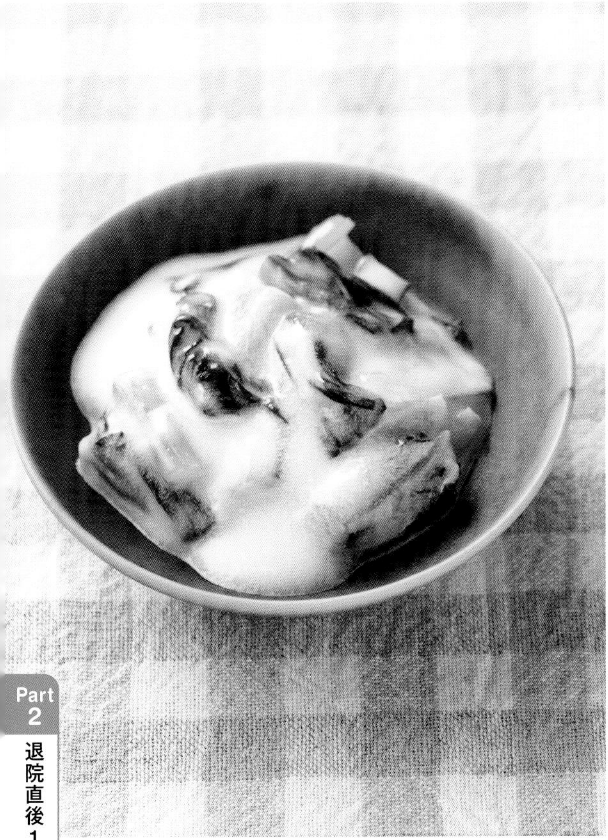

便秘 腹部膨満感

クリーミーでやさしい味わい

# 小松菜のクリーム煮

1人分 40kcal | 塩分 0.4g | カルシウム | ビタミンA

**材料**（1人分）

小松菜……1株（20g）
牛乳……カップ¼
コンソメ（顆粒）……小さじ¼
片栗粉……小さじ½

**作り方**

1 小松菜は3㎝幅に切る。
2 鍋に牛乳、コンソメ、片栗粉を混ぜ合わせ、1を加えて火にかけ、とろみがつくまで煮込む。

**アレンジ** 下ゆでしたにんじんやかぼちゃでも

青菜のほかに、にんじんやかぼちゃ、じゃがいもなどを使っても、よく合います。その場合は野菜を下ゆでして、やわらかくしてから煮込みましょう。

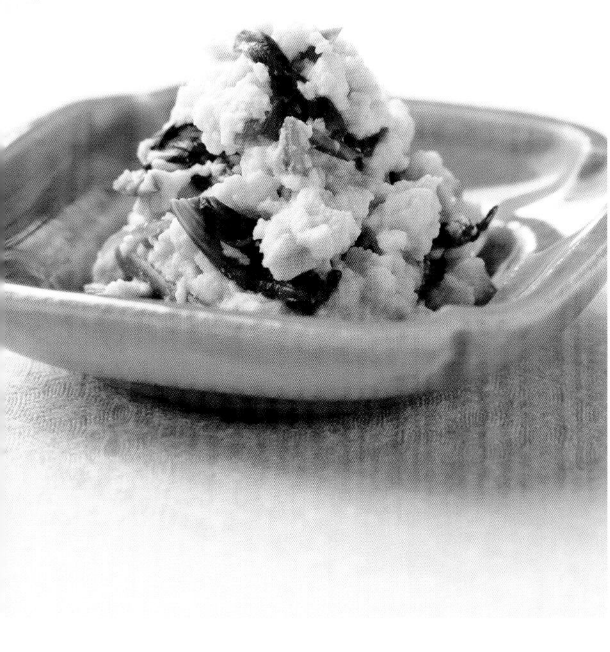

下痢・頻便 便秘 におい

みそと豆腐のあえ衣でうまみUP

# ほうれん草の白あえ

1人分 26kcal | 塩分 0.2g | ビタミンA | たんぱく質

**材料**（1人分）

ほうれん草……1株（20g）
木綿豆腐……20g
みそ……小さじ¼
砂糖……ひとつまみ

**作り方**

1 ほうれん草はゆでて、2㎝幅に切る。豆腐はキッチンペーパーに包んで、水けをきっておく。
2 ボウルに1の豆腐、みそ、砂糖を入れてよく混ぜ合わせ、水けをしぼったほうれん草を加えて、よくあえる。

**アレンジ** あえ衣でバリエーションを広げて

みその代わりにめんつゆを使うと、さっぱり味の白あえに。のりのつくだ煮、カッテージチーズ、プレーンヨーグルトなど、いろいろなあえ衣を試して。

下痢・頻便　便秘　におい

ごはんにもパンにも合う便利おかず

## カリフラワーのチーズあえ

1人分 **43**kcal ｜ 塩分 **0.6**g ｜ ビタミンC ｜ カルシウム

**材料**（1人分）

カリフラワー …… 1房（30g）
クリームチーズ …… 10g
絹ごし豆腐 …… 5g
塩 …… 少量
レモン汁 …… 少量

**作り方**

1 カリフラワーは小房に分けて、ゆでる。
2 そのほかの材料を混ぜ合わせ、1とあえる。

**アレンジ** みそや練りごまをアクセントに

チーズと豆腐に少量のみそや練りごまを加えると、味のアクセントになります。ゆでたかぶやきゅうりなどとあえてもおいしく仕上がります。

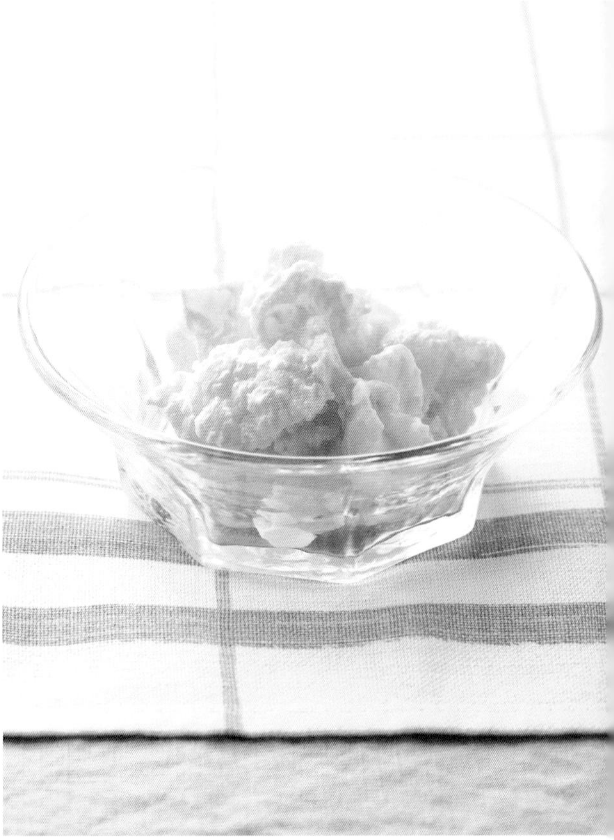

下痢・頻便　便秘　貧血

ツナでボリュームとうまみを出して

## ブロッコリーとツナのポン酢あえ

1人分 **24**kcal ｜ 塩分 **0.3**g ｜ ビタミンC ｜ たんぱく質

**材料**（1人分）

ブロッコリー …… 大1房（20g）
ツナ缶 …… 15g
ポン酢しょうゆ …… 小さじ1/2

**作り方**

1 ブロッコリーは小房に分けて、ゆでる。
2 ツナとポン酢しょうゆを混ぜ合わせ、1とあえる。

**アレンジ** なす（皮なし）＋ツナでもおいしい

ツナ＋ポン酢しょうゆは、なすとの相性も抜群。なすを電子レンジで5分加熱してあえたり、なすとツナを炒めてポン酢で味つけしたりしても◎。

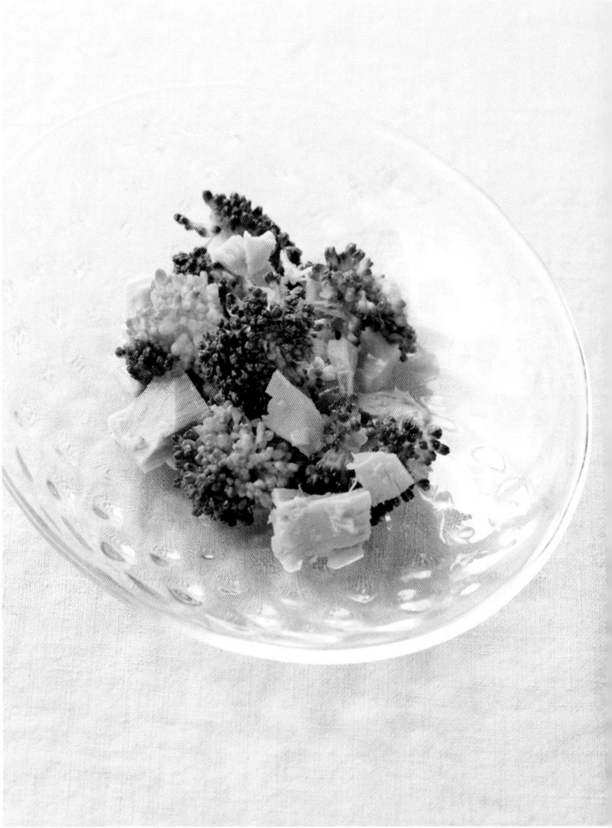

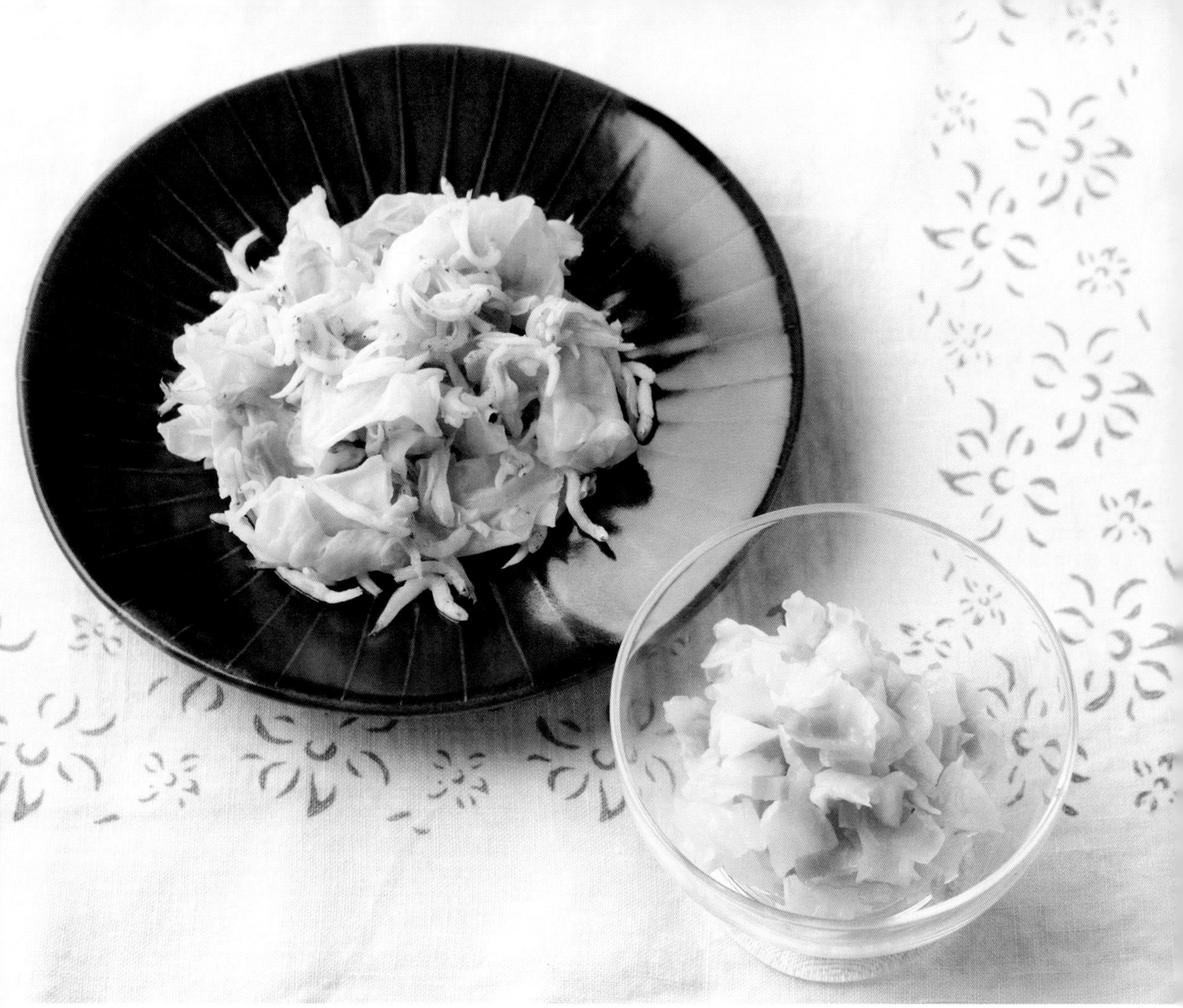



下痢・頻便　便秘

しらすで手軽にカルシウムを補給

## キャベツとしらすの蒸し煮

1人分 21kcal | 塩分 0.5g | ビタミンC | カルシウム

### 材料（1人分）

キャベツ …… 大$\frac{1}{2}$枚（30g）

しらす干し …… 8g

水 …… 大さじ2

### 作り方

1 キャベツはざく切りにする。

2 フライパンに1、しらす干し、水を入れ、ふたをして弱火で3分ほど蒸す。

**アレンジ キャベツをほかの野菜に代えても**

調味料は使わず、しらす干しの塩味と野菜のうまみを生かしたおかずです。青菜やブロッコリー、カリフラワー、白菜などの野菜を使ってアレンジしてみましょう。

下痢・頻便　便秘　におい

さっぱり味の大人気サラダ

## きざみキャベツのコールスローサラダ

1人分 25kcal | 塩分 0.5g | ビタミンA | ビタミンC

### 材料（1人分）

キャベツ …… 大$\frac{1}{2}$枚（30g）

にんじん …… 1㎝（10g）

A
- 酢 …… 小さじ1
- 砂糖 …… 小さじ$\frac{1}{2}$
- 塩 …… 少量
- オリーブ油 …… 小さじ$\frac{1}{4}$

### 作り方

1 キャベツと皮をむいたにんじんは5㎜角に切る。

2 1を熱湯で10秒ほどサッとゆで、水けをきっておく。

3 Aを混ぜ合わせ、2とあえる。

便秘　におい

おかゆや軟飯に合うさっぱり味

## 白菜の甘酢漬け

1人分 **11**kcal ｜ 塩分 **0.5**g ｜ ビタミンC ｜ カリウム

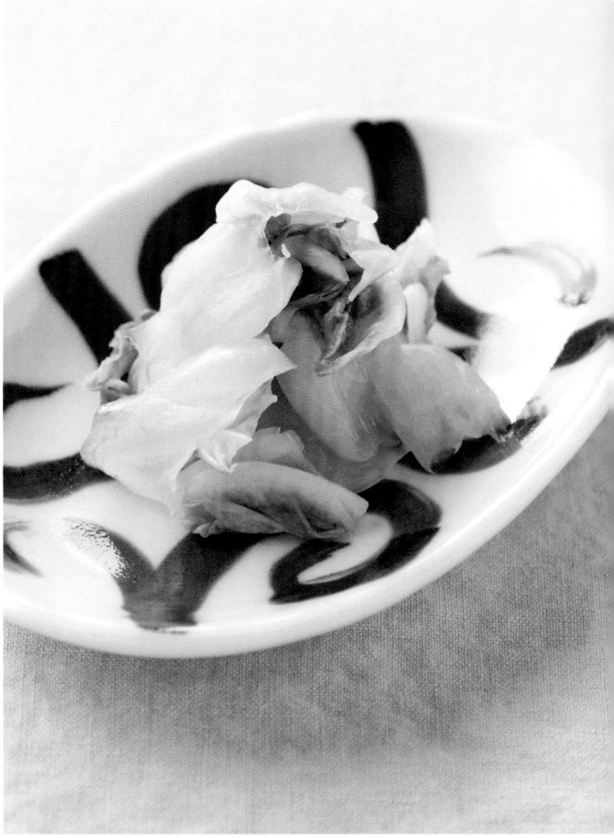

**材料**（1人分）

白菜
…… 小1/3枚（30g）

A
- 酢 …… 小さじ1
- 砂糖 …… 小さじ1/2
- 塩 …… 少量

**作り方**

1 白菜の芯はそぎ切り、葉は繊維を断つようにざく切りにする。
2 1を熱湯で10秒ほどサッとゆで、水けをきっておく。
3 Aと水けをしぼった2をよく混ぜ合わせる。

**作り方ポイント** そぎ切りにして厚さをそろえる

白菜の芯の部分はかたいので、斜めに包丁を入れて繊維を断つようにそぎ切りに。厚みが均等になり、断面も大きくなるので火の通りがよくなります。

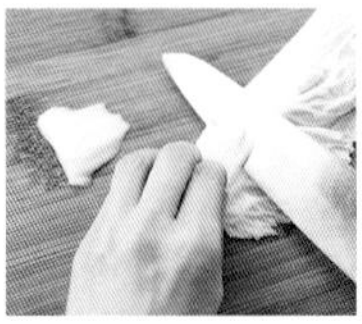

便秘　腹部膨満感　におい

梅の酸味がきゅうりを引き立てる

## きゅうりの梅おかかあえ

1人分 **6**kcal ｜ 塩分 **0.5**g ｜ カリウム ｜ ビタミンE

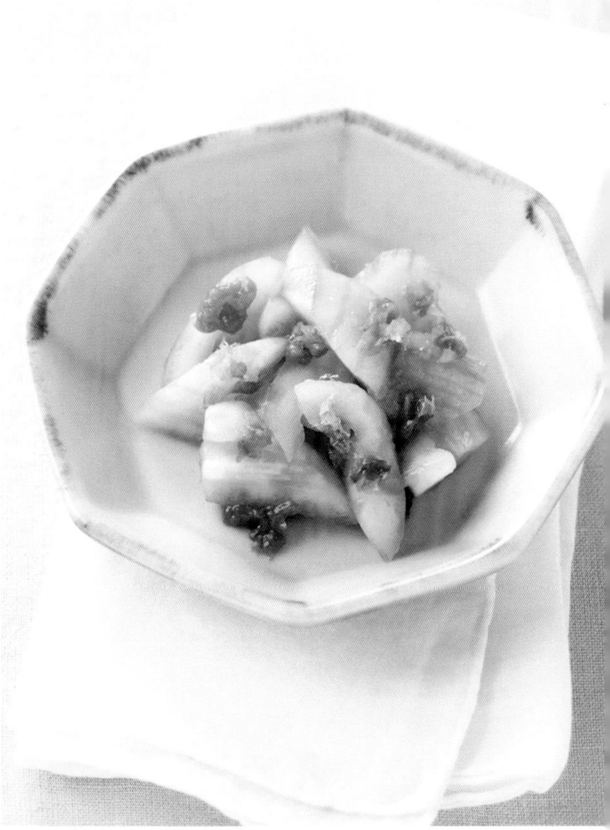

**材料**（1人分）

きゅうり
…… 1/3本（30g）
梅干し（種は除く）
…… 3g
削り節
…… ふたつまみ

**作り方**

1 きゅうりは皮と種を除いて、食べやすい大きさに切る。
2 1を熱湯で10秒ほどサッとゆで、水けをきっておく。
3 梅干しは包丁の背でたたき、削り節と混ぜ合わせ、2を加えてあえる。

**作り方ポイント** 皮と種は取り除いて調理

退院後すぐのこの時期は、かたい皮と種は避けましょう。きゅうりの皮はピーラーで縦にスーッと引いてむき、種はスプーンで取り除きます。

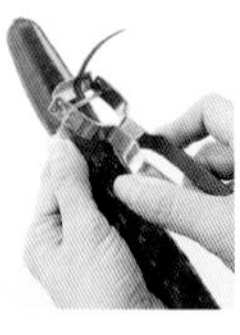

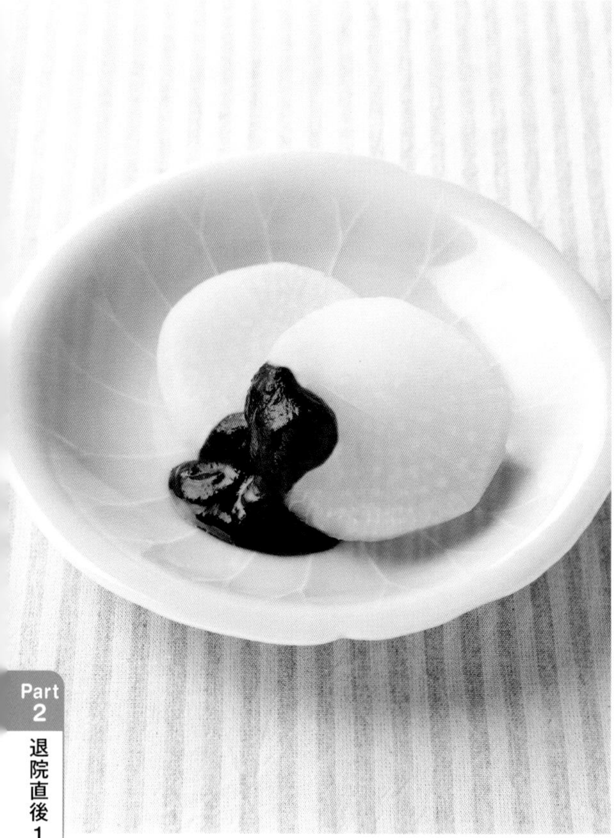

下痢・頻便　便秘　におい

みずみずしい大根とみそが好相性

## ふろふき大根

1人分 31kcal ｜ 塩分 0.8g ｜ ビタミンC ｜ カルシウム

**材料（1人分）**

大根……40g
だし汁……適量

A
- 水……小さじ2
- 八丁みそ……小さじ1
- 砂糖……小さじ1/2
- みりん……小さじ1/2

**作り方**

1 大根は厚めに皮をむき、1.5cm厚さに切って、熱湯で5分ほど下ゆでする。
2 鍋に大根、ひたひたになるぐらいのだし汁を入れ、大根がやわらかくなるまで弱火で煮込む。
3 Aを混ぜ合わせ、電子レンジで1分加熱してみそだれを作る。
4 2を器に盛り、3をかける。



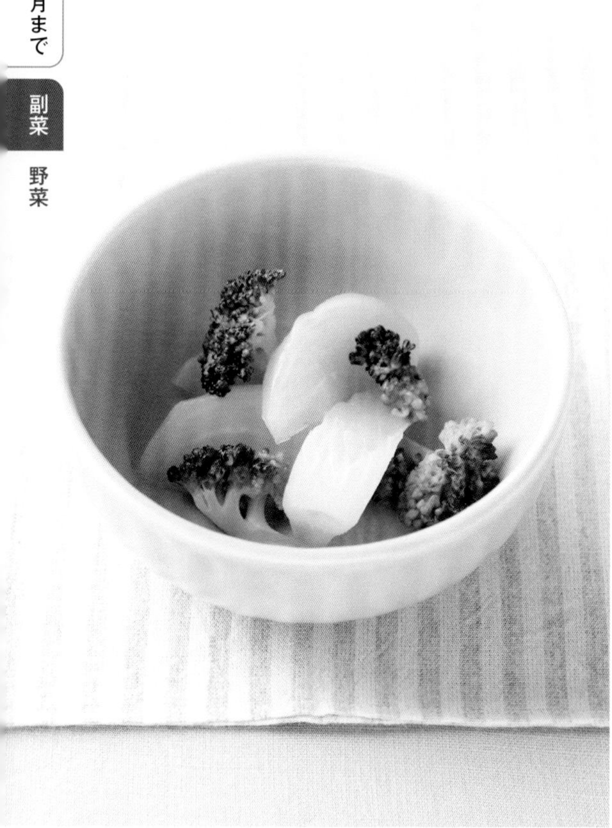

下痢・頻便　便秘　におい

あっという間にできる簡単おかず

## かぶのレンジ煮

1人分 12kcal ｜ 塩分 0.4g ｜ カリウム ｜ ビタミンC

**材料（1人分）**

かぶ……大1/3個（30g）
ブロッコリー
……大1/2房（10g）
水……大さじ1
コンソメ（顆粒）
……小さじ1/4

**作り方**

1 かぶは皮をむき、くし切りにする。ブロッコリーは小房に分ける。
2 耐熱容器に水、コンソメ、1を入れ、ラップをかけて電子レンジで2分加熱する。

**アレンジ　オリーブ油で、レンジ蒸しも**

水とコンソメの代わりに、オリーブ油＋塩、こしょう少量（またはバター少量）を使ったレンジ蒸しにすると、違った風味が楽しめます。

便秘　におい

蒸し焼きにして香ばしさを出して

## 焼きなすの煮物

1人分 **11**kcal ｜ 塩分 **0.3**g ｜ カリウム ｜ ビタミンA

### 作りやすい分量

なす …… 小1本(60g)
水 …… 大さじ2
だし汁 …… カップ¼
しょうゆ …… 小さじ½
みりん …… 小さじ½

### 作り方

1 フライパンに皮つきのなすと水を入れて火にかけ、ふたをして蒸し焼きにする。
2 なすがやわらかくなったらフライパンから出し、冷めたら手で皮をむき、1㎝幅の輪切りにする。
3 鍋にだし汁、しょうゆ、みりん、2を入れ、汁けがなくなるまで弱火で煮込む。
4 器に1人分のなす（30g）を盛りつける。

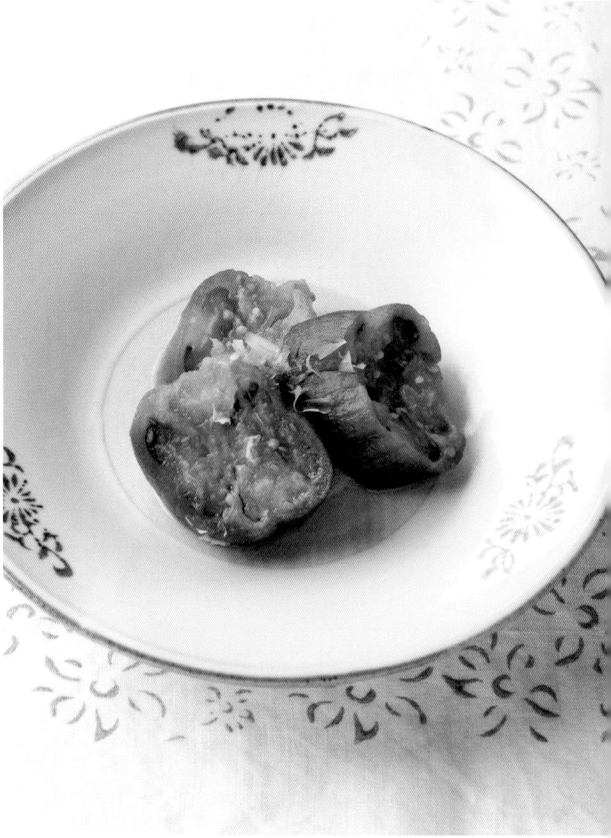

便秘　におい

みその風味でおいしさが引き立つ

## なすのみそ炒め

1人分 **18**kcal ｜ 塩分 **0.4**g ｜ カリウム ｜ カルシウム

### 材料（1人分）

なす …… 小½本(30g)
小松菜（ゆでたもの） …… ½株(10g)
水 …… 大さじ1
砂糖 …… 小さじ½
みそ …… 小さじ½

### 作り方

1 なすは皮をむいて乱切りにし、耐熱容器に入れて、電子レンジで30秒加熱する。小松菜は2㎝幅に切る。
2 水、砂糖、みそは混ぜ合わせておく。
3 フライパンに1と2を入れ、水けがなくなるまで炒める。

作り方ポイント **炒め油は使わない工夫を**

なすは油を吸いやすい野菜なので、炒める前にいったん加熱して、炒め油を使わない工夫をしましょう。

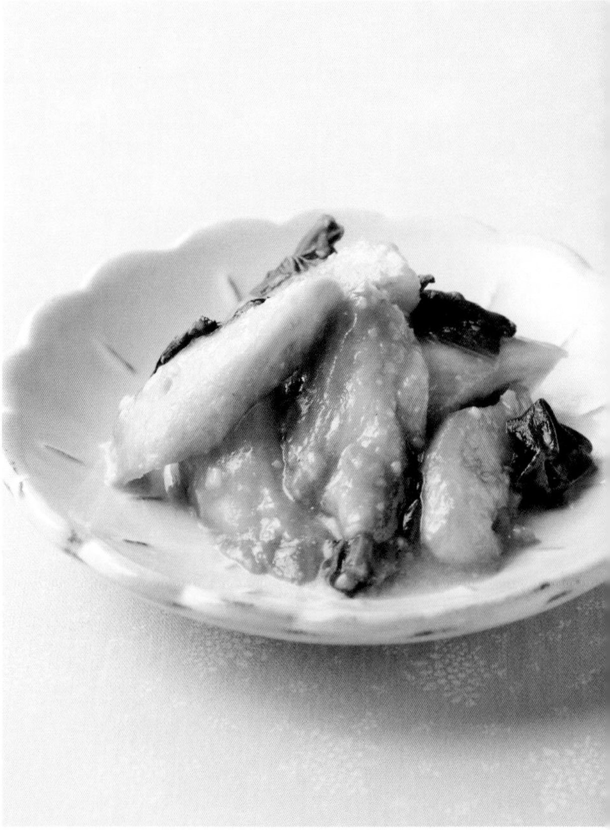

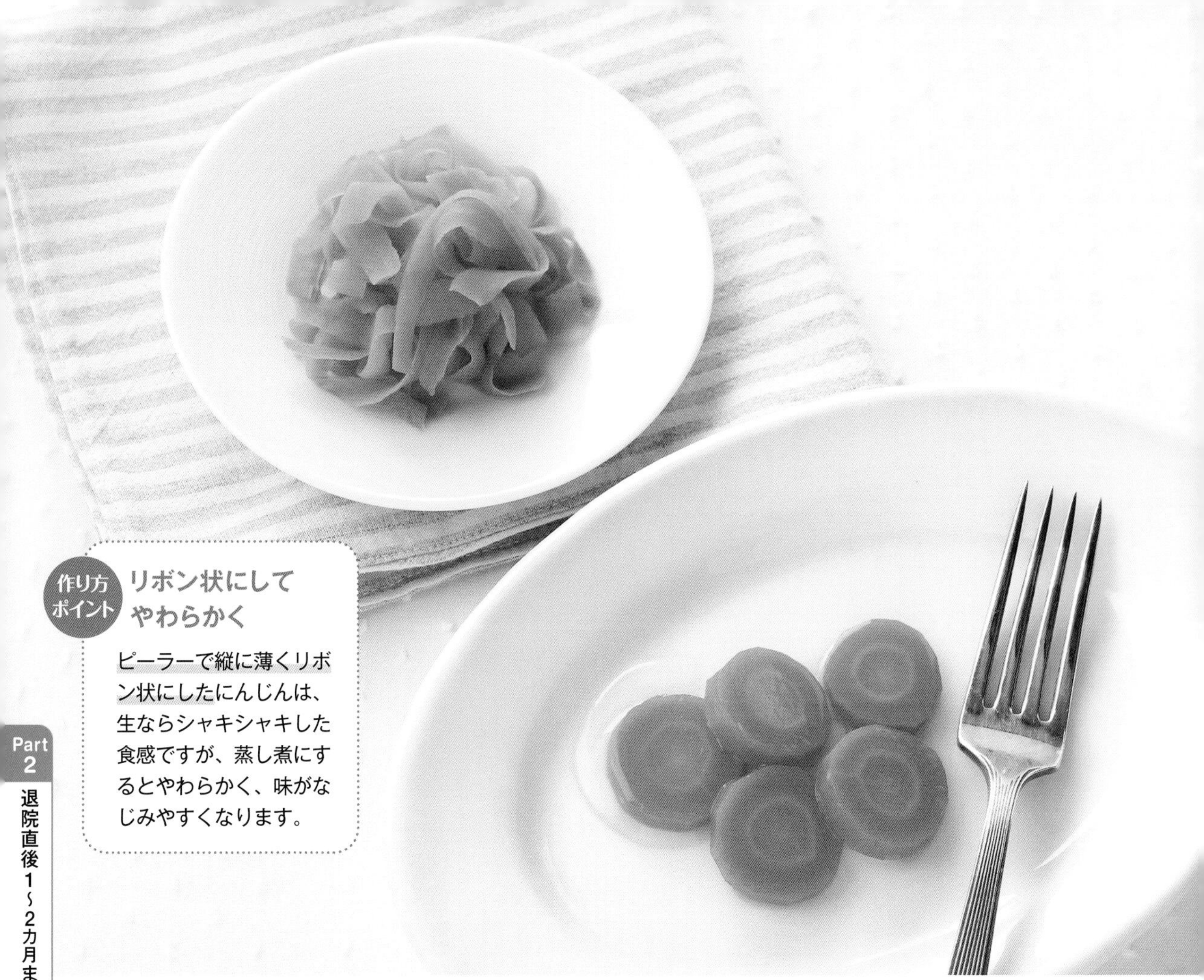

作り方ポイント **リボン状にして やわらかく**

ピーラーで縦に薄くリボン状にしたにんじんは、生ならシャキシャキした食感ですが、蒸し煮にするとやわらかく、味がなじみやすくなります。



下痢・頻便 便秘 におい

ごま油でいい香りと風味をプラス

## ひらひらにんじんのきんぴら風煮

1人分 22kcal | 塩分 0.2g | ビタミンA | ビタミンC

### 材料（1人分）

- にんじん（ピーラーでむいたもの）……30g
- A
  - 水……小さじ2
  - 砂糖……小さじ1/4
  - しょうゆ……小さじ1/4
  - ごま油……小さじ1/4

### 作り方

1 フライパンににんじんとAを入れ、ふたをして汁けがなくなるまで蒸し煮にする。

下痢・頻便 便秘 におい

肉料理のサイドメニューにぴったり

## にんじんのグラッセ

1人分 32kcal | 塩分 0g | ビタミンA | ビタミンC

### 材料（1人分）

- にんじん……30g
- 水……カップ1/2
- 砂糖……小さじ2

### 作り方

1 にんじんは皮をむき、4～5㎜幅の輪切りにする。

2 鍋に1、水、砂糖を入れ、にんじんがやわらかくなるまで煮込む。

アレンジ **間食にはかぼちゃのグラッセを**

バターやコンソメは使わず、水と砂糖だけで煮込みます。にんじんをかぼちゃに代えると、甘さをいっそう感じられるので間食にもおすすめ。

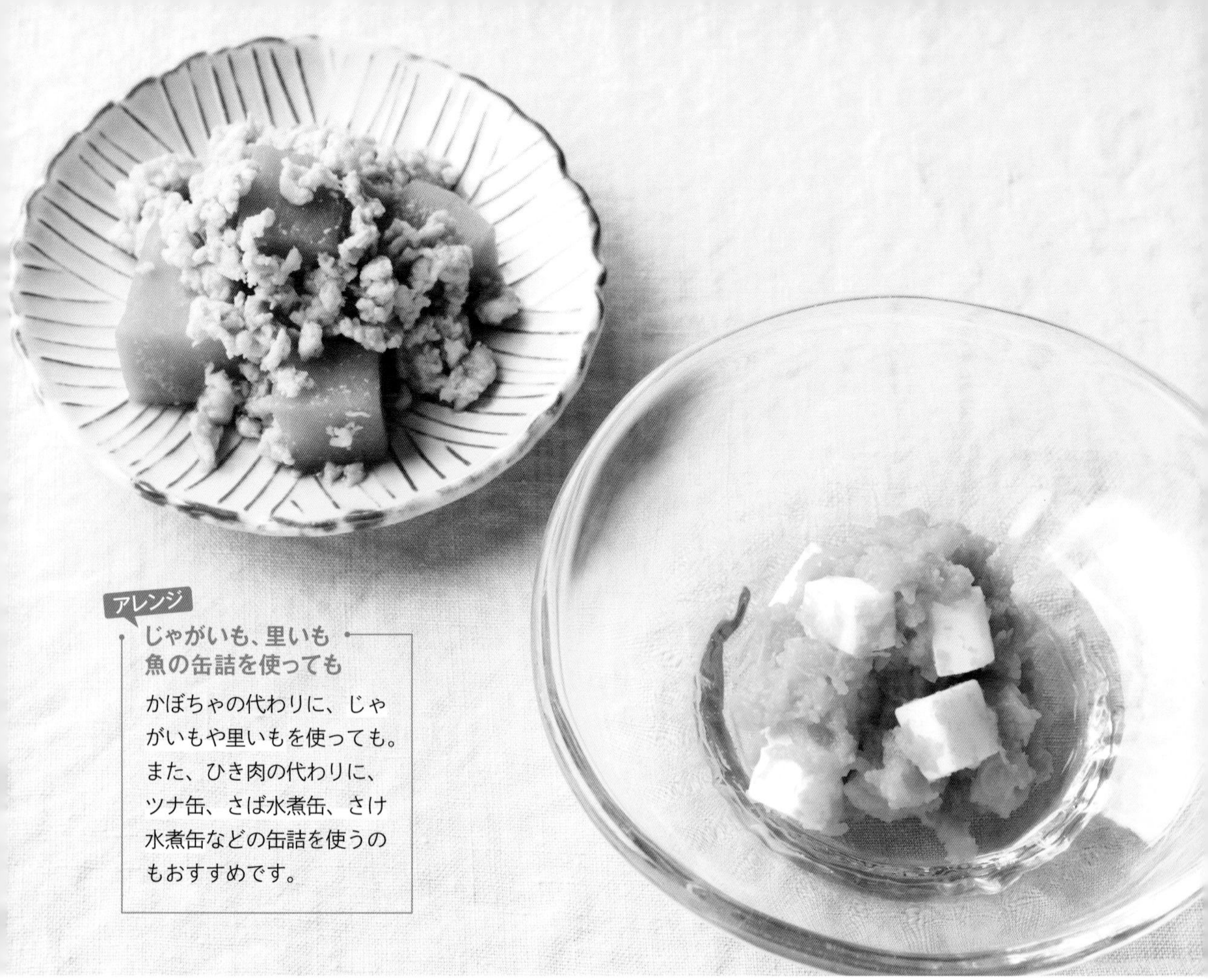

アレンジ

**じゃがいも、里いも 魚の缶詰を使っても**

かぼちゃの代わりに、じゃがいもや里いもを使っても。また、ひき肉の代わりに、ツナ缶、さば水煮缶、さけ水煮缶などの缶詰を使うのもおすすめです。

下痢・頻便　便秘　腹部膨満感

ひき肉と煮込んで懐かしい味に

## かぼちゃのそぼろ煮

1人分 68kcal ｜ 塩分 0.5g ｜ ビタミンE ｜ たんぱく質

**材料**（1人分）

かぼちゃ …… 30g
鶏ひき肉 …… 20g
だし汁 …… 大さじ2
しょうゆ …… 小さじ1/2
みりん …… 小さじ1/2

**作り方**

1 かぼちゃは皮と種を取り除き、2㎝角に切る。
2 1をラップに包み、電子レンジで1分加熱する。
3 フライパンにだし汁、しょうゆ、みりん、ひき肉を入れて火にかける。
4 ひき肉に火が通ったら2を加え、水けがなくなるまで煮込む。

下痢・頻便　便秘　腹部膨満感

チーズが味と食感のアクセントに

## かぼちゃサラダ

1人分 81kcal ｜ 塩分 0.8g ｜ ビタミンE ｜ カルシウム

**材料**（1人分）

かぼちゃ …… 30g
プロセスチーズ …… 10g
マヨネーズ …… 小さじ1
塩 …… 少量

**作り方**

1 かぼちゃは皮と種を取り除く。チーズは5㎜角に切る。
2 1のかぼちゃをラップに包み、電子レンジで1分半加熱する。やわらかくなったら、ラップの上からスプーンなどでつぶし、なめらかにする。
3 チーズ、2、マヨネーズ、塩をよく混ぜ合わせる。

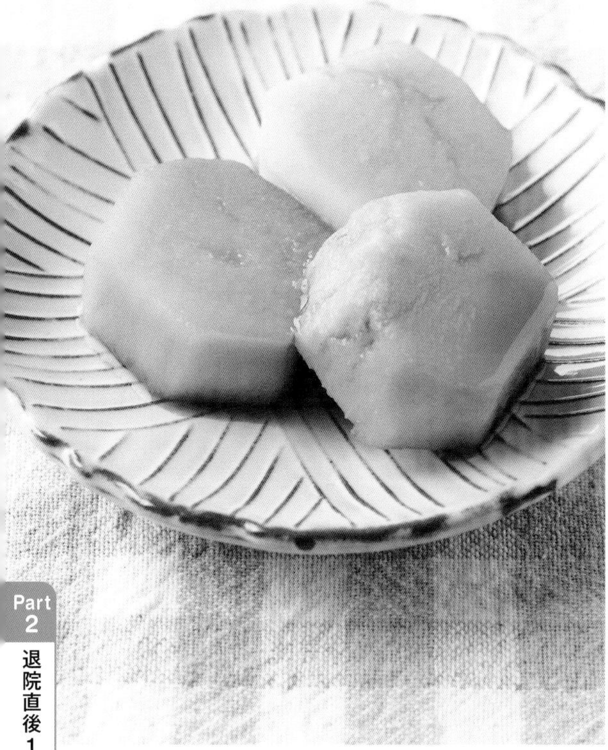

下痢・頻便　便秘

甘辛だれでコトコト煮込んで

## 里いもの煮っころがし

1人分 26kcal | 塩分 0.5g | カリウム | ビタミンC

**材料**(1人分)

里いも …… 小1個(30g)
だし汁 …… カップ1/4
しょうゆ …… 小さじ1/2
みりん …… 小さじ1/2

**作り方**

1 里いもはよく洗い、ラップに包み、電子レンジで2分加熱する。
2 1の皮を厚めにむき、1㎝幅の輪切りにする。
3 鍋にだし汁、しょうゆ、みりん、2を入れ、煮汁がなくなるまで弱火で煮る。

**作り方ポイント　煮込む前に火を通すと、味がしみ込む**

里いもは皮のすぐ内側に筋があるので、厚くむいて筋も一緒に取りましょう。煮る前に電子レンジで加熱しておくと、少ない調味料でも味がよくしみます。

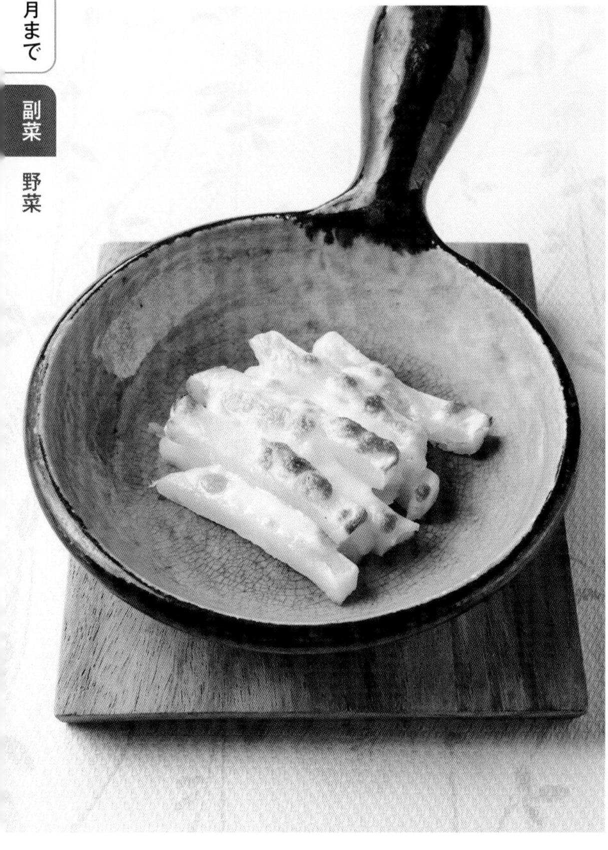

便秘　腹部膨満感

カリッとさせたチーズを味わって

## じゃがいものチーズ焼き

1人分 45kcal | 塩分 0.2g | ビタミンC | カルシウム

**材料**(1人分)

じゃがいも …… 1/5個(30g)
ピザ用チーズ …… 8g

**作り方**

1 じゃがいもは皮をむいて5㎜角の拍子切りにする。
2 1をラップに包み、電子レンジで1分加熱してやわらかくする。
3 耐熱容器に2のじゃがいもを並べ、その上にチーズをのせ、魚焼きグリルかオーブントースターでチーズが溶けるまで焼く。

**アレンジ　いろいろな野菜やマヨネーズで**

溶かしたチーズは、ゆでたカリフラワー、ブロッコリー、里いもなどの野菜にも合います。焼く前に野菜をマヨネーズであえても、コクが出ておいしい。

# 汁物 スープ・みそ汁

消化がよく栄養がとれて、
温かい汁物を選びましょう。
野菜の具はやわらかく煮て。

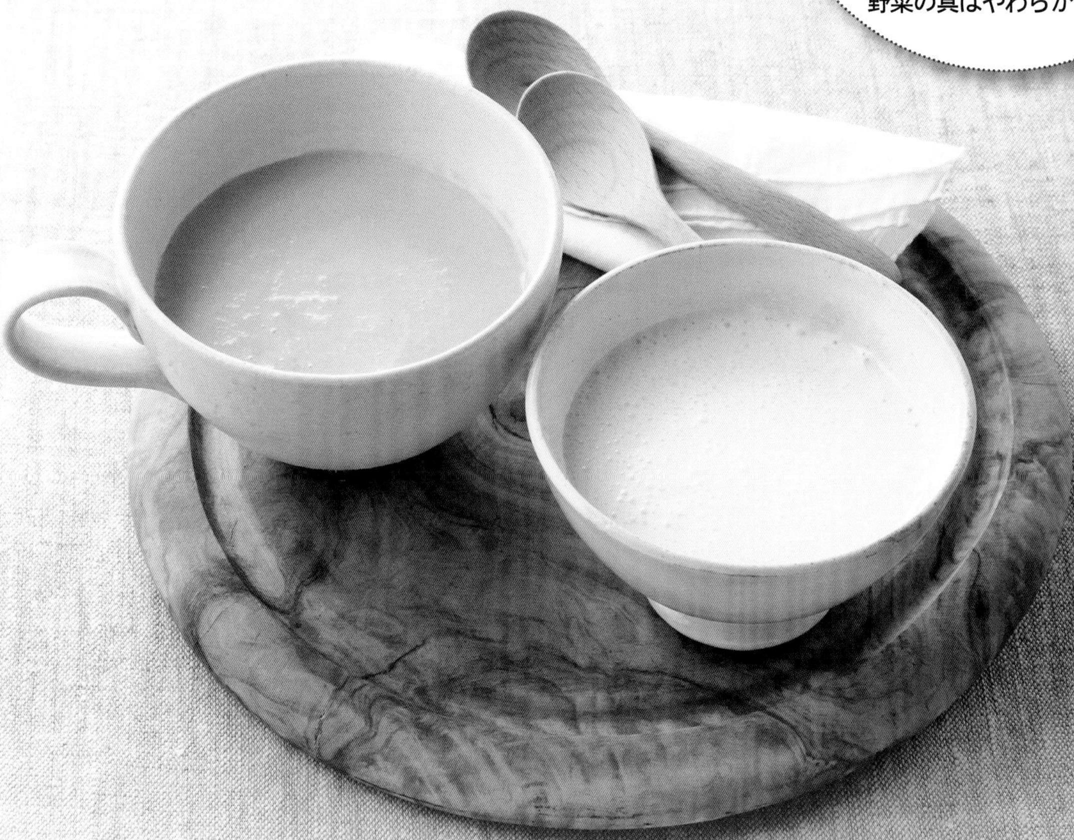

下痢・頻便　便秘　におい

にんじんの甘みを生かして

## にんじんのポタージュ

1人分 **75**kcal ｜ 塩分 **1.1**g ｜ カルシウム ｜ ビタミンA

### 材料（1人分）

にんじん …… $\frac{1}{4}$本（50g）　塩 …… ひとつまみ
牛乳 …… カップ$\frac{1}{2}$

### 作り方

1 にんじんは皮をむいてゆで、ざるにあげて水けをきる。
2 1、牛乳、塩をブレンダーやミキサーなどに入れて攪拌する（または1を裏ごしして、牛乳、塩とよく混ぜ合わせる）。
3 鍋に2を入れて温める。

下痢・頻便　腹部膨満感

飲むと体がポカポカ温まる

## 豆腐のみそポタージュ

1人分 **55**kcal ｜ 塩分 **0.4**g ｜ たんぱく質 ｜ カルシウム

### 材料（1人分）

豆腐 …… 50g　みそ …… 小さじ$\frac{1}{2}$
豆乳 …… カップ$\frac{1}{4}$

### 作り方

1 すべての材料をブレンダーやミキサーなどに入れて攪拌《かくはん》する（または泡立て器で豆腐をつぶしながら、よく混ぜ合わせる）。
2 鍋に1を入れて温める。

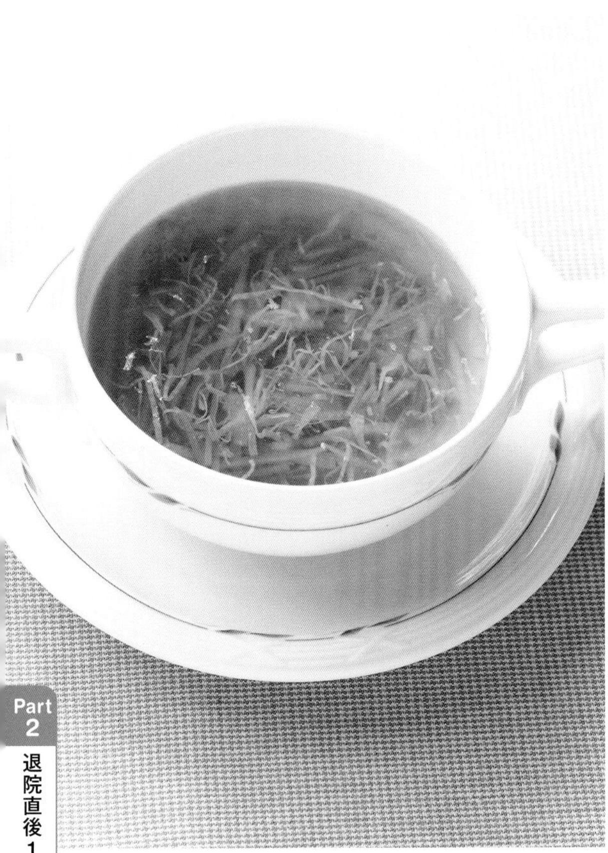

下痢・頻便　便秘　におい

細く切った野菜のさっぱりスープ

## ジュリアンスープ

1人分 **13**kcal | 塩分 **1.0**g | ビタミンA | ビタミンC

**材料**（1人分）

にんじん …… 1cm（10g）
キャベツ …… $\frac{1}{5}$枚（10g）
玉ねぎ …… 10g
水 …… カップ$\frac{3}{4}$
コンソメ（顆粒） …… 小さじ$\frac{1}{2}$

**作り方**

1 にんじんは皮をむき、キャベツとともに繊維を断つようにせん切りにする。玉ねぎは皮をむいて同様に薄切りにする（➡p.44）。
2 鍋に水とコンソメを入れてスープを作り、1を加えて火が通るまで煮る。

**アレンジ　麩を入れてたんぱく質を足しても**

麩を加えることで、ボリュームが出て満足感もアップ。スープを含んだ麩はジューシーでおいしいうえに、たんぱく質やミネラルの補給にもなります。

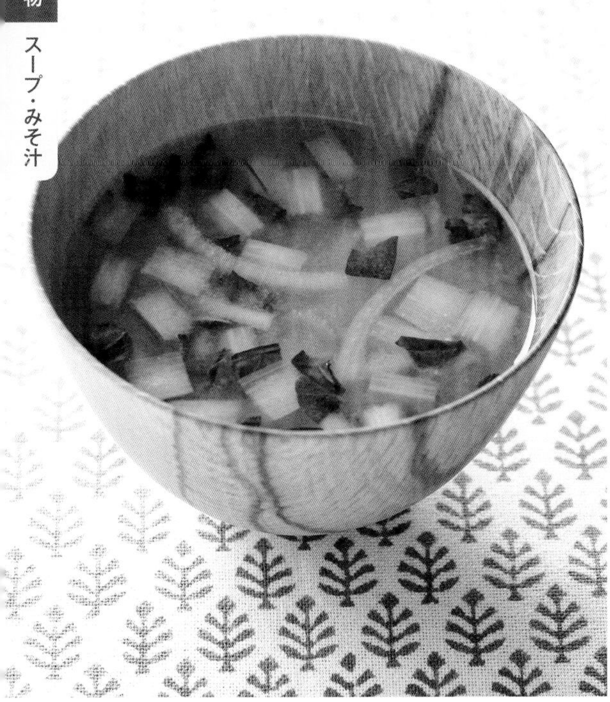

下痢・頻便　便秘

玉ねぎの甘味がだし汁にしみ出る

## 玉ねぎと小松菜のみそ汁

1人分 **19**kcal | 塩分 **0.9**g | カルシウム | カリウム

**材料**（1人分）

玉ねぎ …… 10g
小松菜 …… $\frac{3}{4}$株（15g）
だし汁 …… カップ$\frac{3}{4}$
みそ …… 小さじ1

**作り方**

1 玉ねぎは繊維を断つように薄切りにする（➡p.17）。小松菜は1cm幅に切る。
2 鍋にだし汁と1を入れて火にかけ、野菜に火が通ったらみそを溶き入れる。

**アレンジ　消化のよい野菜を組み合わせて**

みそ汁の具材は、消化がよく、相性のよい野菜を組み合わせましょう。かぼちゃ＋玉ねぎ、ほうれん草＋かぶ、キャベツ＋トマトもおすすめです。

果物や乳製品などを間食にとり、ビタミンやミネラルを上手に補給しましょう。

**アレンジ ソースをジャムや練乳にしても**

手作りのいちごソースに代えて、市販のいちごジャムや練乳を使うと簡単。低糖タイプのジャムならカロリーは控えめです。

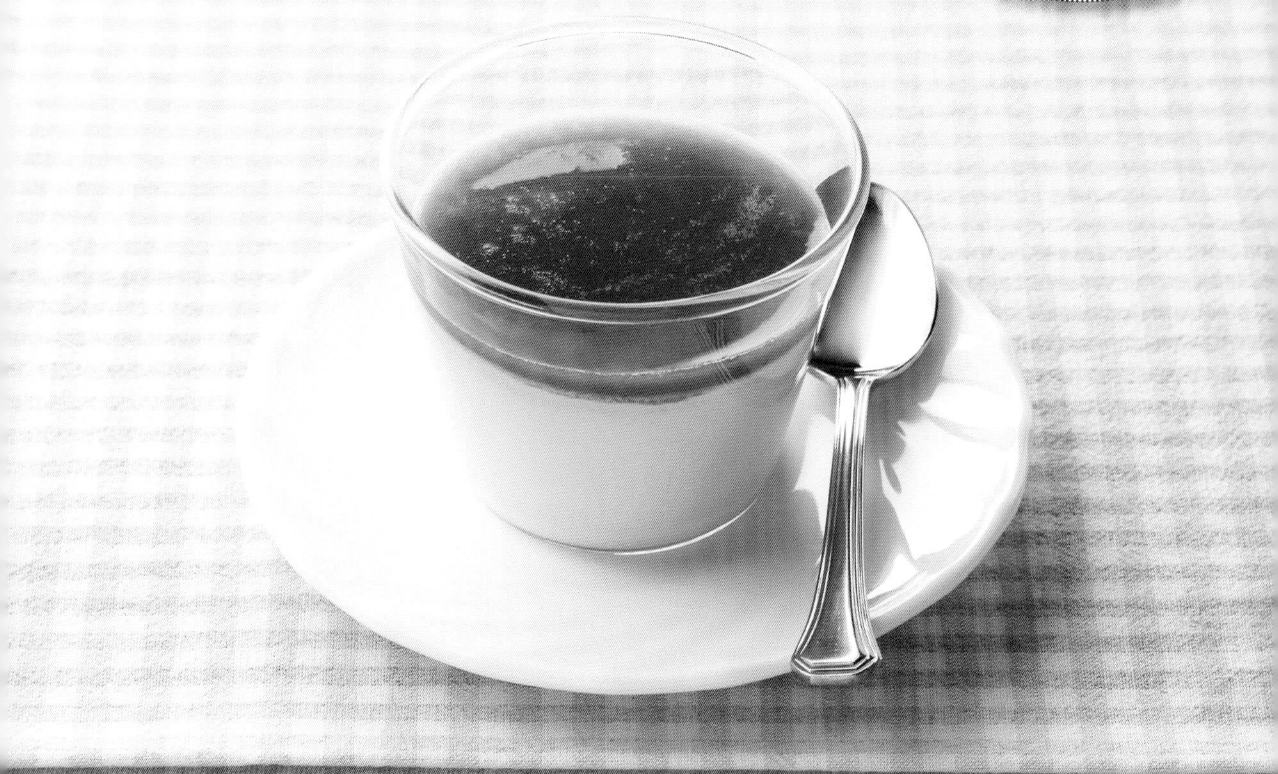

下痢・頻便　におい

口の中でトロッととろける

# いちごソースのなめらかプリン

1人分 **142**kcal ｜ 塩分 **0.2**g ｜ カルシウム ｜ たんぱく質

### 材料（1人分）

卵 …… ½個
牛乳 …… カップ½
粉ゼラチン …… 2g
砂糖 …… 大さじ1
いちご …… 1粒（10g）

### 作り方

1 耐熱容器に溶いた卵、牛乳、砂糖を入れて混ぜ合わせ、電子レンジで1分～1分半加熱する。
2 温まった1に粉ゼラチンをふり入れ、よく混ぜ合わせたら、ざるでこして器に入れ、冷蔵庫で冷やし固める。
3 いちごは茶こしで裏ごしをし、電子レンジで1分加熱して、冷ます。
4 2の上に、3を回しかける。

**作り方ポイント いちごは裏ごしして種を取り除いて**

いちごの種は消化に悪いので、茶こしで裏ごしして取り除きます。ひと手間かかりますが、さらりとしたなめらかなソースができあがります。

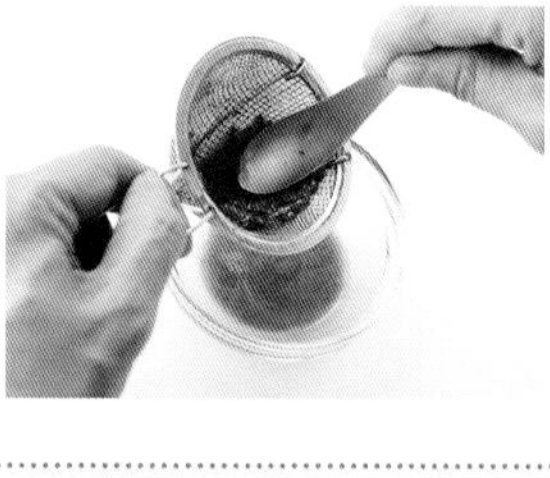

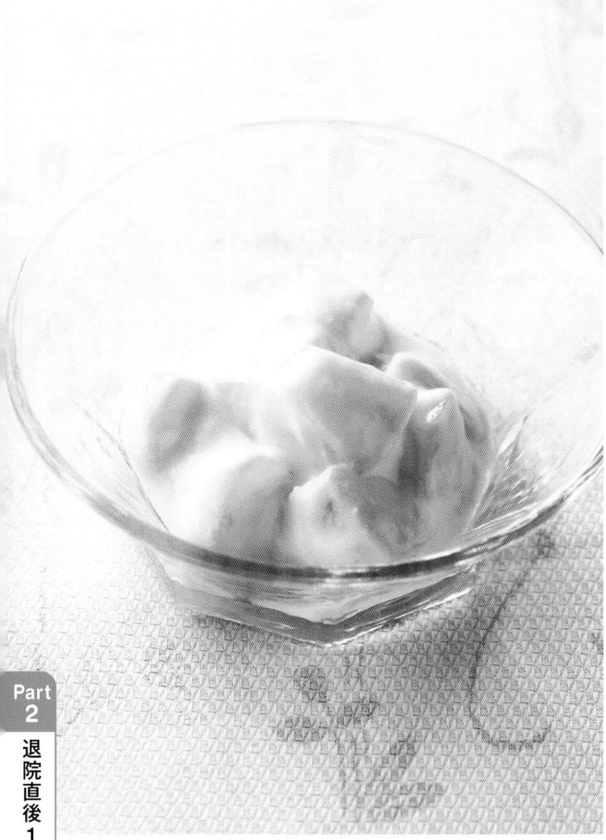

便秘　におい

ヨーグルトの酸味が桃とよく合う

## 桃缶のヨーグルトあえ

1人分 **33**kcal ｜ 塩分 **0**g ｜ カルシウム ｜ ビタミンC

**材料**（1人分）

黄桃缶 …… 20g
プレーンヨーグルト …… 30g

**作り方**

1 黄桃は1㎝角に切る。
2 1とヨーグルトをよく混ぜ合わせる。

**アレンジ 酸味の強い柑橘類以外ならOK**

白桃、みかん、マスカット、びわの缶詰などもおすすめ。バナナ、りんごなど生のフルーツもOKです。酸味の強い柑橘類は避けましょう。

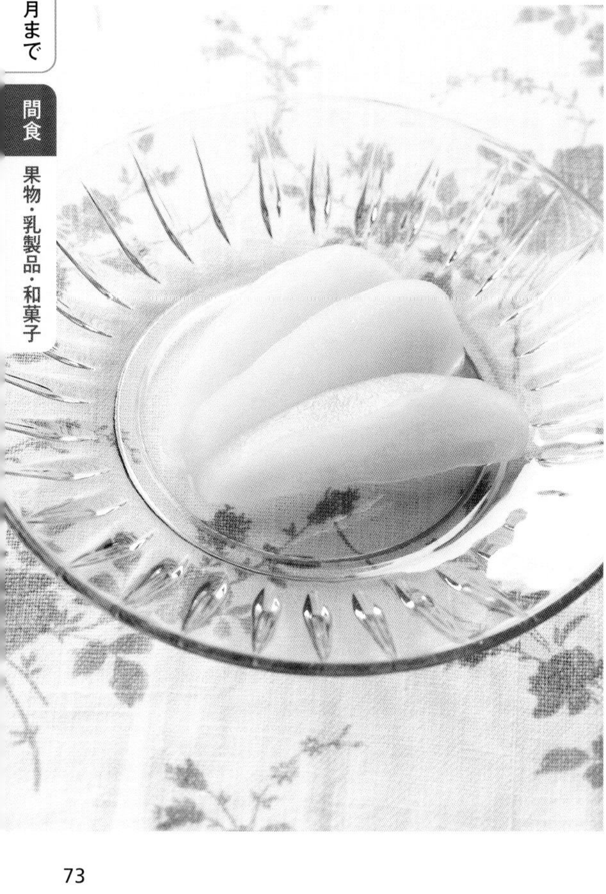

下痢・頻便　便秘　におい

電子レンジで作るからカンタン

## りんごのコンポート

1人分 **88**kcal ｜ 塩分 **0**g ｜ カリウム ｜ 食物繊維

**材料**（1人分）

りんご …… ½個（100g）
砂糖 …… 大さじ1

**作り方**

1 りんごは皮をむき、くし切りにする。
2 耐熱容器に1を入れて、砂糖をまぶしたら電子レンジで2分加熱する。

**アレンジ 桃や西洋なしもコンポートにぴったり**

コンポートはパンにのせてオープンサンドにしたり、カステラやヨーグルトに添えたりしてもおすすめ。りんご以外に、桃や西洋なしでも試してみて。

**アレンジ** **野菜ジュースや牛乳をゼリーに**

オレンジジュースの代わりに、野菜ジュースや牛乳、豆乳なども。コーヒーや紅茶、ほうじ茶などは、カフェインが入っているので避けましょう。

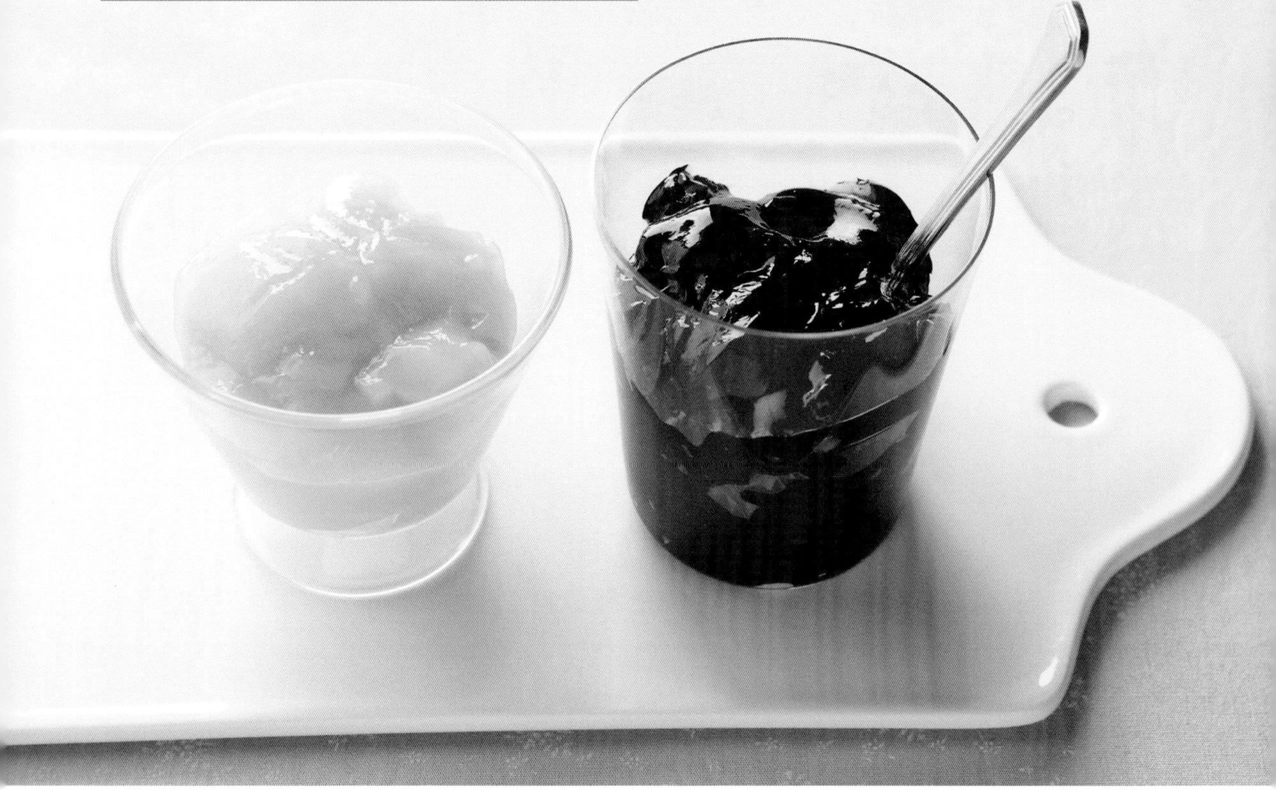

下痢・頻便　便秘　におい

甘さ控えめのソフトなゼリー

# フルフルゼリー

1人分 **88**kcal ｜ 塩分 **0**g ｜ ビタミンC ｜ たんぱく質

### 材料（1人分）

果汁100%オレンジ（またはぶどう）ジュース …… カップ$\frac{3}{4}$

粉ゼラチン …… 2g

水 …… 大さじ1

砂糖 …… 小さじ1

### 作り方

1 水に粉ゼラチンをふり入れ、ふやかしておく。

2 耐熱容器にジュースと砂糖を入れ、電子レンジで1分加熱して温めたら、1を加えて砂糖と粉ゼラチンを溶かす。

3 2を器に入れ、あら熱が取れたら冷蔵庫で冷やし固める。

**アレンジ** **ゼラチンの量でやわらかさを調節**

固めのゼリーを作りたい場合、粉ゼラチンの分量は、ジュースの分量の2～3%を目安にしましょう。粉ゼラチン4gを水大さじ1にふり入れてふやかし、フルフルゼリーと同じ要領で作ると、型抜きができるくらいの固さになります。

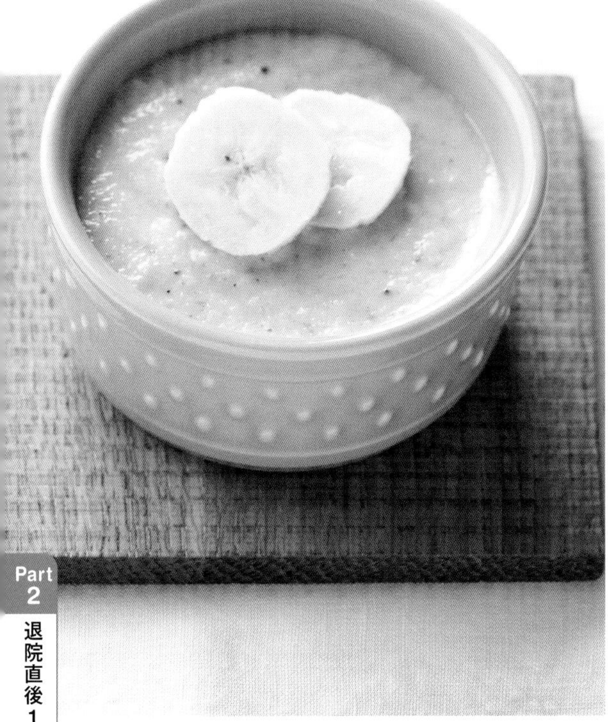

下痢・頻便　便秘　におい

バナナを加熱して甘味を引き出す

# バナナプリン

1人分 83kcal | 塩分 0.1g | カリウム | カルシウム

**材料**（1人分）

バナナ …… 中½本（50g）
砂糖 …… 小さじ½
牛乳 …… カップ¼

**作り方**

1 バナナは1㎝幅の輪切りにし、耐熱容器に入れて、砂糖をまぶしたら電子レンジで1分半加熱する。
2 やわらかくなった1をスプーンなどでつぶし、なめらかになったら牛乳を加えて混ぜる。
3 2を器に入れ、冷蔵庫で冷やし固める。バナナの薄切り2枚（分量外）を飾る。

**作り方ポイント** シュガースポットは甘さのサイン

バナナは表面にシュガースポット（茶色い星）が出てきたころが、いちばん甘い状態です。少し青いうちは、風通しのよいところで常温保存しましょう。

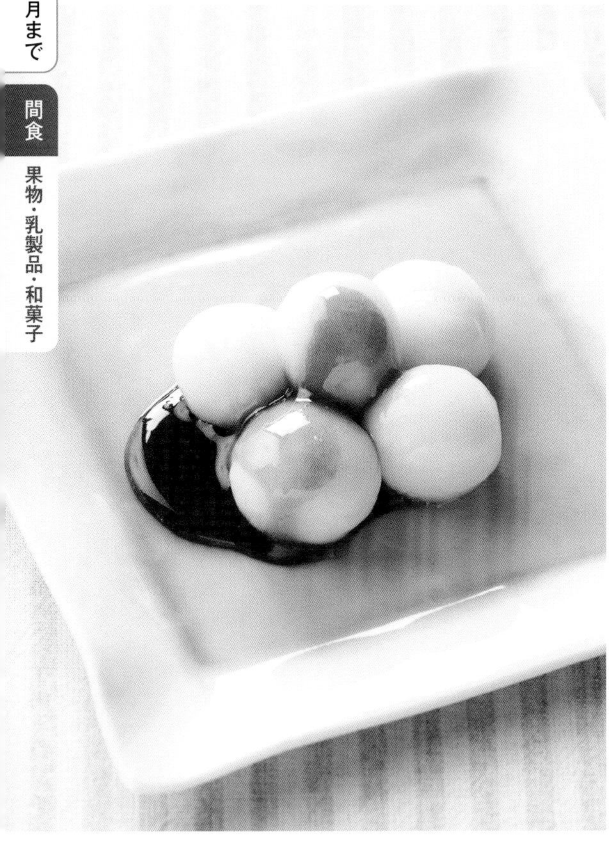

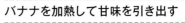

下痢・頻便　におい

モチモチの食感が楽しいおやつ

# 豆腐のみたらし団子

1人分 58kcal | 塩分 0.9g | たんぱく質 | 炭水化物

**材料**（1人分）

木綿豆腐 …… 10g
白玉粉 …… 10g

●みたらし
水 …… 小さじ1
砂糖 …… 小さじ1
しょうゆ …… 小さじ1

**作り方**

1 ボウルに豆腐と白玉粉を入れ、やわらかくなるまでよく練る。
2 1を5等分し、丸めて熱湯でゆでる。
3 耐熱容器にみたらしの材料を混ぜ合わせ、電子レンジで1分加熱する。
4 2を器に盛り、3を回しかける。

退院直後**1～2**カ月まで

**飲み物** ▶ **牛乳・豆乳**

この時期はカフェインを含まず、栄養補給ができる牛乳・豆乳を楽しみましょう。

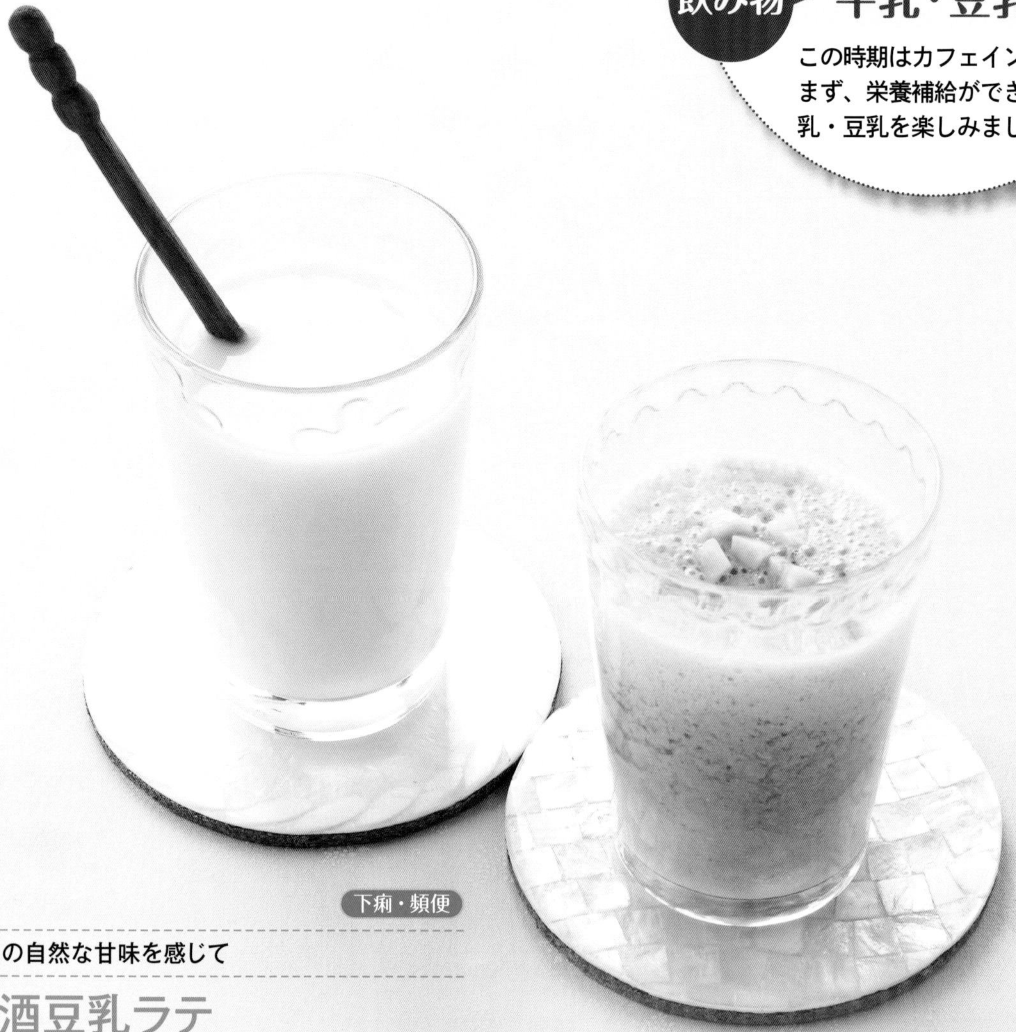

下痢・頻便

甘酒の自然な甘味を感じて

## 甘酒豆乳ラテ

1人分 **120**kcal ｜ 塩分 **0.2**g ｜ 炭水化物 ｜ たんぱく質

**材料**（1人分）

米麹の甘酒（市販品）…… カップ½
豆乳 …… カップ½

**作り方**

1 鍋に甘酒、豆乳を合わせて温める（または器に入れて電子レンジで1分加熱する）。

**アレンジ 甘酒＋ヨーグルト＋はちみつ**

甘酒に少量のヨーグルトを混ぜ、はちみつで甘味を加えたドリンクも。また、トマトジュースに甘酒を加えるのもおすすめ。酸味がやわらいで、絶妙なおいしさになります。

下痢・頻便　便秘

完熟バナナを使えば砂糖いらず

## 豆乳バナナホットドリンク

1人分 **91**kcal ｜ 塩分 **0**g ｜ たんぱく質 ｜ カリウム

**材料**（1人分）

豆乳 …… カップ½
バナナ …… 中½本（50g）

**作り方**

1 バナナは1㎝幅の輪切りにし、耐熱容器に入れて、電子レンジで1分半加熱する。
2 1をスプーンなどでつぶしたら、豆乳と混ぜ合わせ、再度電子レンジで1分加熱する。器に入れ、きざんだバナナ少量（分量外）を飾る。

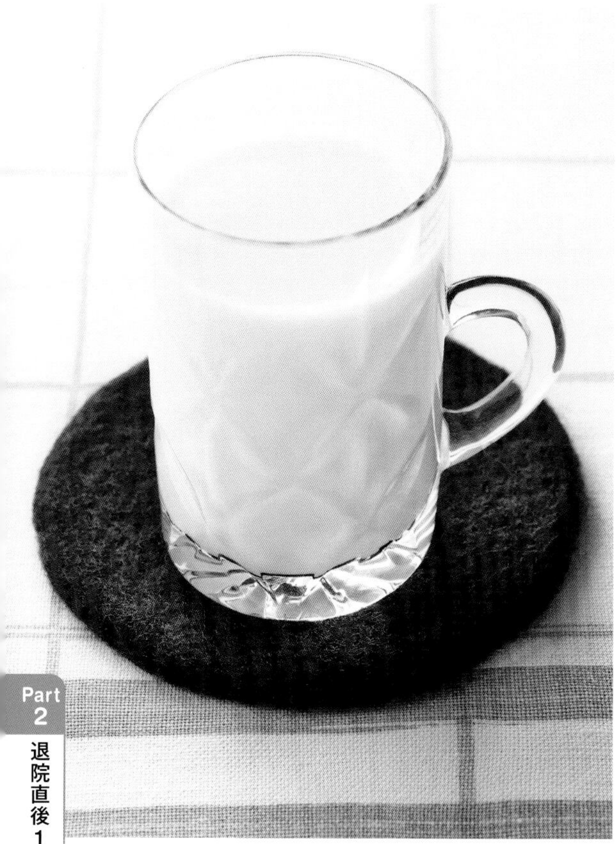

便秘　腹部膨満感

さっぱりした風味が人気

## ホットラッシー

1人分 **140**kcal | 塩分 **0.2**g | カルシウム | たんぱく質

**材料**（1人分）

牛乳 …… カップ½
砂糖 …… 小さじ2
プレーンヨーグルト …… カップ½

**作り方**

1 鍋にすべての材料を混ぜ合わせて温める（または器に入れて電子レンジで1分加熱する）。

**牛乳と豆乳の違いは?**

牛乳　たんぱく質、脂肪、炭水化物、ビタミン、ミネラルをバランスよく含む。カルシウムが豊富なだけでなく、体内での吸収率も高い。

豆乳　牛乳よりも低カロリーで鉄を多く含む。大豆の成分であるオリゴ糖は、腸内環境をととのえ、便秘の予防にも効果的。



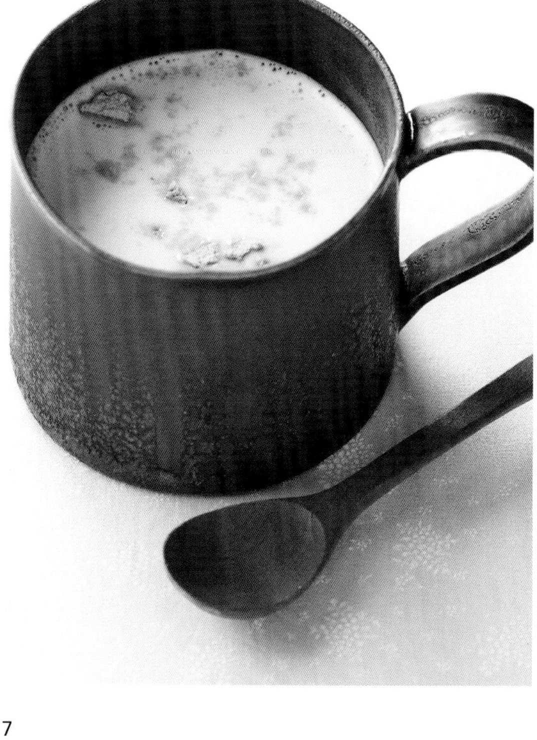

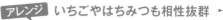

下痢・頻便　便秘

大豆の甘味をほんのり感じる

## ホットミルクきな粉

1人分 **104**kcal | 塩分 **0.2**g | カルシウム | たんぱく質

**材料**（1人分）

牛乳 …… カップ¾
きな粉 …… 小さじ2

**作り方**

1 牛乳は鍋（または電子レンジ）で温める。
2 1ときな粉をよく混ぜ合わせる。

**アレンジ　いちごやはちみつも相性抜群**

牛乳＋きな粉＋いちごをブレンダーやミキサーなどに入れて攪拌《かくはん》すると、ボリュームが増しておやつ代わりになります。また、はちみつにきな粉を加えて練り、湯で溶かして、レモン汁を少し足した「ホットはちみつきな粉」も体が温まるドリンクに。

＼ 退院直後1～2カ月まで ／

# 本書のレシピで1日の献立例

## ［献立例 1］

**朝食** 1人分 281kcal 塩分 1.4g

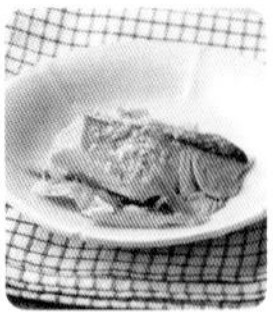

- さけのみそ蒸し ➡p.55
- 白菜の甘酢漬け ➡p.64
- 焼きなすの煮物 ➡p.66
- 全がゆ（200g） ➡p.42

**間食** 1人分 181kcal 塩分 0g

- フルフルゼリー ➡p.74
- バナナ（1本）

**昼食** 1人分224kcal 塩分2.5g

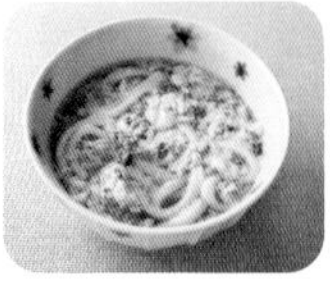

- ふんわり卵とじうどん ➡p.45
- かぼちゃのそぼろ煮 ➡p.68

**間食** 1人分 173kcal 塩分 0.1g

- 豆乳バナナホットドリンク ➡p.76
- ビスケット（2枚）
- りんご（¼個）

**夕食** 1人分 303kcal 塩分 2.6g

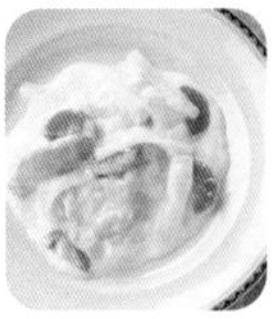

- チキンのクリーム煮込み ➡p.51
- ブロッコリーとツナのポン酢あえ ➡p.62
- きざみキャベツのコールスローサラダ ➡p.63
- トースト（食パン6枚切り1枚）
- バター（小さじ1）

**1日の合計 1162kcal 塩分 6.6g**

ポイント

昼食は副菜のそぼろ煮でたんぱく質、ビタミン摂取量をアップ。夕食は主菜がこってりしているので、さっぱり味のポン酢あえを。

## ［献立例 2］

**朝食** 1人分 248kcal 塩分 1.6g

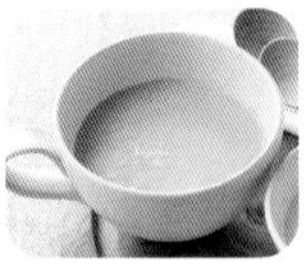

- フレンチトースト ➡p.47
- にんじんのポタージュ ➡p.70
- ぶどう（40g）

**間食** 1人分 195kcal 塩分 0.3g

- ホットラッシー ➡p.77
- ビスケット（2枚）

**昼食** 1人分 307kcal 塩分 3.0g

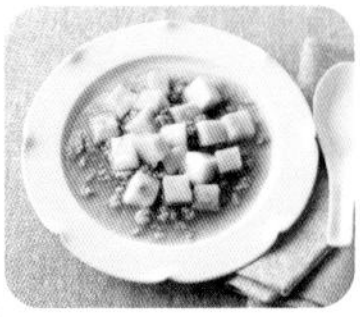

- マーボーはんぺん ➡p.54
- キャベツとしらすの蒸し煮 ➡p.63
- 里いもの煮っころがし ➡p.69
- 全がゆ（200g） ➡p.42

**間食** 1人分 106kcal 塩分 0.9g

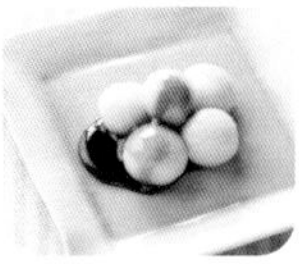

- 豆腐のみたらし団子 ➡p.75
- バナナ（½本）
- むぎ茶（カップ¾）

**夕食** 1人分 327kcal 塩分 2.5g

- 肉巻き焼きコロッケ ➡p.50
- 小松菜のクリーム煮 ➡p.61
- カリフラワーのチーズあえ ➡p.62
- ジュリアンスープ ➡p.71
- 全がゆ（200g） ➡p.42

**1日の合計 1183kcal 塩分 8.3g**

ポイント

下痢や便秘のときにおすすめの献立。朝食は食べやすいフレンチトーストとスープ。夕食も野菜スープをプラスして水分を多めに。

本書のp.42〜77までで紹介しているレシピを使った、1日約1200kcalの献立を紹介します。献立作りの参考にしてください。

## ［ 献立例 3 ］

### 朝食　1人分 237kcal　塩分 1.4g

- 鶏ささ身のマカロニグラタン ➡p.45
- にんじんのグラッセ ➡p.67
- 豆腐のみそポタージュ ➡p.70

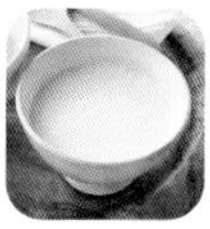

### 間食　1人分 149kcal　塩分 0.1g

- りんごのコンポート ➡p.73
- 牛乳（カップ½）

### 昼食　1人分 357kcal　塩分 2.0g

- さけとはんぺんのふっくらバーグ ➡p.55
- トマトとなすのレンジラタトゥイユ ➡p.60
- かぼちゃサラダ ➡p.68
- トースト（食パン6枚切り1枚）
- バター（小さじ1）

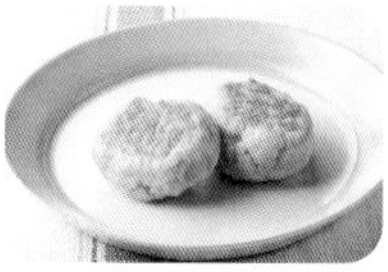

### 間食　1人分 139kcal　塩分 0.2g

- バナナプリン ➡p.75
- ビスケット（2枚）
- むぎ茶（カップ¾）

### 夕食　1人分 299kcal　塩分 2.1g

- ツナ玉甘酢あんかけ ➡p.58
- きゅうりの梅おかかあえ ➡p.64
- かぶのレンジ煮 ➡p.65
- 全がゆ（200g） ➡p.42
- ぶどう（40g）

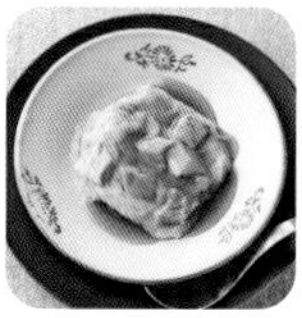

**1日の合計　1181kcal　塩分 5.8g**

・ポイント・

昼食は魚、夕食は卵をメインにして、それぞれ洋風、中華風の献立に。間食やデザートに果物を取り入れてビタミンやミネラルを補給。

## ［ 献立例 4 ］

### 朝食　1人分 226kcal　塩分 2.2g

- たらの梅煮 ➡p.53
- ほうれん草の白あえ ➡p.61
- ふろふき大根 ➡p.65
- 全がゆ（200g） ➡p.42

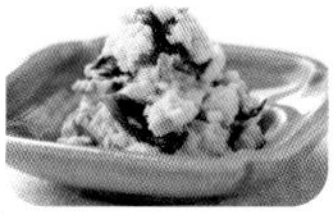

### 間食　1人分 188kcal　塩分 0.2g

- いちごソースのなめらかプリン ➡p.72
- オレンジジュース（カップ½）

### 昼食　1人分 256kcal　塩分 0.8g

- マッシュかぼちゃのサンドイッチ ➡p.46
- じゃがいものチーズ焼き ➡p.69
- ホットミルクきな粉 ➡p.77

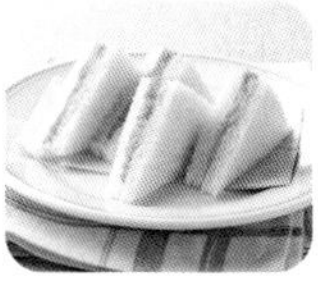

### 間食　1人分 139kcal　塩分 0.2g

- カステラ（½切れ）
- 牛乳（カップ½）

### 夕食　1人分 397kcal　塩分 2.8g

- 豆腐の水ギョーザ ➡p.56
- トマトの卵とじ ➡p.60
- なすのみそ炒め ➡p.66
- 玉ねぎと小松菜のみそ汁 ➡p.71
- 全がゆ（200g） ➡p.42

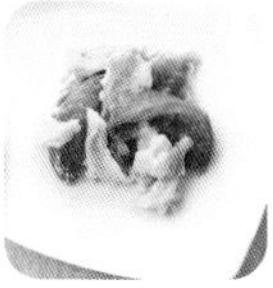

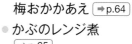

**1日の合計　1206kcal　塩分 6.2g**

・ポイント・

昼食は飲み物でカルシウムを補給。夕食では主菜、副菜のほかに野菜のみそ汁を加えているので、より栄養バランスがととのいます。

COLUMN

# 携帯食でエネルギー補給

大腸の手術直後は、1回の食事でとる量が少なくなります。そのため、「食後1時間もたたないうちに空腹におそわれて困った」という人も少なくありません。

外出先でおなかがすいたとき、小さなあめ玉やビスケットを持っていると、すぐにエネルギー補給ができて便利です。登山のとき携帯食（行動食）を持っていくように、大腸の手術後も携帯食を持ち歩いてはいかがでしょう。

携帯食は、消化のよいビスケットやマシュマロ・クラッカー・小さなバウムクーヘンなどのお菓子のほか、ミルクパンや蒸しパンのような小さなパンもおすすめです。原料にこんにゃくを使ったゼリーやドライフルーツは消化によくないので、手術後しばらくは避けましょう。

最近は、栄養補助食品の種類が増え、お菓子タイプなどいろいろなものが出回っています。ビタミン・カルシウム・鉄・亜鉛《あえん》などのミネラル類を強化したウエハースやクッキーなどは、個包装されていてサイズも手ごろ。これらをバッグに入れておくと重宝するかもしれません。

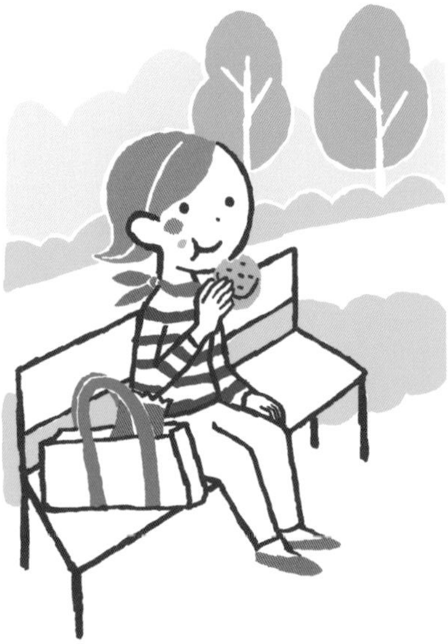

手術後は体力を回復するためにも、適度な運動が必要です。散歩やジョギングのとき、おなかがすいたら休憩して携帯食を口に入れると、手軽にエネルギー補給ができます。

**Part 3**

# 退院して1～2カ月からのおすすめレシピ

退院後の食事に慣れ、排便のリズムも落ち着いてくるころ。体調を見ながら食事の量を増やし、これまで控えていた根菜やきのこなども取り入れましょう。栄養バランスのよい献立にして。

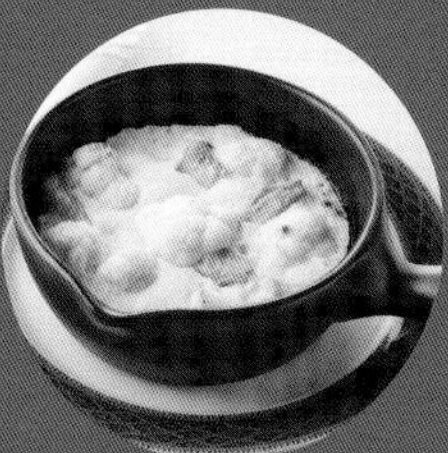
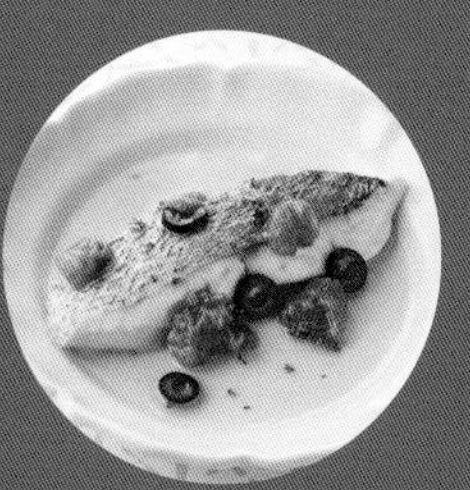
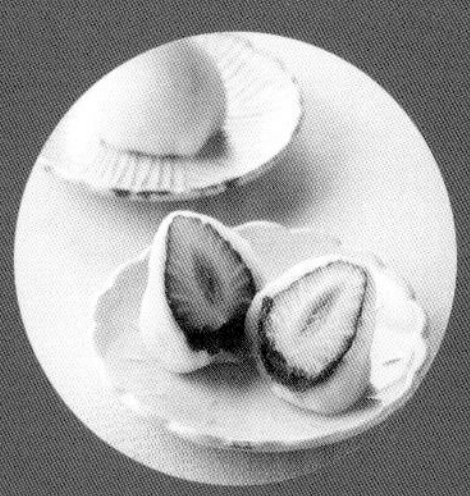

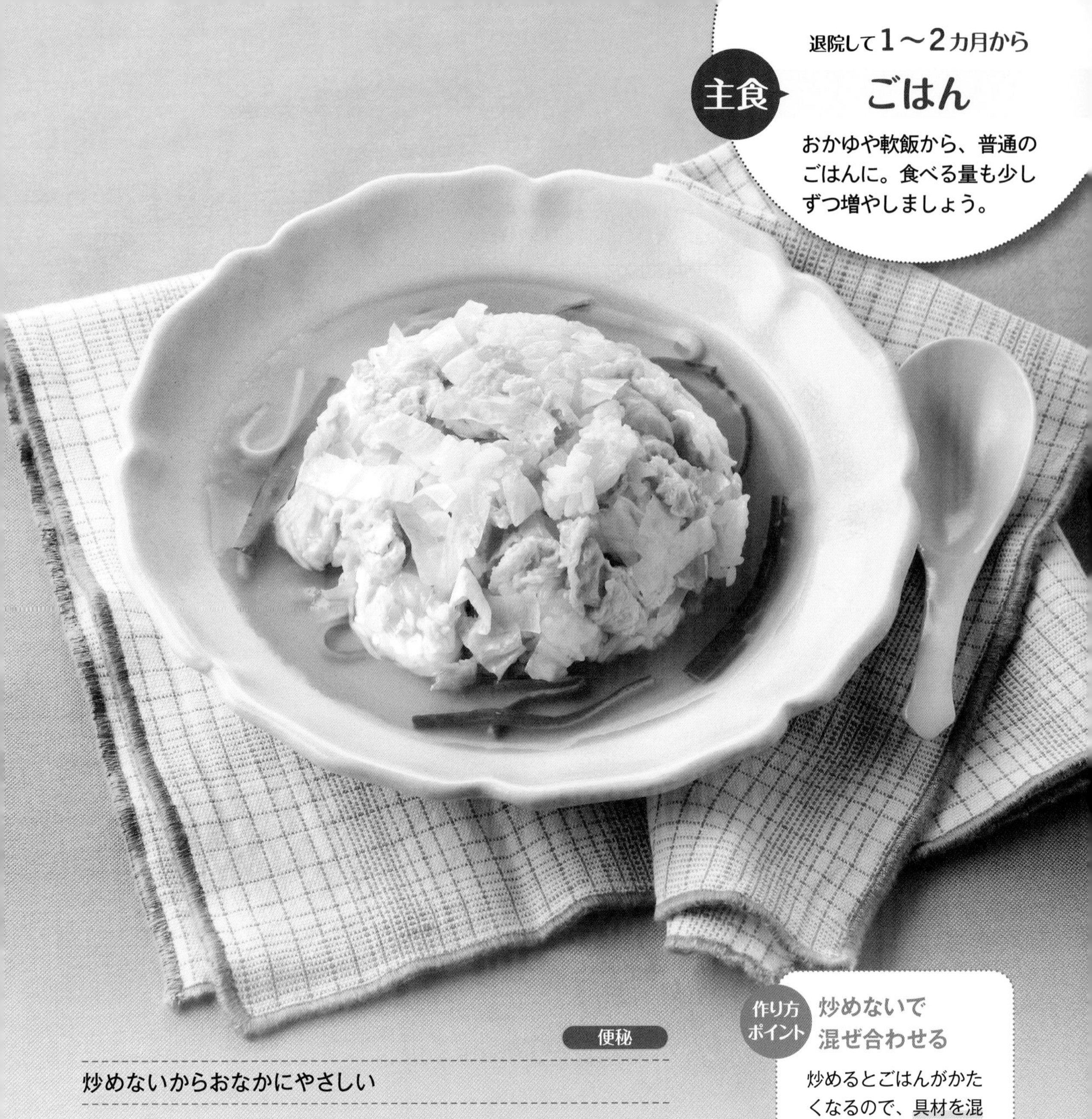

退院して1〜2カ月から

主食 ごはん

おかゆや軟飯から、普通のごはんに。食べる量も少しずつ増やしましょう。

作り方ポイント

**炒めないで混ぜ合わせる**

炒めるとごはんがかたくなるので、具材を混ぜ合わせるだけに。ごま油を少し加えて、香りと風味を出します。

便秘

炒めないからおなかにやさしい

# あんかけレタスチャーハン

1人分 **319**kcal | 塩分 **2.0**g | 炭水化物 | たんぱく質

**材料**（1人分）

ごはん …… 120g

卵 …… 1個

レタス …… 小2枚（20g）

塩 …… 少量

ごま油 …… 小さじ1

●あん

かに風味かまぼこ（裂いたもの）…… 3g

水 …… カップ½

鶏ガラスープの素 …… 小さじ½

酒 …… 小さじ1

しょうゆ …… 小さじ½

［片栗粉 …… 小さじ1

　水 …… 小さじ2

**作り方**

1 フライパン（または鍋）に卵を溶き入れ、いり卵を作る。レタスはざく切りにする。

2 ボウルに温かいごはん、1、塩、ごま油を入れ、よく混ぜる。

3 鍋にあんの材料（片栗粉と水以外）を入れ、混ぜ合わせて加熱し、沸騰したら水で溶いた片栗粉を加えてとろみをつける。

4 器に2を盛り、そのまわりに3のあんをかける。

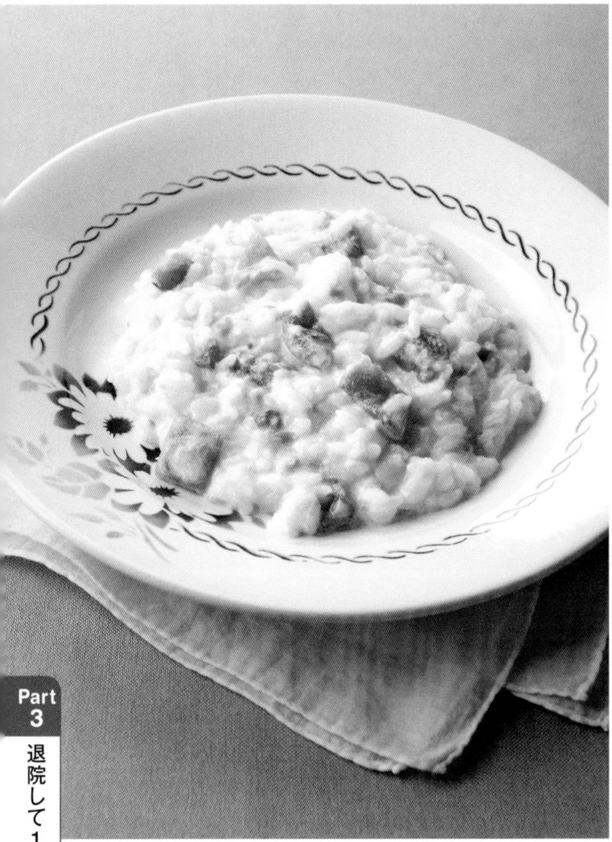

便秘

ベーコンとトマトのうまみをソースに

## トマトクリームリゾット

1人分 274kcal | 塩分 1.4g | 炭水化物 | カルシウム

### 材料（1人分）

ごはん …… 100g
トマト …… ⅓個（50g）
ベーコン …… 5g
牛乳 …… カップ½
粉チーズ …… 大さじ1
塩 …… ひとつまみ

### 作り方

1 トマトは湯むきして皮と種を取り除き（➡p.50）、ざく切りにする。ベーコンはみじん切りにする。
2 ごはんはさっと洗い、ざるにあげて水けをきっておく。
3 鍋に牛乳と1を入れ、牛乳が沸騰したら2と粉チーズを加え、1分ほど煮込む。
4 仕上げに塩を加えて味をととのえる。

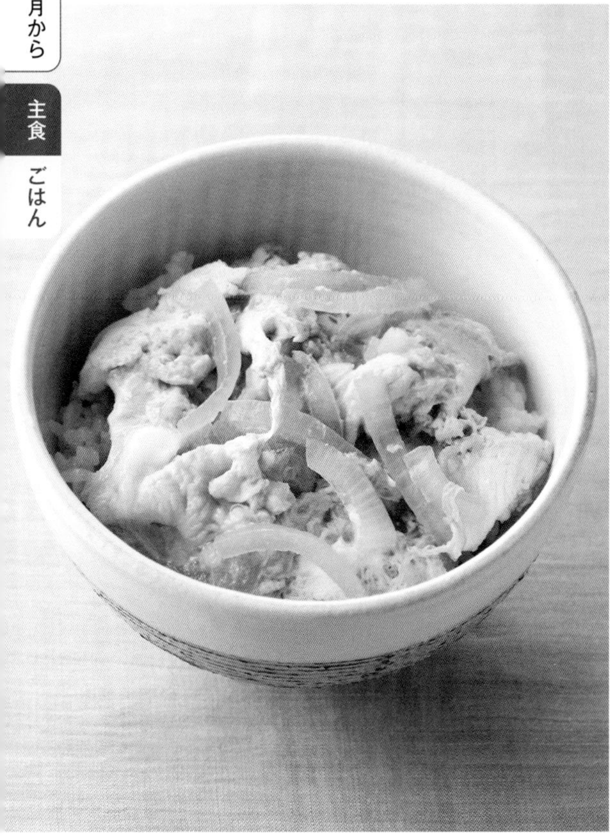

下痢・頻便　便秘　貧血

だしが具にしみわたって格別の味

## だしたっぷりの親子丼

1人分 349kcal | 塩分 1.2g | 炭水化物 | たんぱく質

### 材料（1人分）

ごはん …… 140g
鶏むね肉 …… 30g
卵 …… 1個
玉ねぎ …… 20g
A だし汁 …… カップ½
A しょうゆ …… 小さじ1
A みりん …… 小さじ1

### 作り方

1 鶏肉はそぎ切りにする（➡p.48）。玉ねぎは皮をむいて薄切りにする。
2 鍋にAを入れて火にかける。
3 沸騰したら1を加え、2～3分煮込む。
4 3に溶いた卵を流し入れ、半熟状になったら火を止める。
5 器にごはんを盛り、4をのせる。

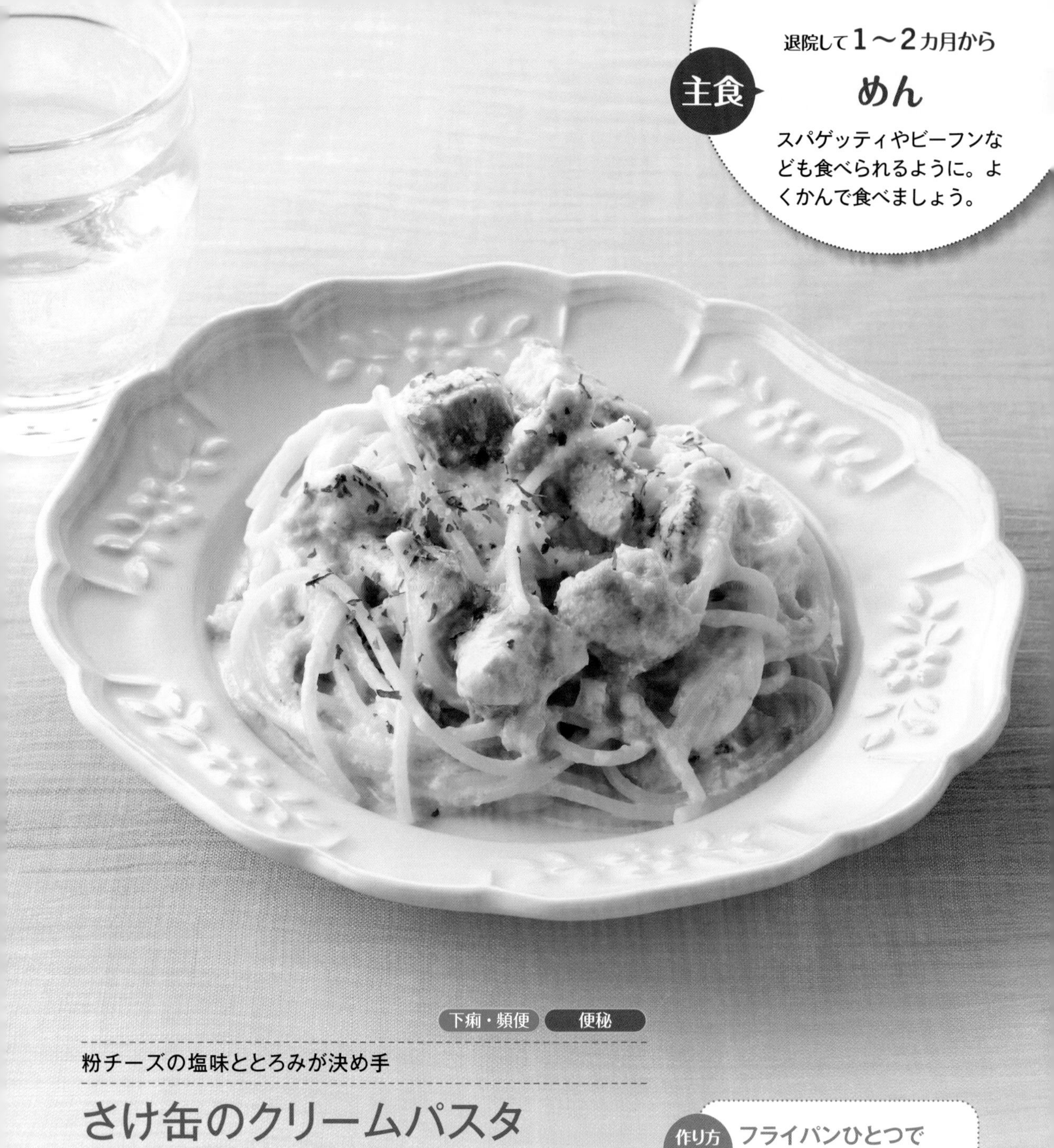

退院して1〜2カ月から

主食

# めん

スパゲッティやビーフンなども食べられるように。よくかんで食べましょう。

下痢・頻便　便秘

粉チーズの塩味ととろみが決め手

## さけ缶のクリームパスタ

1人分 339kcal | 塩分 1.6g | たんぱく質 | 炭水化物

### 材料(1人分)

スパゲッティ(1.6~1.7㎜)
……50g
水……カップ1
塩……小さじ¼
牛乳……カップ½
さけ水煮缶……50g
粉チーズ……大さじ1
パセリ……適量

### 作り方

1 フライパンに水、スパゲッティ、塩を入れて火にかける。
2 水分がなくなったら牛乳を加えて2～3分煮込み、さらにほぐしたさけ缶、粉チーズを加え、さっと煮る。器に盛り、みじん切りにしたパセリを散らす。

### 作り方ポイント　フライパンひとつでできあがり

さけ缶はすでに火が通っているので、フライパンでスパゲッティをゆで、そこにさけ缶を加えて温め、味をつけていきます。バターを使わず、牛乳と粉チーズでとろみをつけましょう。さけ缶を加えるのと同じタイミングで、ゆでたキャベツやほうれん草を加えても、彩りがきれいなパスタになります。

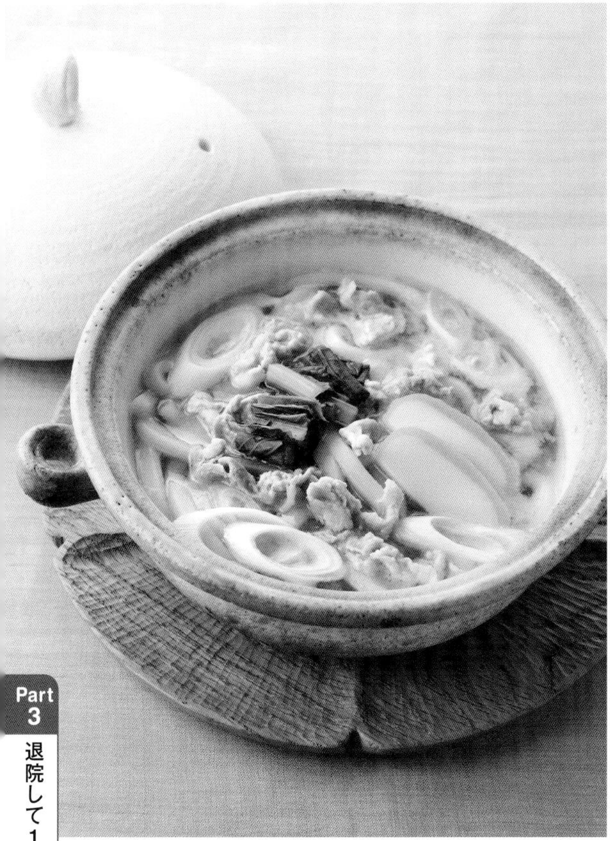

下痢・頻便　便秘　貧血

みそのうまみがじっくりしみる

## みそ煮込みうどん

1人分 **261**kcal ｜ 塩分 **3.3**g ｜ 炭水化物 ｜ たんぱく質

**材料**（1人分）

ゆでうどん …… 150g
豚もも薄切り肉 …… 30g
小松菜（ゆでたもの） …… ½株（10g）
長ねぎ …… 5㎝（10g）
かまぼこ …… 2切れ（10g）
だし汁 …… カップ1½
みそ …… 大さじ1
みりん …… 小さじ1

**作り方**

1 豚肉、小松菜は2㎝幅に切る。長ねぎは斜め薄切りにする。
2 鍋にだし汁、みそ、みりんを入れ、沸騰したら1、うどん、かまぼこを加え、2～3分煮込む。

**アレンジ 野菜を入れて「ほうとう風」にしても**
薄切りにしたかぼちゃを加えて、煮くずれるくらい煮込んで「ほうとう風」にするのもおすすめ。

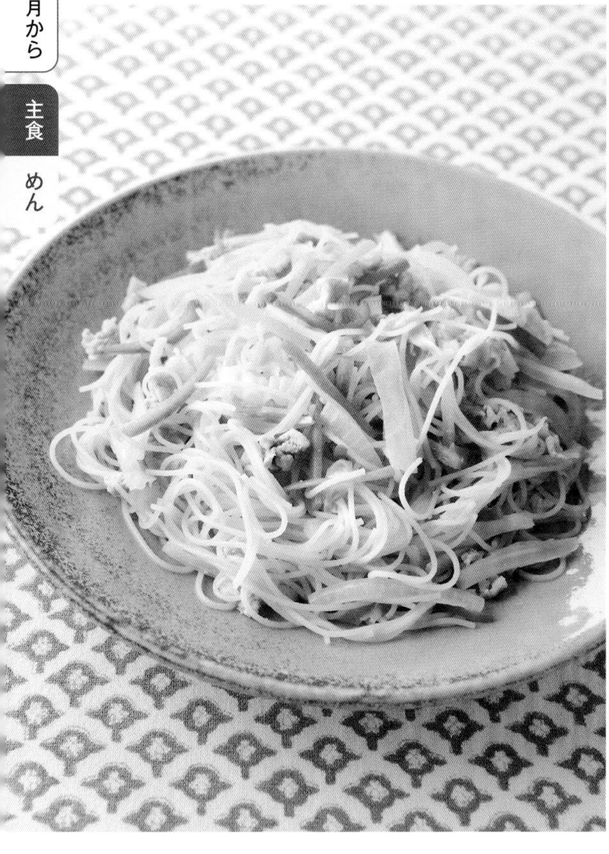

下痢・頻便　便秘

めんと野菜を一緒にゆでてからませて

## しっとり混ぜビーフン

1人分 **231**kcal ｜ 塩分 **1.7**g ｜ 炭水化物 ｜ たんぱく質

**材料**（1人分）

ビーフン …… 50g
豚もも薄切り肉 …… 20g
キャベツ …… 小½枚（20g）
玉ねぎ …… 10g
にんじん …… 5g
ピーマン …… 4g
水 …… カップ1
鶏ガラスープの素 …… 小さじ1
しょうゆ …… 小さじ¼

**作り方**

1 豚肉は細切りにする。キャベツは5㎜幅のせん切り、玉ねぎは皮をむいて3㎜幅のせん切りにする。にんじんは皮をむき、ピーマンとともに2㎜幅のせん切りにする。
2 フライパンに水とビーフンを入れ、沸騰したら、1と鶏ガラスープの素を加え、弱火で2～3分煮る。
3 仕上げにしょうゆを加えて味をととのえる。

退院して**1～2**カ月から

**主食**

## パン

パンにはさむ具材のバリエーションを広げて、栄養バランスよく食べましょう。

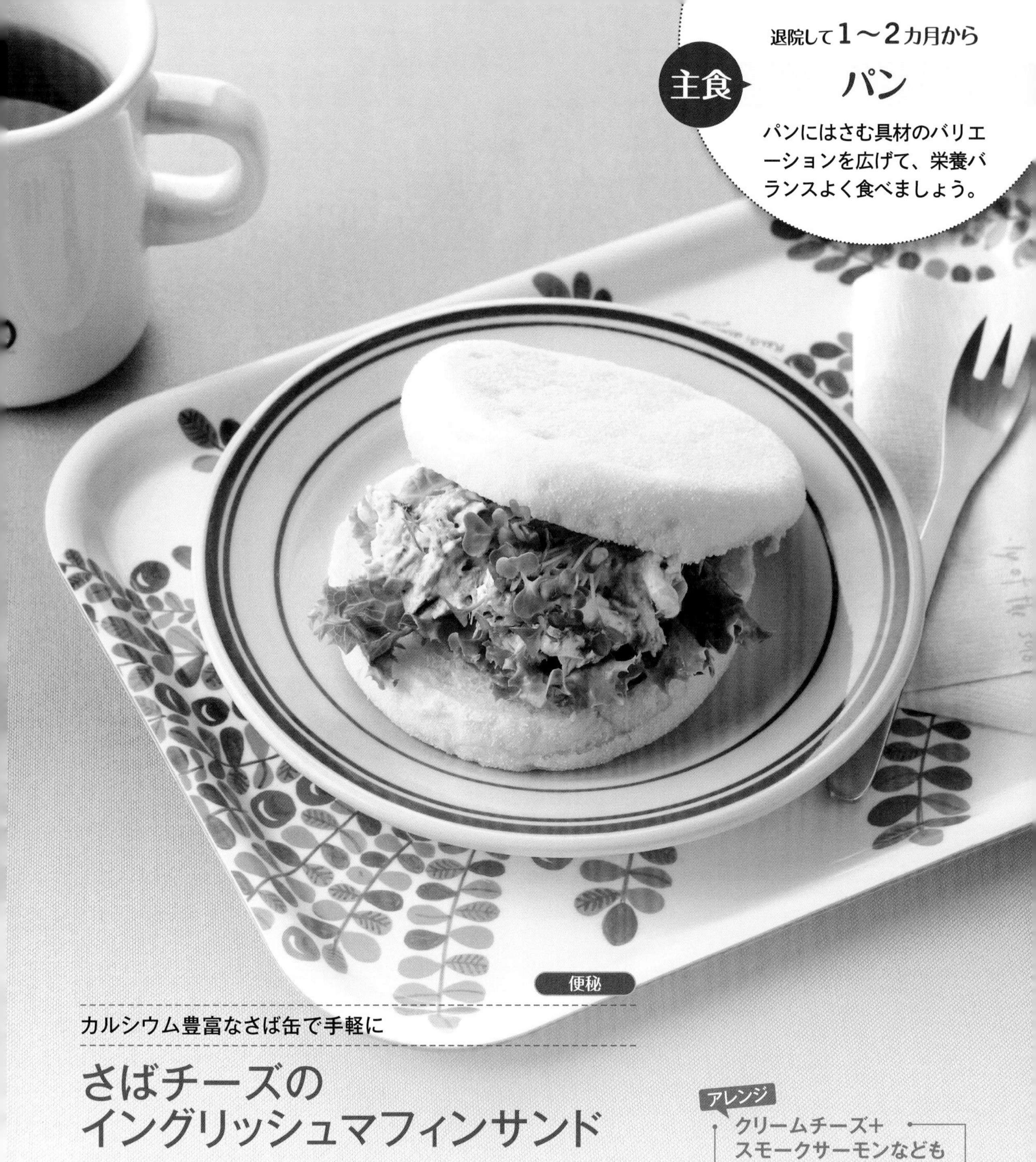

便秘

カルシウム豊富なさば缶で手軽に

# さばチーズのイングリッシュマフィンサンド

| 1人分 **217**kcal | 塩分 **1.0**g | 炭水化物 | たんぱく質 |
| --- | --- | --- | --- |

**材料**(1人分)

イングリッシュマフィン ……1個
さば水煮缶 …… 20g
クリームチーズ …… 15g
レモン汁 …… 小さじ1/8
フリルレタス …… 小1/6枚(5g)
ブロッコリースプラウト …… 1g

**作り方**

1 汁けをきったさば缶、クリームチーズ、レモン汁をよく混ぜ合わせる。
2 イングリッシュマフィンは横半分に切り、ちぎったレタス、1、スプラウトをサンドする。

**アレンジ**

**クリームチーズ＋スモークサーモンなども**

骨まで食べられるさば缶は、カルシウムが豊富。たんぱく質やビタミンDも多く含まれています。さば缶に代えて、サーモンやサラダチキン、ゆでたえびを使ってもクリームチーズとよく合います。ブロッコリースプラウトを貝割れ菜やアルファルファに代えても◎。

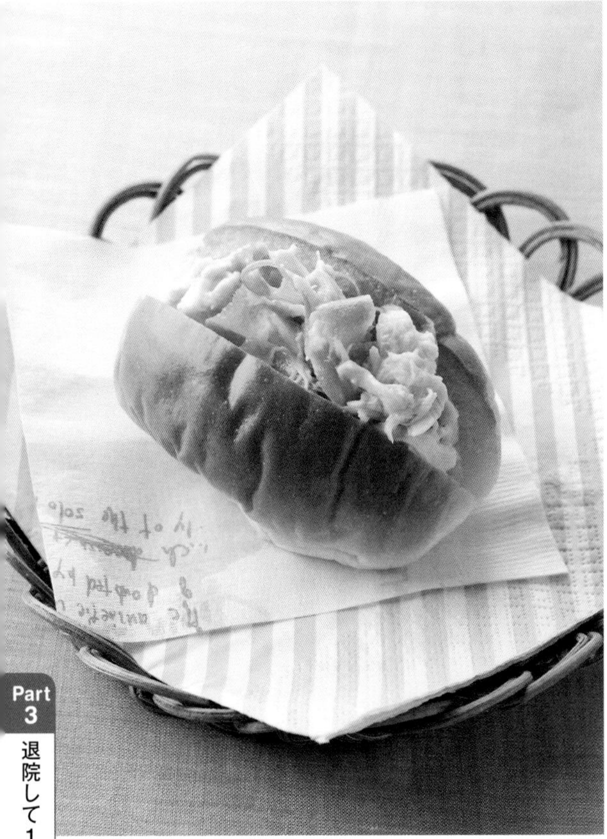

下痢・頻便　便秘　腹部膨満感

にんじんをはさんで鮮やかに

# 鶏ささ身のロールパン

1人分 **160**kcal ｜ 塩分 **0.8**g ｜ 炭水化物 ｜ たんぱく質

### 材料(1人分)

ロールパン …… 1個
鶏ささ身 …… 1/2本(25g)
にんじん(ピーラーでむいたもの) …… 10g
好みのドレッシング(市販品) …… 小さじ2

### 作り方

1 耐熱容器に鶏肉、にんじんを入れ、ラップをかけ、電子レンジで1分加熱する。
2 鶏肉が冷めたら手で裂き、にんじんとともにドレッシングであえる。
3 ロールパンの真ん中に縦に切れ目を入れ、2をはさむ。

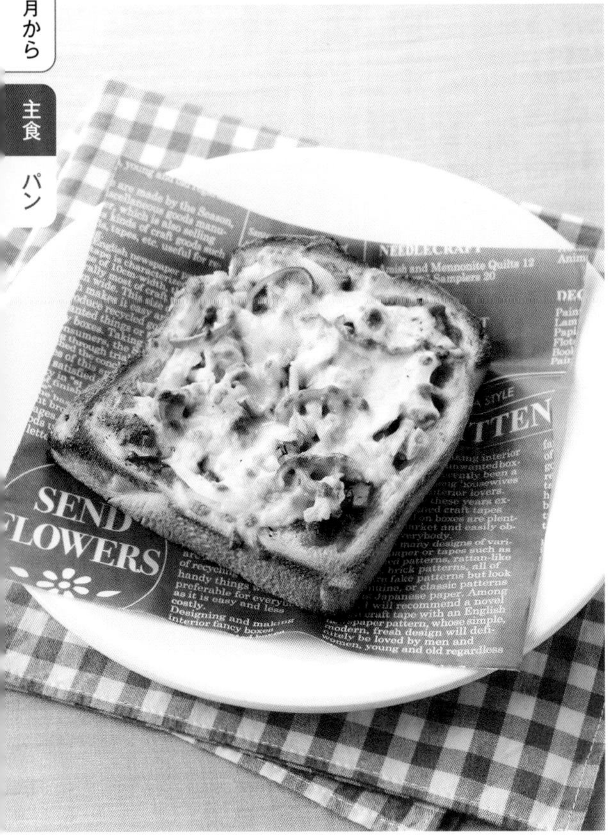


下痢・頻便　便秘

こんがり焼いてサクサク感を出して

# ピザパン

1人分 **237**kcal ｜ 塩分 **1.5**g ｜ 炭水化物 ｜ たんぱく質

### 材料(1人分)

食パン(6枚切り) …… 1枚
ツナ缶 …… 20g
玉ねぎ …… 10g
ピーマン …… 3g
ピザ用トマトソース …… 20g
ピザ用チーズ …… 15g

### 作り方

1 玉ねぎは皮をむいて薄切りにする。ピーマンは細切りにする。
2 食パンにトマトソースをぬり、1、ほぐしたツナをのせ、その上にチーズをのせて、オーブントースターでチーズが溶けるまで5分ほど焼く。

**アレンジ　ケチャップ+マヨネーズでピザソースに**

ピザ用トマトソースの代わりに、ケチャップとマヨネーズを合わせてソースにしても。

脂肪分の多い鶏もも肉も食べられるように。肉の量は様子を見ながら増やして。

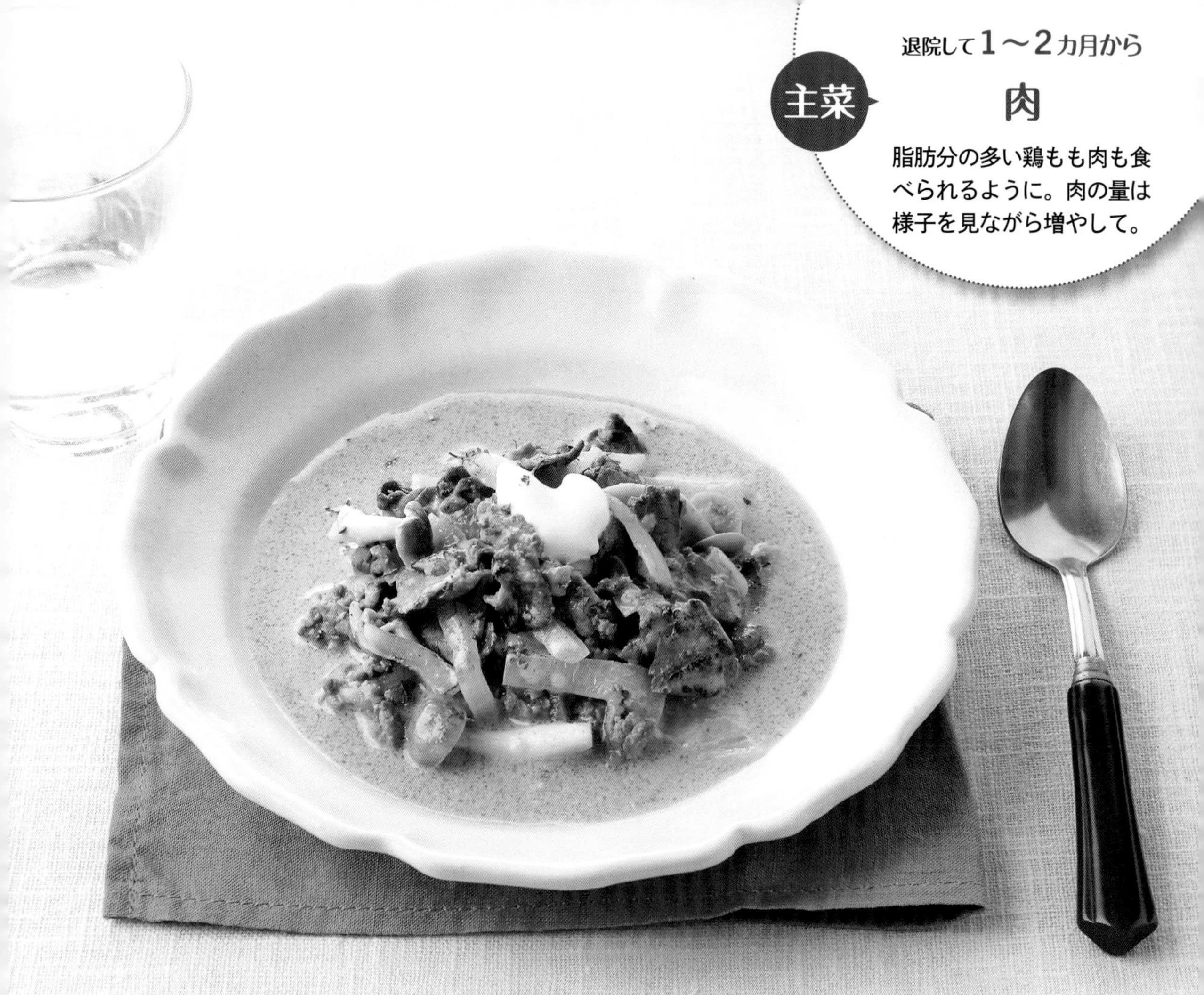

便秘　貧血

サワークリームの酸味で味が引き締まる

# ビーフストロガノフ

| 1人分 324kcal | 塩分 1.2g | たんぱく質 | カリウム |
|---|---|---|---|

おすすめの副菜

キャベツとにんじんのごまあえサラダ ➡p.100
チンゲン菜のやわらかおひたし ➡p.101

## 材料（1人分）

牛もも薄切り肉 …… 40g
玉ねぎ …… 小1/5個（30g）
しめじ …… 1/5パック（20g）
サワークリーム …… 30g
白ワイン …… 大さじ1
水 …… カップ1/2
小麦粉 …… 小さじ1
ウスターソース …… 小さじ1
塩 …… 少量
バター …… 5g
パセリ（みじん切り） …… 適量

## 作り方

1 牛肉とサワークリーム小さじ2をポリ袋に入れて、もみ込んでおく。玉ねぎは皮をむいて薄切りにする。しめじは石づきを取り、ほぐす。
2 熱したフライパンにバターを溶かし、玉ねぎがしんなりするまでよく炒める。端に玉ねぎを寄せ、あいたところに牛肉を入れて炒める。
3 牛肉の色が変わったら、しめじを加え、水けがなくなるまで炒める。
4 3に白ワインを入れ、再び水けがなくなるまで炒め、小麦粉を加えてさらに炒める。
5 水を入れてふたをし、弱火で5分ほど煮たら、残りのサワークリームを入れ、3～4分煮込む。
6 ウスターソースを加え、塩で味をととのえる。器に盛り、サワークリーム（分量外）を飾り、パセリを散らす。

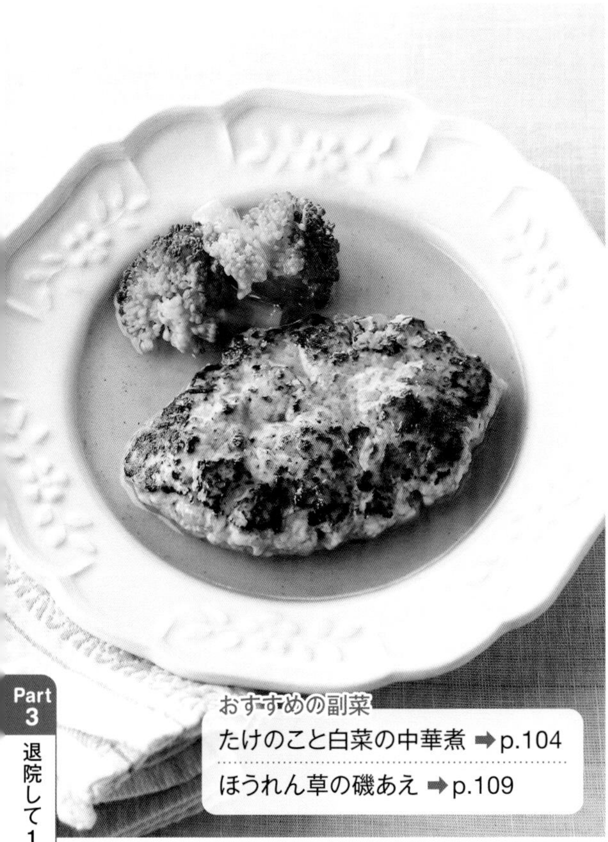

おすすめの副菜
たけのこと白菜の中華煮 ➡p.104
ほうれん草の磯あえ ➡p.109

便秘　貧血

豆腐を加えてボリュームアップ

# 和風あんかけハンバーグ

1人分 **161**kcal ｜ 塩分 **1.9**g ｜ たんぱく質 ｜ カルシウム

**材料**（1人分）

合いびき肉 …… 40g
木綿豆腐 …… 40g
玉ねぎ …… 20g
ブロッコリー（ゆでたもの）
…… 大1房（20g）
しょうゆ …… 小さじ1/2
塩 …… 少量
●あん
だし汁 …… カップ1/4
しょうゆ …… 小さじ1
みりん …… 小さじ1
片栗粉 …… 小さじ1/2

**作り方**

1 玉ねぎは皮をむいてみじん切りにし、ラップに包み、電子レンジで30秒加熱する。
2 1、ひき肉、豆腐、しょうゆ、塩をよく混ぜ合わせ、小判形に丸める。フライパンに入れ、中強火で1分ほど焼いたら、裏返してふたをし、弱火で5分ほど焼く。
3 あんの材料を混ぜ合わせ、2に回し入れて煮込む。
4 器に盛り、ブロッコリーを添える。

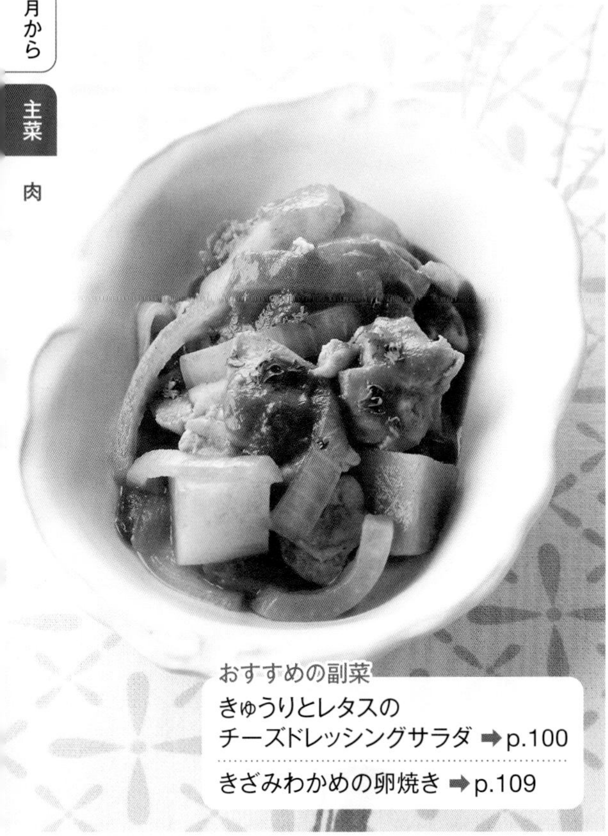

おすすめの副菜
きゅうりとレタスの
チーズドレッシングサラダ ➡p.100
きざみわかめの卵焼き ➡p.109

便秘　腹部膨満感　貧血

鶏肉がやわらかくてジューシー

# 鶏肉のトマト煮

1人分 **144**kcal ｜ 塩分 **1.0**g ｜ たんぱく質 ｜ ビタミンC

**材料**（1人分）

鶏もも肉 …… 50g
トマト …… 1/3個（50g）
玉ねぎ …… 20g
じゃがいも …… 1/3個（50g）
水 …… カップ1
トマトケチャップ …… 大さじ1
塩 …… 少量
オリーブ油 …… 小さじ1/2
パセリ（みじん切り）…… 適量

**作り方**

1 鶏肉は皮を取り除き、ひと口大に切る。玉ねぎは皮をむいて5㎜幅に切る。じゃがいもは皮をむいてひと口大に切り、電子レンジで1分加熱する。トマトは皮と種を除き（➡p.50）、ざく切りにする。
2 フライパンにオリーブ油をひき、鶏肉を入れて焼く。玉ねぎ、トマトを加え、しんなりするまで炒めたらトマトケチャップを加え、1分ほど炒める。
3 水、じゃがいもを加え、4～5分煮込み、塩で味をととのえる。器に盛り、パセリを散らす。

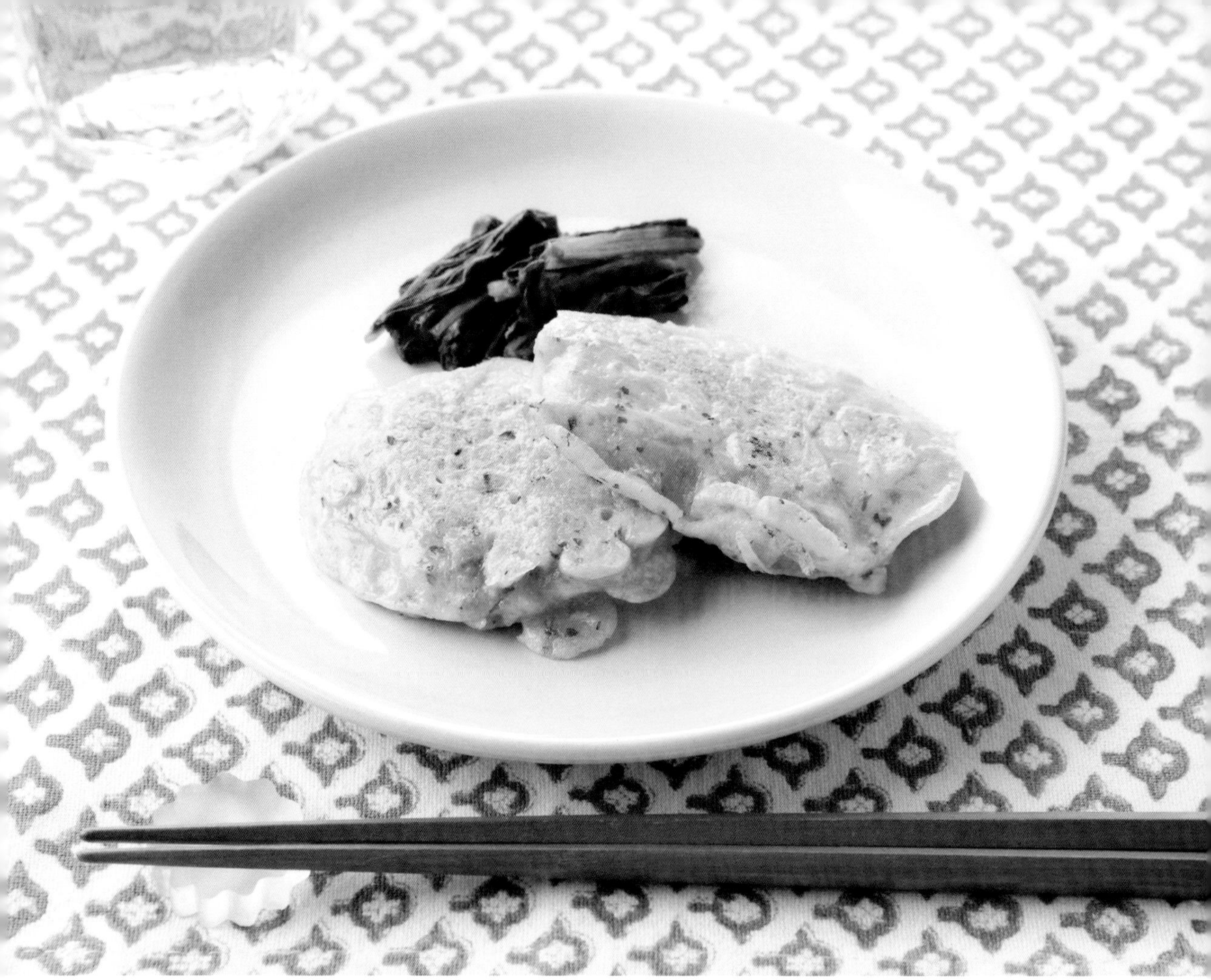

貧血

ふっくら卵とやわらかい豚肉の組み合わせ

# 豚ヒレ肉のピカタ

1人分 **112**kcal ｜ 塩分 **0.7**g ｜ たんぱく質 ｜ 鉄

**材料（1人分）**

豚ヒレ肉 …… 40g
塩 …… 少量
卵 …… ½個
粉チーズ …… 小さじ1
パセリ …… 適量
ほうれん草（ゆでたもの）
…… ½株（10g）
オリーブ油 …… 小さじ½

**作り方**

1 豚肉は1㎝厚さに切り、めん棒でたたき、形をととのえて軽く塩をふる。
2 ボウルに卵を溶き入れ、粉チーズ、みじん切りにしたパセリを合わせる。
3 熱したフライパンにオリーブ油をひき、豚肉に2をからめて入れ、両面を焼く。焼いている途中で、何回か卵液をつけて使いきるまで繰り返す。
4 器に盛り、3㎝幅に切ったほうれん草を添える。

おすすめの副菜

チンゲン菜とハムの塩炒め煮 ➡p.101
さやいんげんとちくわのさっぱり煮 ➡p.102

作り方ポイント **肉をたたいてしっかり繊維をほぐす**

ヒレ肉は豚肉の中でも肉質がやわらかい部位ですが、たたくと肉の繊維がほぐれ、さらにやわらかくなります。

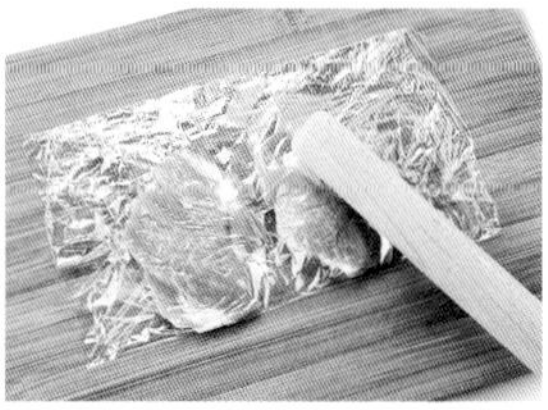

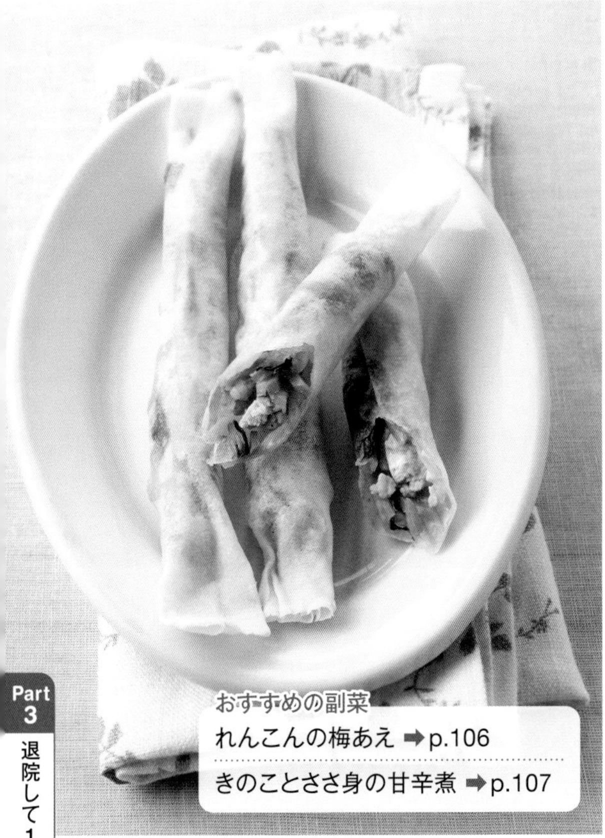

おすすめの副菜
れんこんの梅あえ ➡p.106
きのことささ身の甘辛煮 ➡p.107

便秘　貧血

歯ごたえが楽しい揚げない春巻き

# スティック焼き春巻き

1人分 167kcal | 塩分 0.6g | たんぱく質 | カリウム

**材料**（3本分）

豚もも薄切り肉 …… 30g
玉ねぎ …… 20g
にんじん …… 1cm（10g）
ほうれん草（ゆでたもの） …… ½株（10g）
もやし …… 20g
春巻きの皮 …… 1½枚
オイスターソース …… 小さじ½
A［小麦粉 …… 小さじ1 / 水 …… 小さじ1］
ごま油 …… 小さじ1

**作り方**

1 豚肉は細切り、玉ねぎ、にんじんは皮をむいて細切りにし、ほうれん草は2cm幅に切る。もやしはひげ根を取る。春巻きの皮の1枚は縦半分に切る。
2 フライパンにごま油小さじ½をひき、1の肉と野菜を炒め、オイスターソースを加えて混ぜる。
3 2を3等分して春巻きの皮でスティック状に巻き、Aを混ぜ合わせたもので皮をのりづけする。
4 フライパンに残りのごま油をひき、3を焼く。

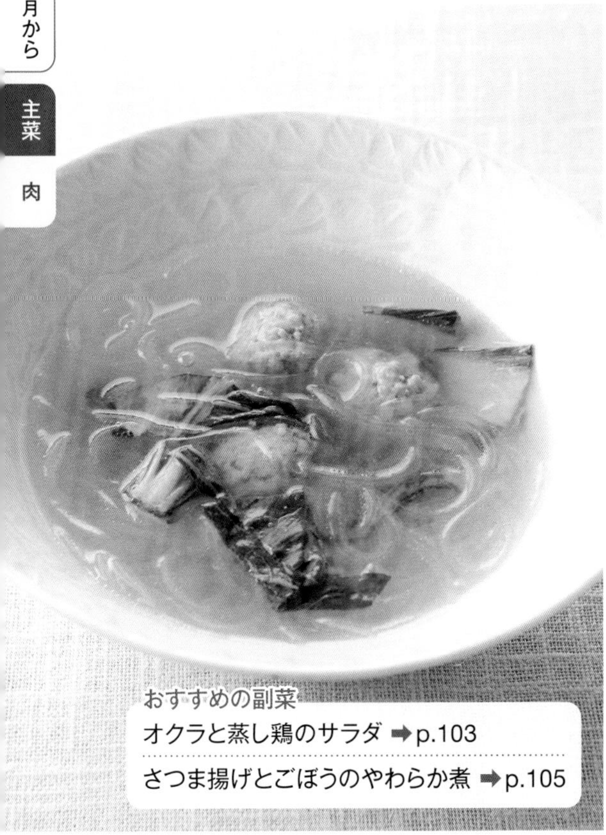

おすすめの副菜
オクラと蒸し鶏のサラダ ➡p.103
さつま揚げとごぼうのやわらか煮 ➡p.105

便秘　腹部膨満感　貧血

あっさり味だけどうまみは十分

# 春雨と肉団子のスープ煮

1人分 98kcal | 塩分 2.0g | たんぱく質 | ビタミンA

**材料**（1人分）

豚ひき肉（赤身） …… 30g
塩 …… 少量
チンゲン菜 …… 小1枚（10g）
春雨 …… 8g
水 …… カップ1
鶏ガラスープの素 …… 小さじ1

**作り方**

1 ひき肉と塩を混ぜてよくこね、3等分して丸め、肉団子を作る。チンゲン菜はざく切りにする。
2 鍋に水と鶏ガラスープの素を入れて火にかけ、沸騰したら1の肉団子を加えて火を通す。
3 2に春雨とチンゲン菜を加え、春雨がやわらかくなるまで煮込む。

野菜を加えてボリュームを出しましょう。えびや青魚もうまく取り入れて。

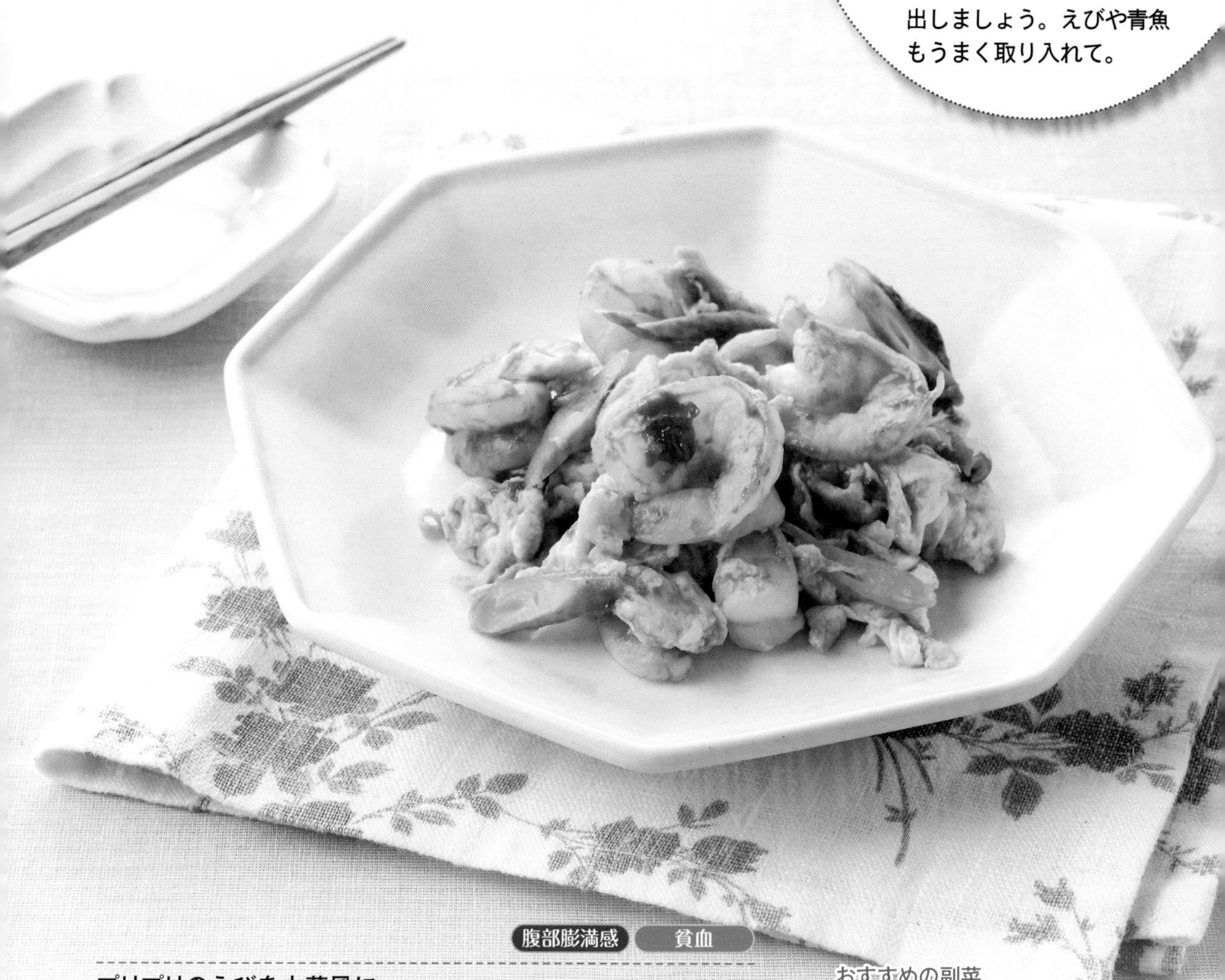

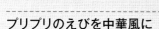

腹部膨満感　貧血

プリプリのえびを中華風に

# えびと卵のトマトソース炒め

1人分 **193**kcal ｜ 塩分 **1.4**g ｜ たんぱく質 ｜ 鉄

おすすめの副菜

きのことじゃがいものチーズ焼き ➡p.107

さつまいもとりんごのヨーグルトサラダ ➡p.108

## 材料（1人分）

むきえび……7尾（80g）

卵……1個

さやいんげん……小1本（5g）

A
- トマトケチャップ……大さじ1
- 砂糖……ひとつまみ
- 塩……少量

ごま油……小さじ1

## 作り方

1 えびの背中に切り込みを入れ、背ワタを取る。さやいんげんは斜め薄切りにする。

2 えびは熱湯でゆで、ざるにあげて水けをきる。さやいんげんもゆでる。

3 熱したフライパンにごま油小さじ½をひき、卵を溶き入れ、菜箸などで混ぜながら火を通して一度取り出す。

4 フライパンに残りのごま油をひき、2を入れて炒め、Aを加えて1分ほど炒める。3の卵をもどし入れ、軽く全体を混ぜ合わせながら炒める。

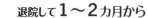

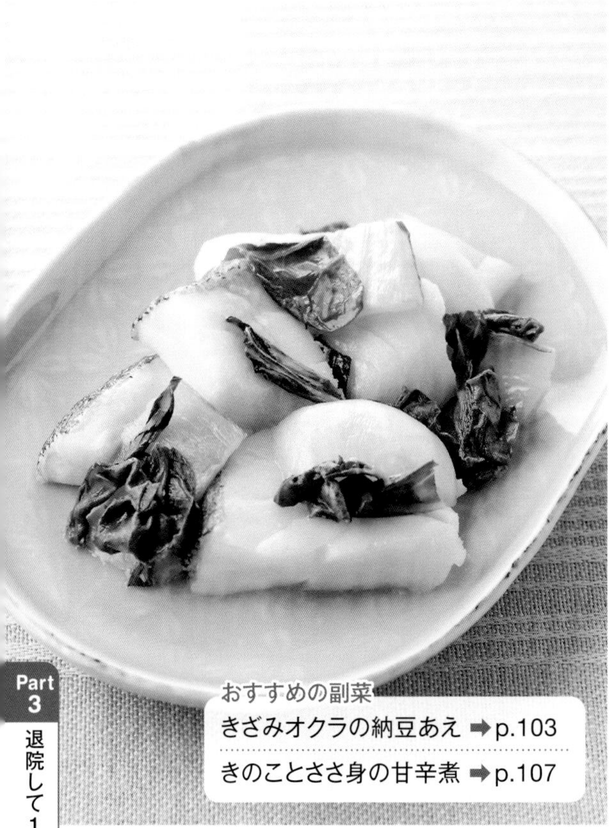

おすすめの副菜
きざみオクラの納豆あえ ➡p.103
きのことささ身の甘辛煮 ➡p.107

腹部膨満感

淡白なたらを塩味でさっぱりと

# たらとチンゲン菜の塩炒め

1人分 77kcal ｜ 塩分 0.7g ｜ たんぱく質 ｜ ビタミンA

**材料**（1人分）

生たら …… 1切れ（80g）
チンゲン菜 …… 小2枚（20g）
塩 …… 少量
ごま油 …… 小さじ½

**作り方**

1 たらは塩少量（分量外）をふり、しばらくおいたら、キッチンペーパーで水けをふき、4～5個に切り分ける。
2 チンゲン菜は軸と葉を分けて、ざく切りにする。
3 熱したフライパンにごま油をひき、1、チンゲン菜の軸を炒め、たらに火が通ったら、チンゲン菜の葉を加え、塩をふる。

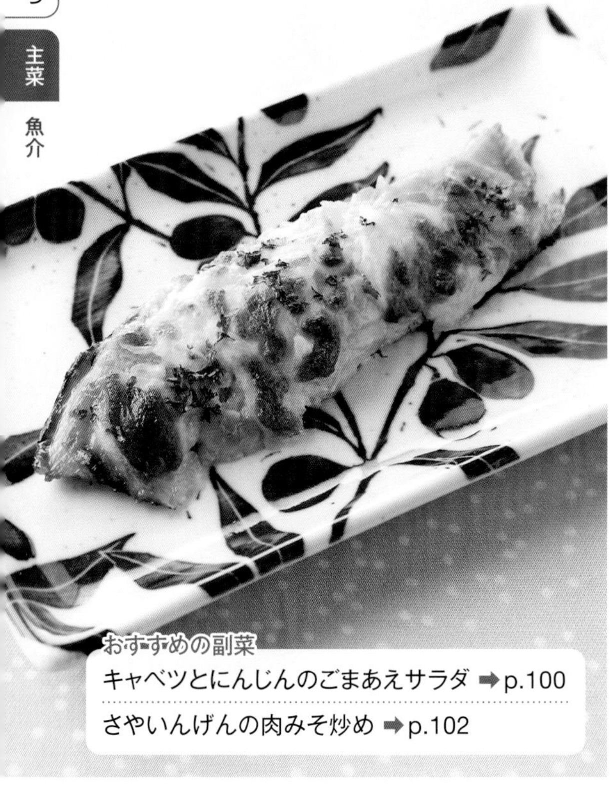

おすすめの副菜
キャベツとにんじんのごまあえサラダ ➡p.100
さやいんげんの肉みそ炒め ➡p.102

貧血

水けを出すことで味がしっかりしみる

# さけのマヨみそチーズ焼き

1人分 200kcal ｜ 塩分 0.7g ｜ たんぱく質 ｜ カルシウム

**材料**（1人分）

生ざけ …… 1切れ（80g）
マヨネーズ …… 小さじ1
みそ …… 小さじ½
ピザ用チーズ …… 5g
パセリ（みじん切り） …… 適量

**作り方**

1 さけは塩少量（分量外）をふり、しばらくおいたら、キッチンペーパーで水けをふく。
2 マヨネーズとみそを混ぜて、さけ全体にぬり、その上にチーズ、パセリを散らす。
3 魚焼きグリルに2を入れ、さけに火が通り、みそマヨネーズが色づくまで焼く。

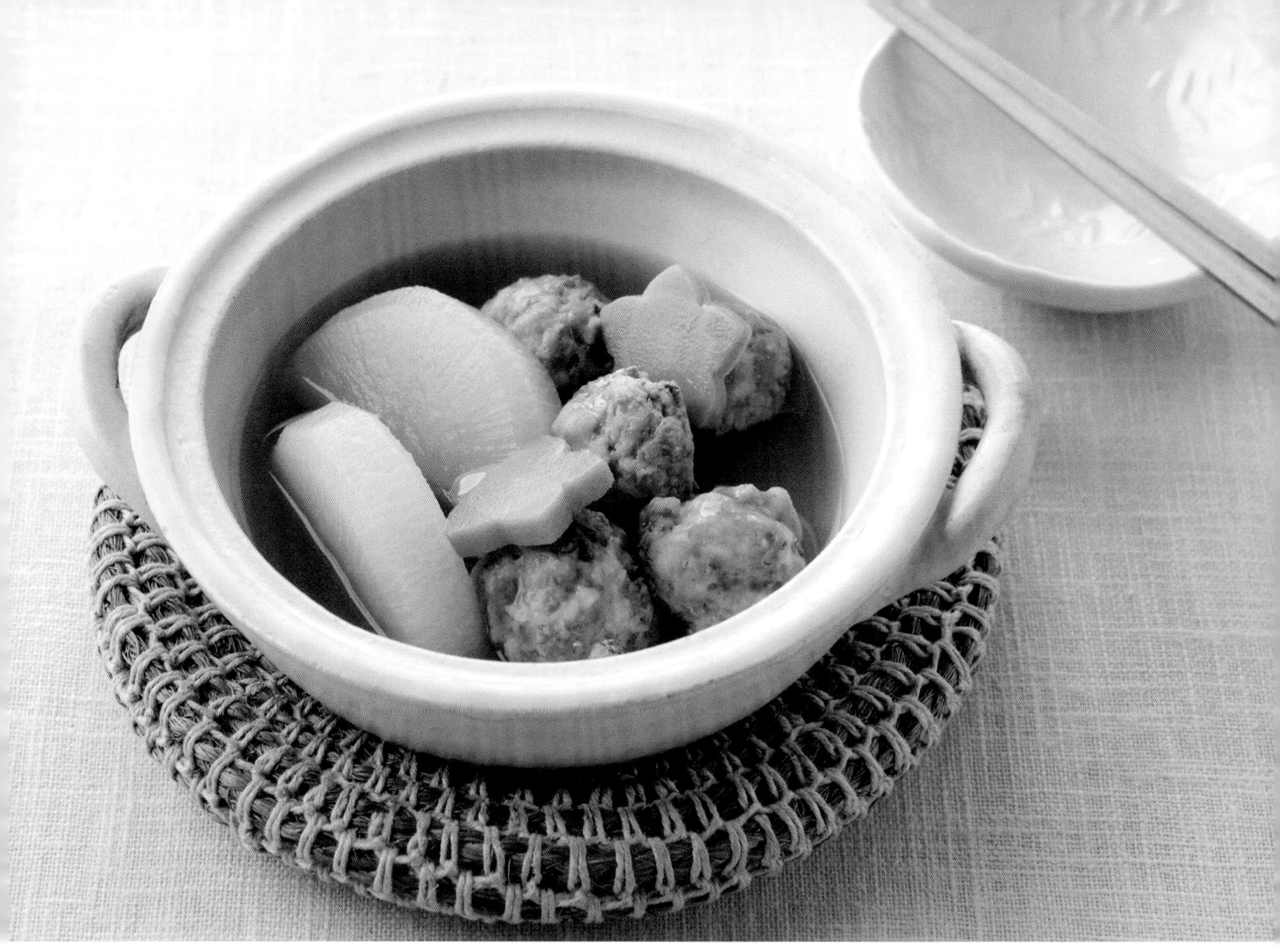

下痢・頻便　便秘　腹部膨満感

栄養満点でおなかも温まる

# いわしのつみれおでん風

| 1人分 140kcal | 塩分 2.2g | たんぱく質 | ビタミンC |
|---|---|---|---|

**材料（1人分）**

いわし …… 60g（正味）
大根 …… 40g
にんじん …… 1㎝（10g）

A
- 片栗粉 …… 小さじ1
- 酒 …… 小さじ1
- しょうゆ …… 小さじ1/2
- 塩 …… 小さじ1/8

B
- だし汁 …… カップ1/2
- しょうゆ …… 小さじ1
- みりん …… 小さじ1

**作り方**

1 いわしは頭を切り落とし、手でおなかを開いてワタを取り、水洗いしてキッチンペーパーで水けをふく。中骨を取り除き、尾を切り落としたら、包丁でたたく。

2 ボウルに1とAをよく混ぜ合わせ、5等分して丸める。

3 大根は皮をむいて1㎝幅の輪切りにし、半分に切る。にんじんは皮をむいて5㎜幅に切って花型で抜く。ともに下ゆでする。

4 鍋にBを入れ、3を10分ほど煮込んだら、2を加えてさらに3～4分煮る。

おすすめの副菜

チンゲン菜とハムの塩炒め煮 ➡p.101
きざみわかめの卵焼き ➡p.109

作り方ポイント

**親指を差し込んで中骨を取る**

いわしを開いたら、親指を中骨の下に差し込んで、頭側から尾に向けて中骨をゆっくりと取り除きます。

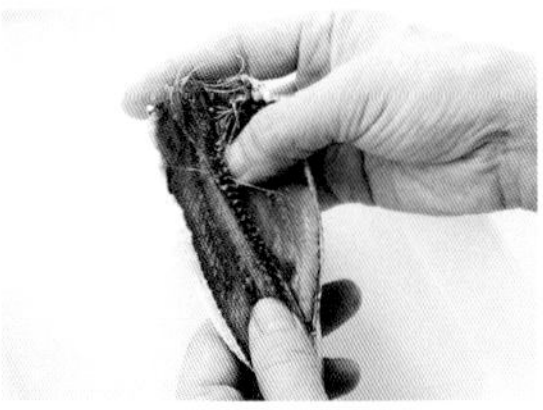

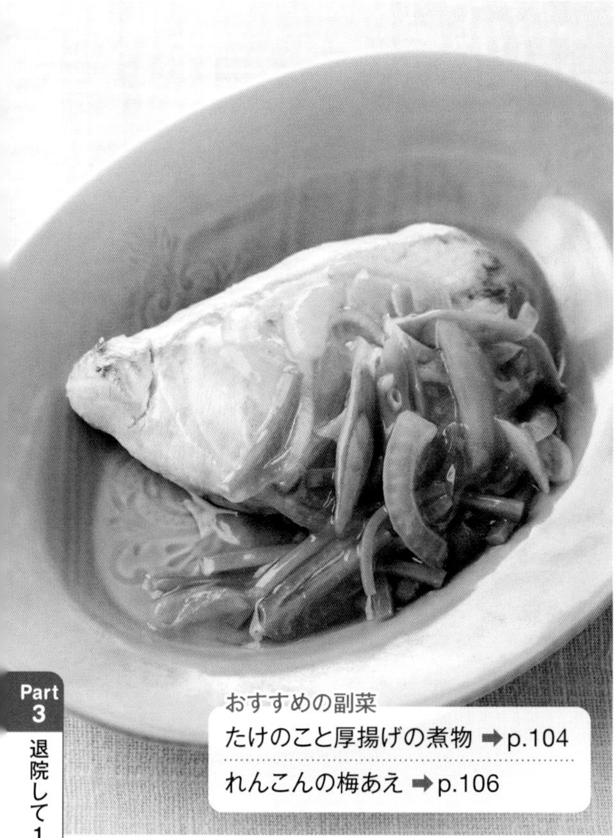

おすすめの副菜
たけのこと厚揚げの煮物 ➡p.104
れんこんの梅あえ ➡p.106

便秘 貧血

野菜をあんにからめて鮮やかな仕上がり

## かじきの甘酢あんかけ

1人分 **194**kcal | 塩分 **1.1**g | たんぱく質 | カリウム

**材料**（3本分）

めかじき …… 大1切れ（100g）
玉ねぎ …… 20g
にんじん …… 1㎝（10g）
さやいんげん …… 小1本（5g）
サラダ油 …… 小さじ½

●甘酢あん
だし汁 …… カップ¼
しょうゆ …… 小さじ1
酢 …… 小さじ1
みりん …… 小さじ1
片栗粉 …… 小さじ½

**作り方**

1 めかじきは塩少量（分量外）をふり、しばらくおいたら、キッチンペーパーで水けをふく。
2 玉ねぎ、にんじんは皮をむいてせん切りにする。さやいんげんは斜め薄切りにする。
3 熱したフライパンに油をひき、めかじきの両面を焼き色がつくまで焼く。
4 **3**を器に取り、同じフライパンで**2**の野菜を炒め、しんなりしたら甘酢あんの材料を合わせて加え、とろみがついたら、めかじきに回しかける。

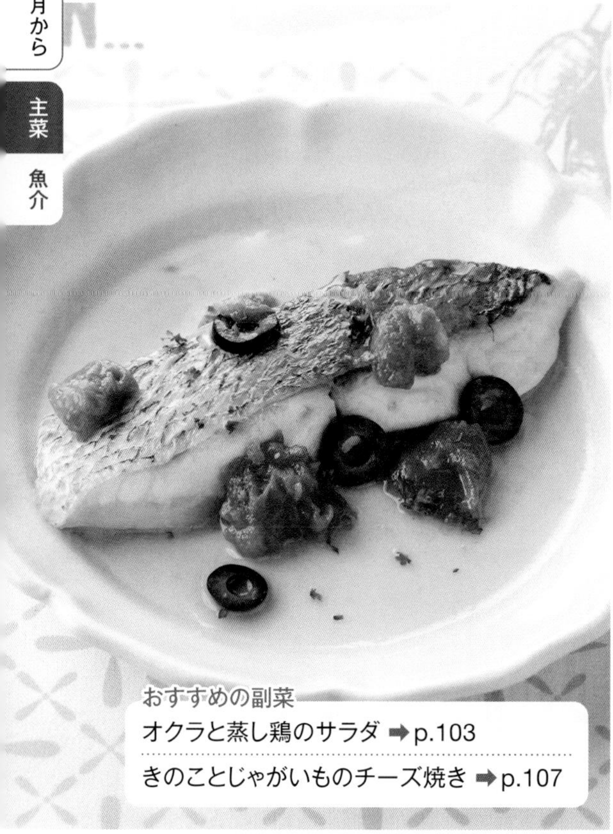

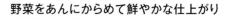

おすすめの副菜
オクラと蒸し鶏のサラダ ➡p.103
きのことじゃがいものチーズ焼き ➡p.107

下痢・頻便 腹部膨満感

フライパンで本格イタリアンが完成

## たいの切り身アクアパッツァ風

1人分 **198**kcal | 塩分 **0.6**g | たんぱく質 | ビタミンC

**材料**（1人分）

たい …… 1切れ（80g）
トマト …… ⅓個（50g）
ブラックオリーブ …… 1個
パセリ …… 適量
白ワイン …… 大さじ1
水 …… 大さじ1
塩 …… 少量
オリーブ油 …… 小さじ1

**作り方**

1 たいは塩少量（分量外）をふり、しばらくおいたら、キッチンペーパーで水けをふく。トマトは湯むきして皮と種を取り除き（➡p.50）、ざく切りにする。ブラックオリーブは輪切りにする。
2 熱したフライパンにオリーブ油をひき、**1**のたいを皮目を下にして1分ほど焼いたら、裏返して白ワイン、水、塩をふりかけ、**1**のトマトとオリーブを加え、ふたをして8分ほど蒸し焼きにする。器に盛り、みじん切りにしたパセリを散らす。

主菜

## 豆腐

ひき肉と一緒に使うとうまみが加わり、満足感のあるおかずになります。

**作り方ポイント　卵液はこすと、よりなめらかに**

混ぜ合わせた卵液をざるでこすと、口当たりがよくなり、なめらかな食感が味わえます。こすときに泡を立てると「す」ができてしまうので、そっと入れましょう。

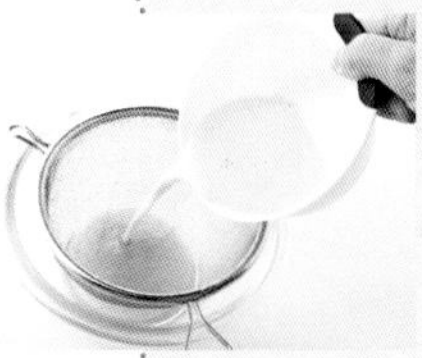

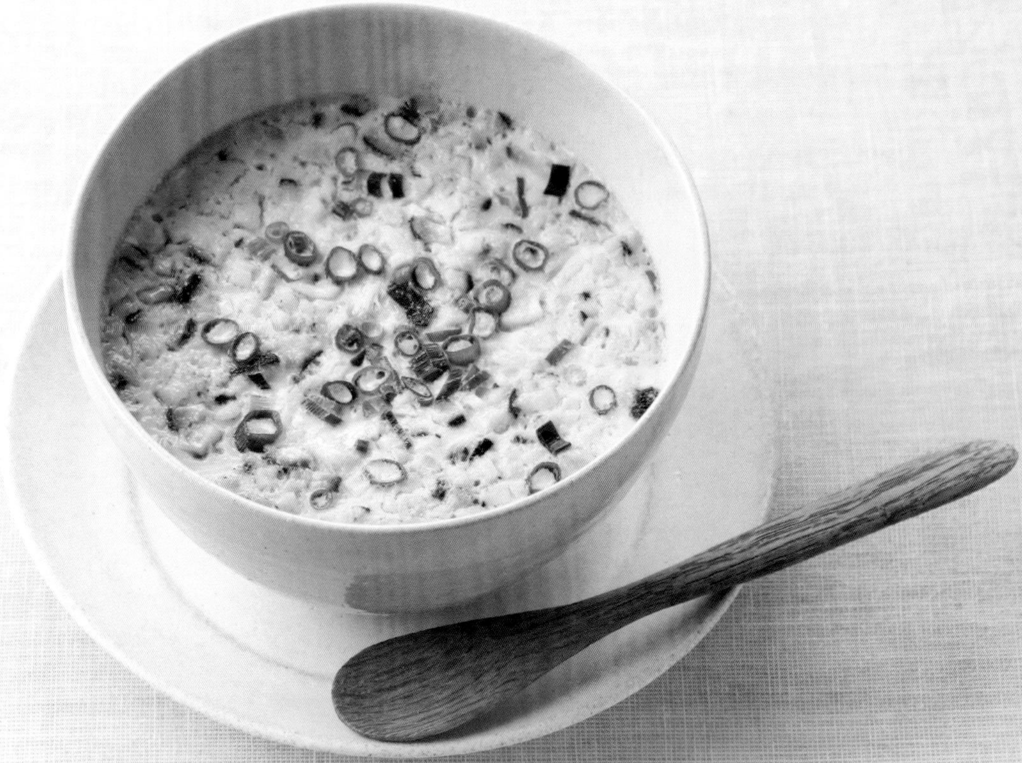

下痢・頻便　腹部膨満感　貧血

驚くほどなめらかで上品な味わい

# 豆乳の中華茶碗蒸し

| 1人分 123kcal | 塩分 1.2g | たんぱく質 | ビタミンB1 |
|---|---|---|---|

おすすめの副菜

さやいんげんとちくわのさっぱり煮 ➡p.102

れんこんもち焼き ➡p.106

### 材料（1人分）

豆乳……カップ$\frac{2}{5}$（80mℓ）
豚ひき肉（赤身）……20g
卵……$\frac{1}{2}$個
塩……小さじ$\frac{1}{8}$
しょうゆ……2滴

A
- 生しいたけ（みじん切り）……5g
- 小ねぎ（小口切り）……小さじ1
- 塩……少量
- ごま油……小さじ$\frac{1}{4}$

### 作り方

1 豆乳、溶いた卵、塩、しょうゆを混ぜ合わせてざるでこす。
2 ひき肉はAを加えて、よく混ぜ合わせる。
3 1と2を混ぜ合わせて、器に注ぐ。
4 フライパンに3cmほどの水を入れて火にかけ、沸騰したら3を置いてふたをし、表面の卵液が固まるまで弱火で10分ほど蒸す。

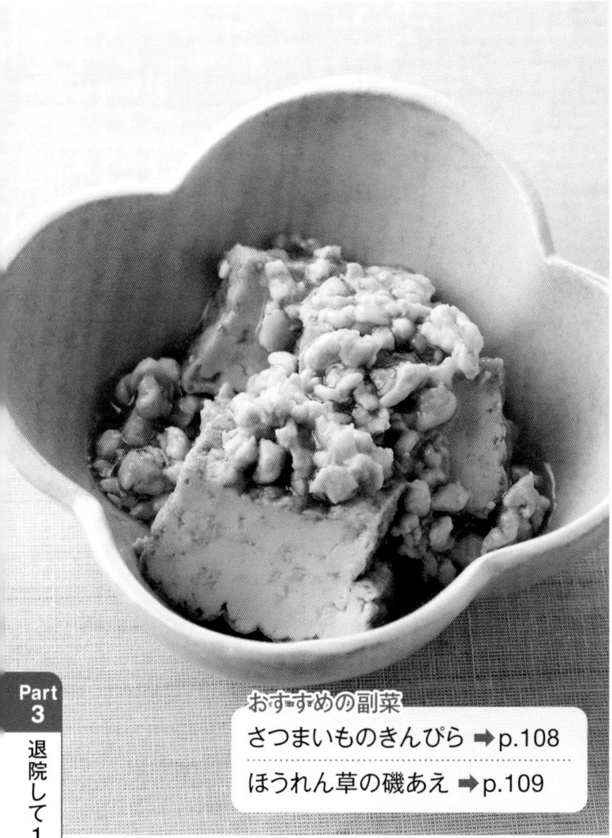

おすすめの副菜
さつまいものきんぴら ➡p.108
ほうれん草の磯あえ ➡p.109

腹部膨満感　貧血

煮汁のうまみをそのままあんに

## 厚揚げの含め煮そぼろあん

1人分 **191**kcal | 塩分 **1.0**g | たんぱく質 | カルシウム

**材料**（1人分）

厚揚げ …… 80g
鶏ひき肉 …… 30g

A
- だし汁 …… カップ¼
- しょうゆ …… 小さじ1
- みりん …… 小さじ1

- 片栗粉 …… 小さじ½
- 水 …… 小さじ1

**作り方**

1 厚揚げは2㎝幅に切る。
2 鍋にA、1、ひき肉を入れて火にかけ、3分ほど煮込む。
3 鍋から厚揚げを取り出し、器に盛る。
4 3の鍋に水で溶いた片栗粉を加え、ひと煮立ちさせたら、3の厚揚げに回しかける。

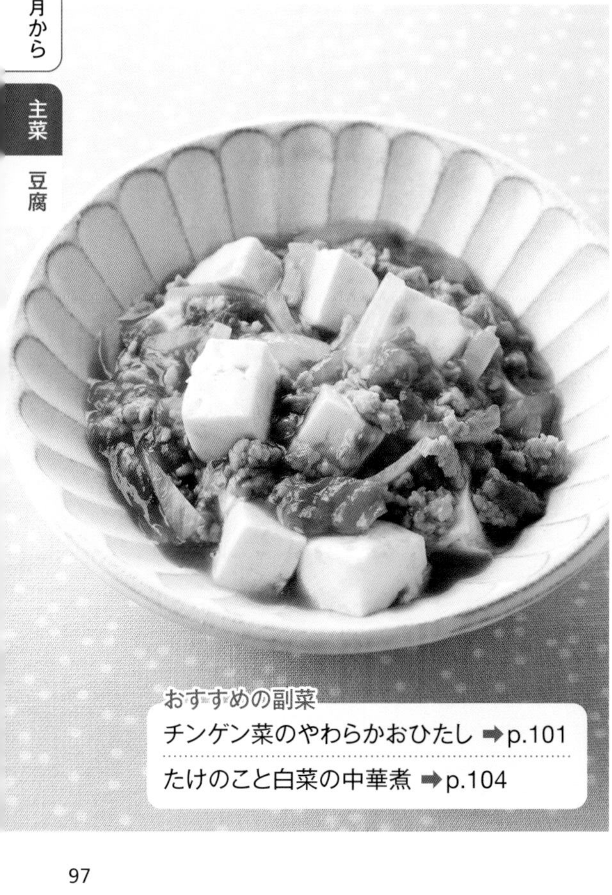

おすすめの副菜
チンゲン菜のやわらかおひたし ➡p.101
たけのこと白菜の中華煮 ➡p.104

便秘　腹部膨満感　貧血

トマトで彩りと酸味を加えて

## トマト入りマーボー豆腐

1人分 **187**kcal | 塩分 **0.9**g | たんぱく質 | ビタミンC

**材料**（1人分）

豆腐 …… ⅓丁（100g）
豚ひき肉（赤身）…… 40g
トマト …… ⅓個（50g）
玉ねぎ …… 20g
水 …… カップ½
オイスターソース …… 小さじ1
塩 …… 少量
ごま油 …… 小さじ½

- 片栗粉 …… 小さじ1
- 水 …… 小さじ2

**作り方**

1 豆腐は2㎝角に切る。玉ねぎは皮をむいて薄切りにする。トマトは湯むきして皮と種を取り除き（➡p.50）、ざく切りにする。
2 熱したフライパンにごま油をひき、ひき肉と玉ねぎをよく炒めたら、水を加えて2～3分煮込む。
3 2に豆腐とトマトを加えてさらに煮込む。
4 オイスターソース、塩で味をととのえ、水で溶いた片栗粉を加え、ひと煮立ちさせる。

退院して1～2カ月から

主菜 卵

卵はいろいろな応用が効く食材。キッシュ、お好み焼き、炒め物を楽しんでみて。

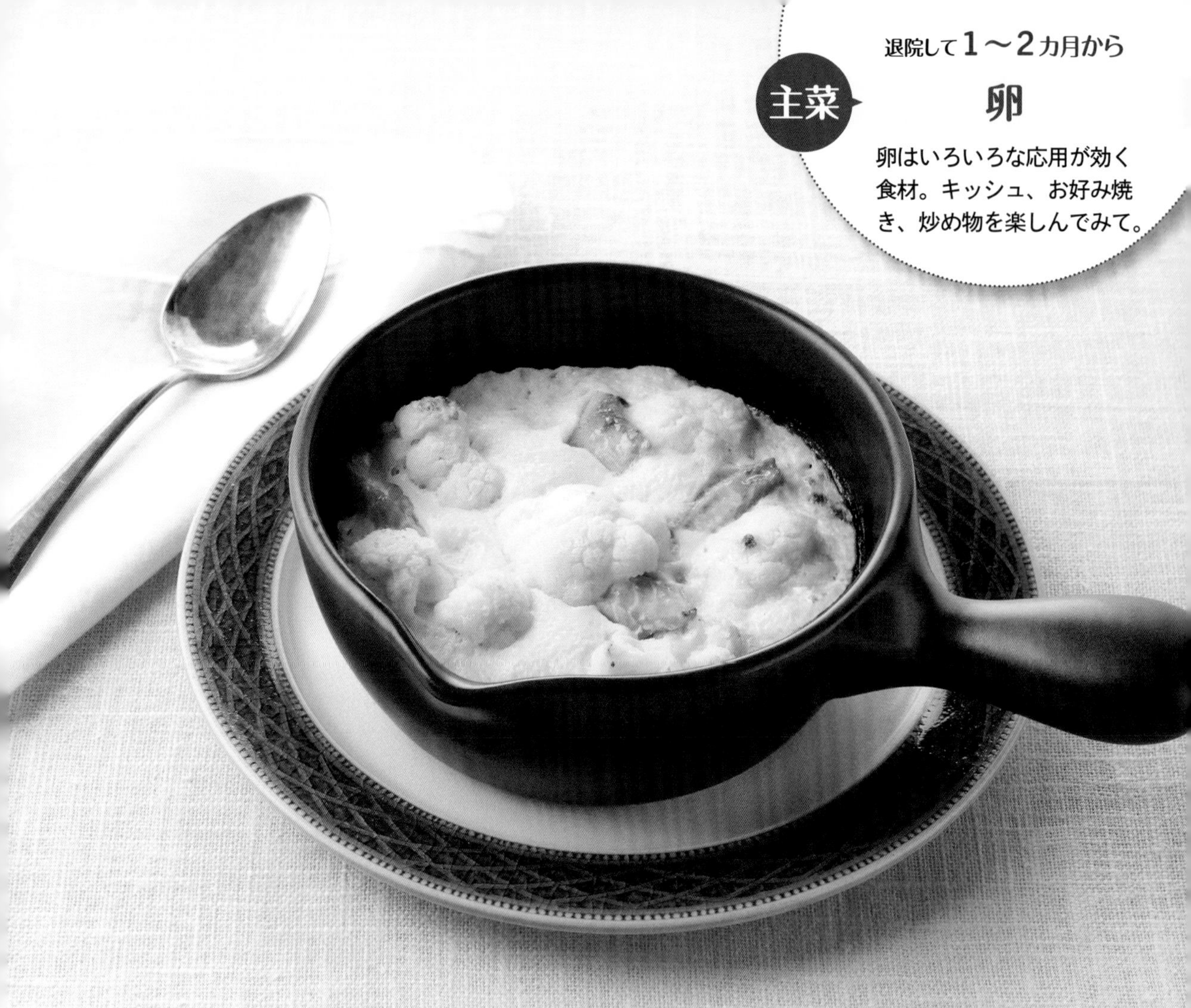

下痢・頻便　貧血

卵と生クリームの濃厚な味わい

# さけとカリフラワーの皮なしキッシュ

| 1人分 394kcal | 塩分 1.4g | カルシウム | たんぱく質 |
|---|---|---|---|

### 材料（1人分）

生ざけ …… 大$\frac{1}{2}$切れ（50g）
カリフラワー …… 小2房（50g）

A
- 卵 …… $\frac{1}{2}$個
- 牛乳 …… カップ$\frac{1}{4}$
- 生クリーム …… カップ$\frac{1}{4}$
- 粉チーズ …… 小さじ2
- 塩 …… 少量

### 作り方

1 さけは皮を取り、塩少量（分量外）をふり、しばらくおいたら、水けをふき、ひと口大に切る。
2 カリフラワーは小房に分けてゆでる。
3 耐熱容器に1、2、混ぜ合わせたAを入れ、卵に火が通るまで200℃のオーブンで10分ほど焼く（またはオーブントースターで軽く焦げ目がつくまで焼く）。

おすすめの副菜

チンゲン菜とハムの塩炒め煮 ➡p.101
さつまいもとりんごのヨーグルトサラダ ➡p.108

アレンジ

**ほうれん草やじゃがいもなども**

カリフラワーの代わりに、ほうれん草、ブロッコリー、じゃがいも、かぼちゃなどを使っても、クリーミーなソースと合います。じゃがいもやかぼちゃはしっかりゆでて。また、水けが多いものを入れるとキッシュが固まりにくいので、ほうれん草はよくしぼりましょう。

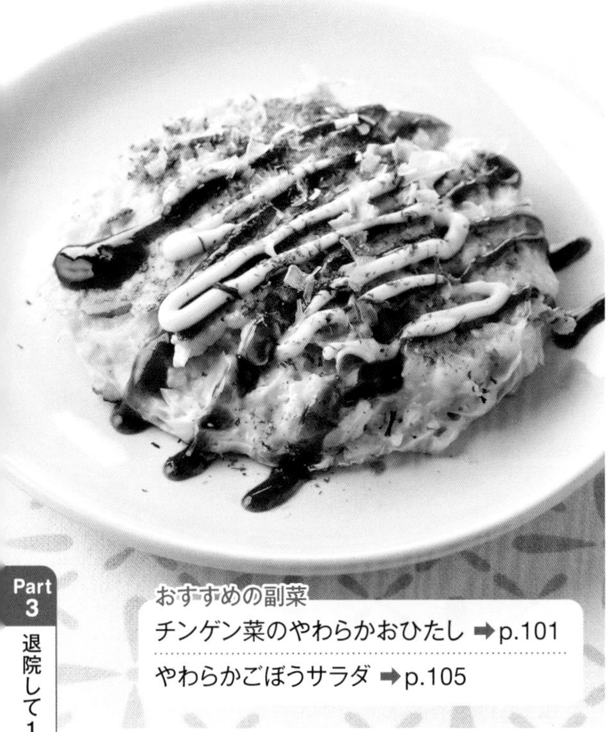

おすすめの副菜

チンゲン菜のやわらかおひたし ➡p.101
やわらかごぼうサラダ ➡p.105

便秘

小麦粉を使わないからモチモチ

## 卵と長いものお好み焼き

1人分 **145**kcal | 塩分 **0.4**g | たんぱく質 | カリウム

**材料**（1人分）

卵 …… ½個
豚薄切り肉 …… 20g
長いも …… 4㎝（50g）
キャベツ …… 小½枚（20g）
青のり、削り節、
　お好み焼きソース、
　マヨネーズ …… 各適宜
サラダ油 …… 小さじ½

**作り方**

1 長いもは皮をむいてすりおろす。キャベツはせん切りにする。
2 卵は割りほぐして、1と合わせておく。
3 熱したフライパンに油をひき、2を流し入れ、その上に豚肉を広げてのせ、3～4分焼く。
4 裏返してさらに2分ほど焼き、器に盛る。好みで青のり、削り節、ソース、マヨネーズをかける。

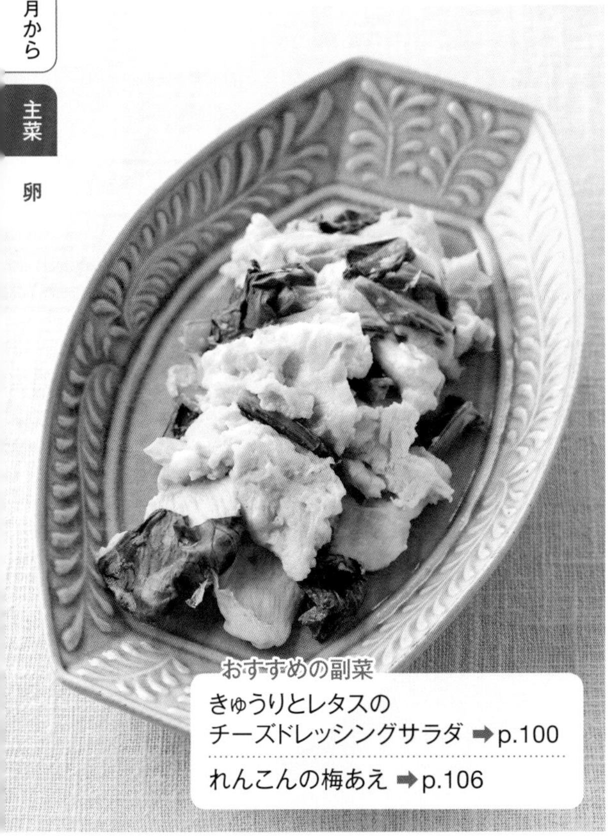

おすすめの副菜

きゅうりとレタスの
チーズドレッシングサラダ ➡p.100
れんこんの梅あえ ➡p.106

腹部膨満感　貧血

甘辛の卵が温かいごはんに合う

## 鶏肉と小松菜の卵炒め

1人分 **142**kcal | 塩分 **1.2**g | たんぱく質 | ビタミンA

**材料**（1人分）

卵 …… 1個
鶏むね肉 …… 40g
小松菜 …… 1株（20g）
A［だし汁 …… 小さじ2
　砂糖 …… 小さじ½
　しょうゆ …… 小さじ½
塩 …… 少量
サラダ油 …… 小さじ½

**作り方**

1 鶏肉は薄くそぎ切りにする（➡p.48）。小松菜は茎を1㎝幅、葉はざく切りにする。
2 卵は割りほぐして、Aと合わせておく。
3 熱したフライパンに油をひき、鶏肉を炒める。肉にある程度火が通ったら、小松菜の茎の部分、葉の部分と順に炒めながら塩をふる。
4 フライパンの端に3を寄せ、あいたところに2を入れ、半分ほど固まってきたら全体を混ぜる。

退院して1～2カ月から

## 副菜 野菜・きのこ

そろそろ生野菜のサラダも食卓に。食物繊維の多い野菜は体調に合わせて。

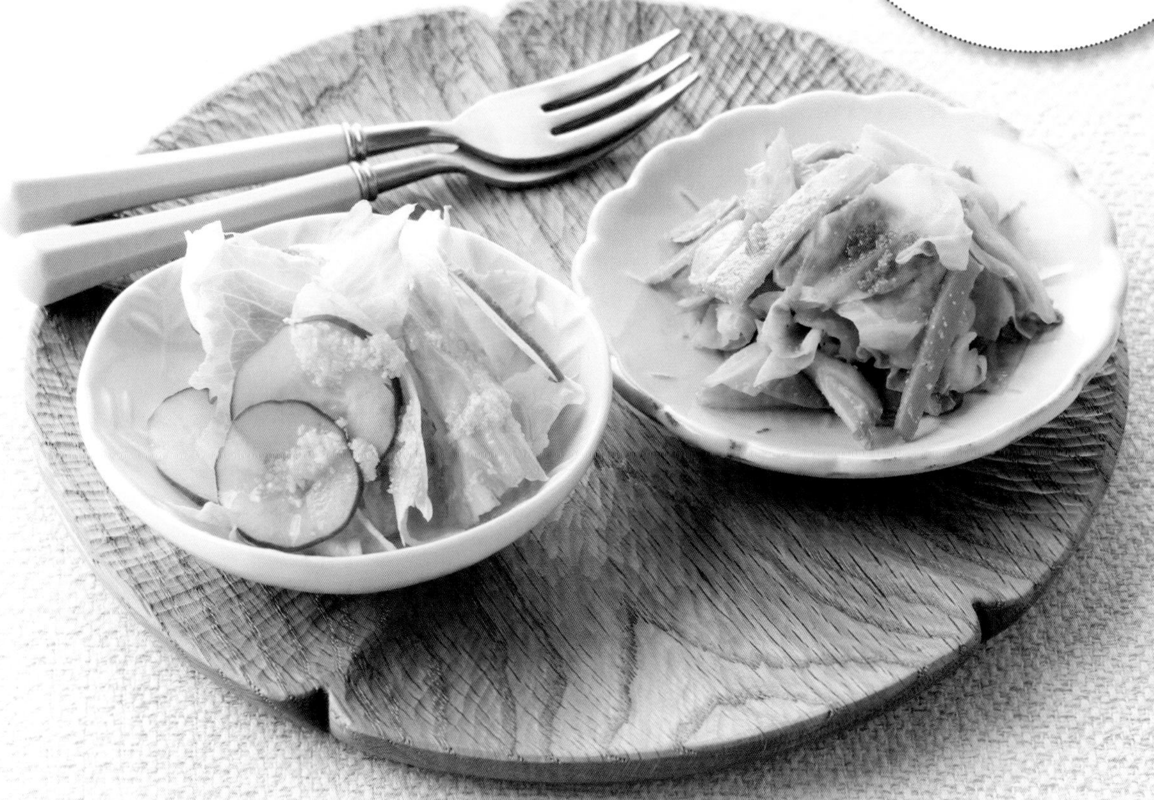

便秘 におい

粉チーズが野菜を引き立てる

### きゅうりとレタスのチーズドレッシングサラダ

1人分 **31**kcal | 塩分 **0.6**g | カリウム | 食物繊維

**材料**（1人分）

きゅうり …… 3㎝（15g）
レタス …… ½枚（15g）

A
- 粉チーズ …… 小さじ1
- 酢 …… 小さじ½
- 塩 …… 少量
- オリーブ油 …… 小さじ½

**作り方**

1 きゅうりは薄い輪切りにする。レタスは食べやすい大きさにちぎる。

2 Aを混ぜ合わせてドレッシングを作り、1にかける。

便秘 におい

すりごまで香りと風味を出して

### キャベツとにんじんのごまあえサラダ

1人分 **32**kcal | 塩分 **0.4**g | ビタミンC | ビタミンA

**材料**（1人分）

キャベツ …… 小½枚（20g）
にんじん …… 5g

A
- すりごま …… 小さじ1
- 砂糖 …… 小さじ½
- しょうゆ …… 小さじ½

**作り方**

1 キャベツはざく切りにする。にんじんは皮をむいて6～7㎜幅の薄切りにする。

2 1を10秒ほどサッとゆでて水けをきり、混ぜ合わせたAとあえる。

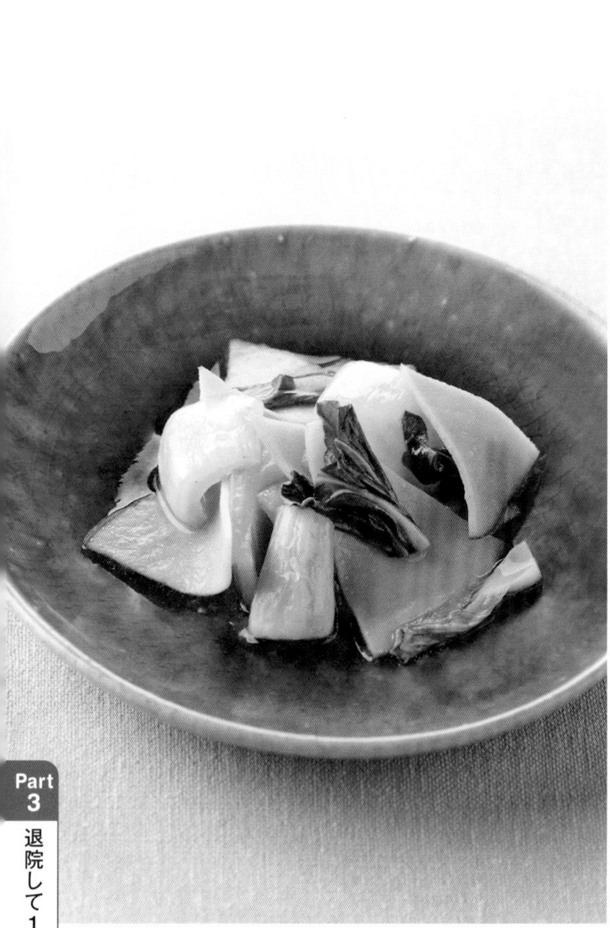

便秘　腹部膨満感　におい

かたい茎はしっかりゆでてやわらかく

## チンゲン菜とハムの塩炒め煮

1人分 41kcal ｜ 塩分 0.7g ｜ ビタミンA ｜ たんぱく質

**材料**（1人分）

チンゲン菜 …… 小2枚（20g）
ハム …… 1枚（10g）
水 …… 大さじ2
塩 …… 少量
ごま油 …… 小さじ½

**作り方**

1 チンゲン菜は2㎝幅に切り、沸騰した湯に固い茎を先に入れ、少したったら葉を加えてゆでる。ハムは放射状に8等分する。
2 フライパンにごま油をひき、1を炒める。
3 2に水を加えて水分がなくなるまで煮たら、塩をふって味をととのえる。



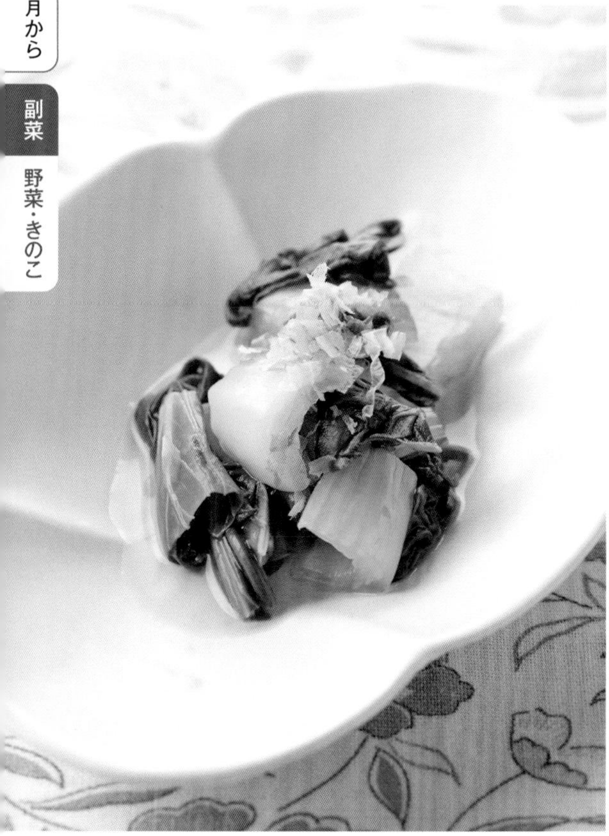

便秘　腹部膨満感　におい

だしを効かせて味わい深く

## チンゲン菜のやわらかおひたし

1人分 5kcal ｜ 塩分 0.3g ｜ ビタミンA ｜ ビタミンC

**材料**（1人分）

チンゲン菜 …… 小2枚（20g）
だし汁 …… 小さじ2
しょうゆ …… 小さじ¼
削り節 …… 適宜

**作り方**

1 チンゲン菜は2㎝幅に切り、沸騰した湯に固い茎を先に入れ、少したったら葉を加えてゆでる。
2 だし汁としょうゆを合わせ、水けをきった1を加えてあえる。
3 器に盛りつけ、好みで削り節を飾る。

**作り方ポイント　水けをきったらすぐにあえる**

チンゲン菜の葉の色が変わったら湯から引きあげ、水けをきったら、すぐに調味料とあえて味をしみ込ませて。チンゲン菜の甘さとほろ苦さが味わえます。

便秘

みそを効かせたコクのある炒め物

## さやいんげんの肉みそ炒め

1人分 49kcal | 塩分 0.4g | ビタミンA | たんぱく質

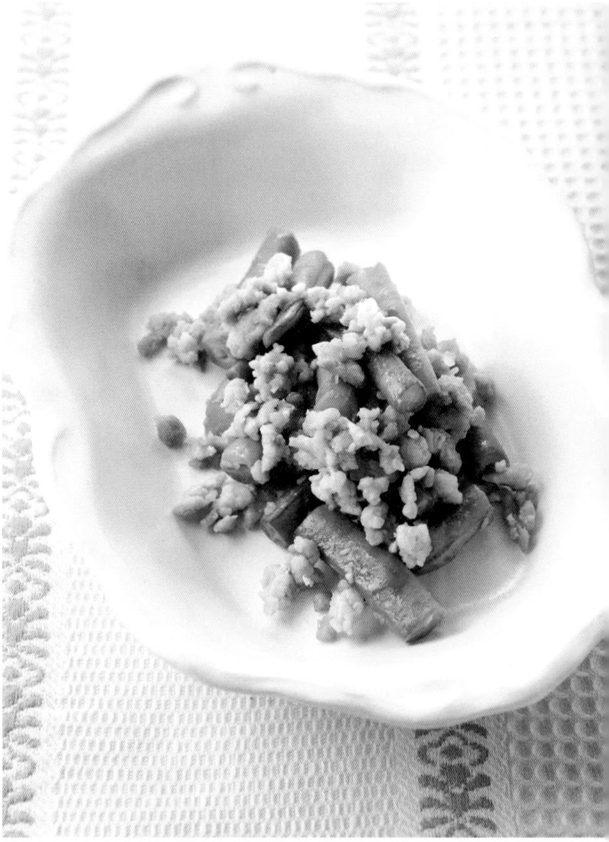

**材料**（1人分）

さやいんげん …… 3本（20g）
豚ひき肉（赤身）…… 15g
みそ …… 小さじ½
みりん …… 小さじ½

**作り方**

1 さやいんげんはやわらかくゆで、3㎝長さに切る。
2 熱したフライパンにひき肉、みそ、みりんを入れてよく炒め、火が通ったら1を加えて炒める。

作り方ポイント **かたい筋は取り除く**

最近は品種改良によって筋のないさやいんげんが増えていますが、両端を少し折り、筋がつながるようであれば、引っ張って取り除きましょう。

便秘

すぐにできて食べ応えもある便利な副菜

## さやいんげんとちくわのさっぱり煮

1人分 46kcal | 塩分 0.9g | ビタミンA | たんぱく質

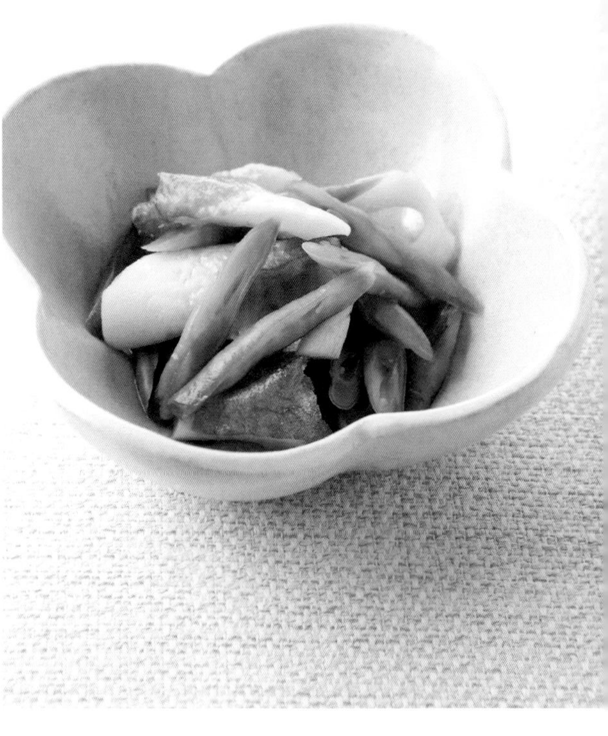

**材料**（1人分）

さやいんげん …… 3本（20g）
ちくわ …… ½本（20g）
A［だし汁 …… カップ¼
みりん …… 小さじ1
しょうゆ …… 小さじ½］

**作り方**

1 さやいんげんは斜め薄切りにする。ちくわは乱切りにする。
2 鍋にAと1を入れて火にかけ、水けがなくなるまで煮る。

アレンジ **たんぱく質系の食材を変えて**

ちくわの代わりに、厚揚げ、はんぺん、さつま揚げなどを使っても。緑色のさやいんげんは、煮物の彩りを鮮やかにしてくれるので重宝します。

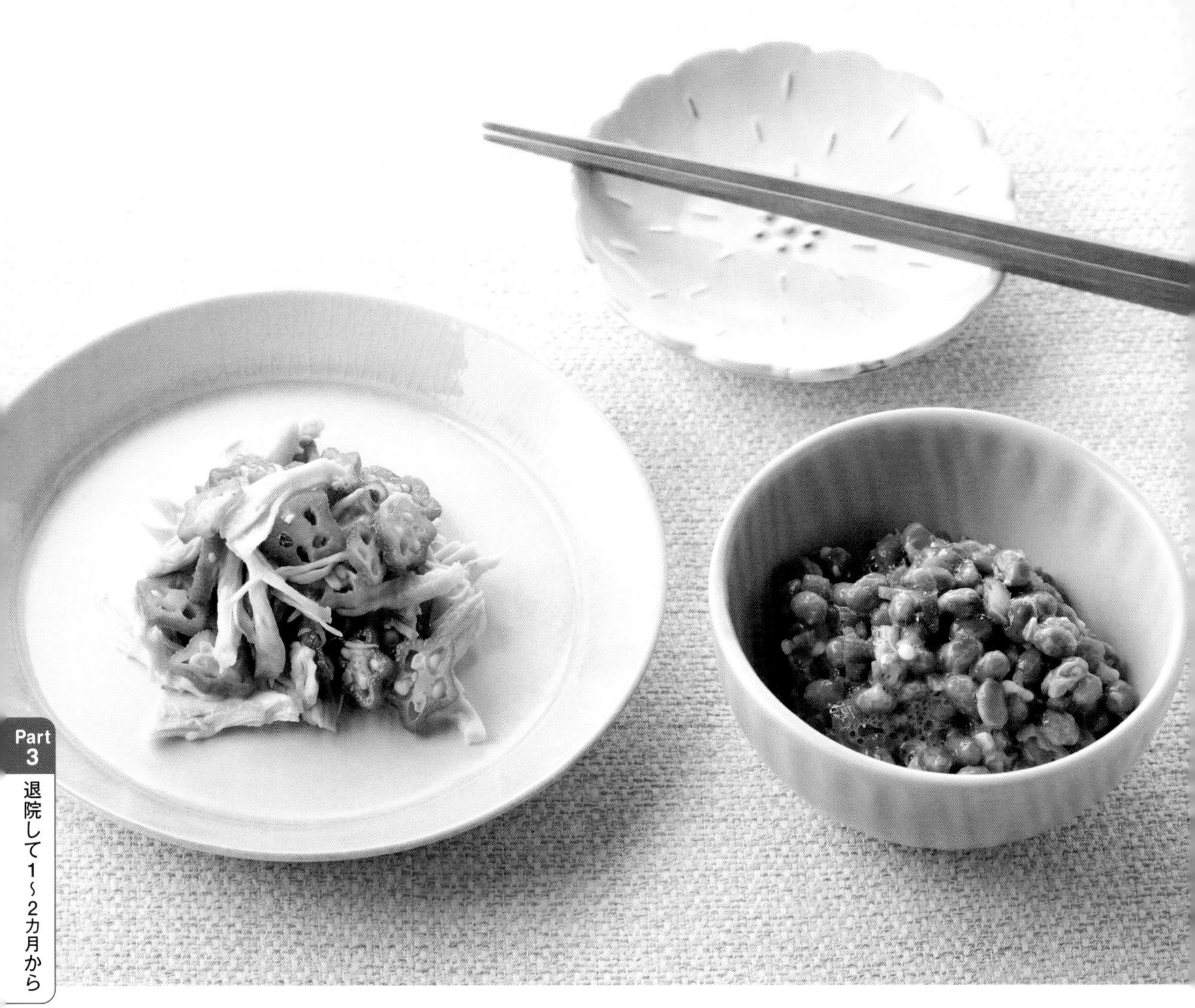



便秘　腹部膨満感　におい

さっぱりとした味わいの中華風サラダ

## オクラと蒸し鶏のサラダ

1人分 **53**kcal ｜ 塩分 **1.1**g ｜ たんぱく質 ｜ ビタミンA

### 材料（1人分）

オクラ …… 2本（20g）
鶏むね肉 …… 30g
酒 …… 小さじ1
塩 …… 少量

A
しょうゆ …… 小さじ1/2
酢 …… 小さじ1/2
ごま油 …… 小さじ1/4

### 作り方

1 鶏肉は酒、塩をからめ、ラップをかけ、電子レンジで1分加熱する。冷めたら手で裂いてほぐしておく。

2 オクラはゆでて、かたいヘタの部分を切り落とし、薄い輪切りにする。

3 1と2を合わせ、よく混ぜ合わせたAを加えてあえる。

便秘　貧血

ごはんにのせて「ネバネバ丼」にしても

## きざみオクラの納豆あえ

1人分 **81**kcal ｜ 塩分 **0.5**g ｜ たんぱく質 ｜ ビタミンA

### 材料（1人分）

オクラ …… 2本（20g）
納豆 …… 1パック（40g）
納豆の添付のたれ …… 1パック分

### 作り方

1 オクラはゆでて、かたいヘタの部分を切り落とし、あらみじん切りにする。

2 1、納豆、たれを混ぜ合わせる。

**アレンジ 冷ややっこにのせてもOK**

オクラの納豆あえは、冷ややっこにのせてもおいしい。オクラのうぶげが気になる場合は、塩もみして取り除くと口当たりがよくなります。

便秘　腹部膨満感　におい

厚揚げ入りで食べ応え十分

# たけのこと厚揚げの煮物

| 1人分 **87**kcal | 塩分 **0.5**g | たんぱく質 | 食物繊維 |
|---|---|---|---|

### 材料（1人分）

ゆでたけのこ …… 15g
厚揚げ …… 50g

A
- だし汁 …… カップ $\frac{1}{4}$
- しょうゆ …… 小さじ $\frac{1}{2}$
- みりん …… 小さじ $\frac{1}{2}$

### 作り方

1 たけのこは2～3㎜厚さの薄切りにする。厚揚げはひと口大に切る。

2 鍋に1とAを入れ、水けがなくなるまで煮る。

**作り方ポイント　たけのこはやわらかい穂先を**

たけのこは穂先のやわらかい部分を使い、薄く切って煮込み、さらにやわらかくします。繊維を多く含んでいるので、よくかんでゆっくり食べましょう。

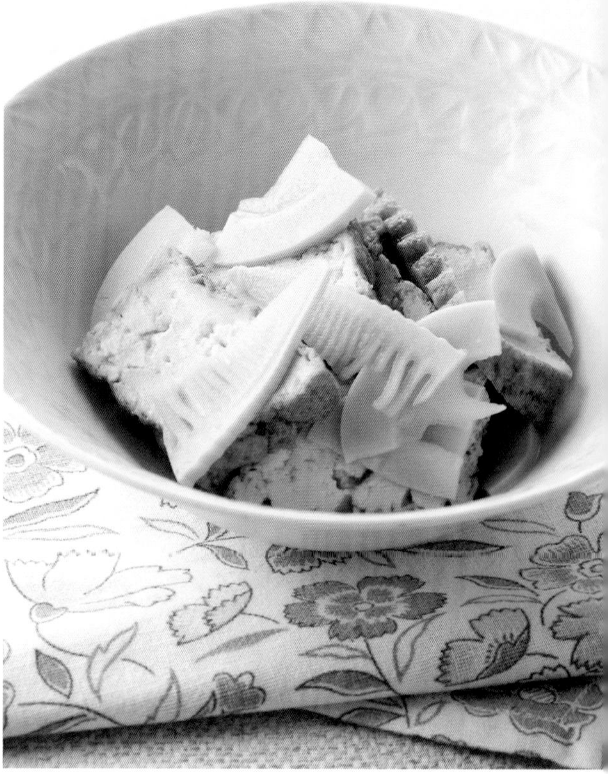

便秘　腹部膨満感　におい

やわらかく煮てとろみをつけて

# たけのこと白菜の中華煮

| 1人分 **35**kcal | 塩分 **1.1**g | ビタミンC | 食物繊維 |
|---|---|---|---|

### 材料（1人分）

ゆでたけのこ
…… 10g
白菜
…… 小 $\frac{1}{3}$ 枚（30g）

A
- 水 …… カップ $\frac{1}{2}$
- 鶏ガラスープの素 …… 小さじ $\frac{1}{2}$
- しょうゆ …… 小さじ $\frac{1}{2}$

ごま油 …… 小さじ $\frac{1}{2}$

- 片栗粉 …… 小さじ $\frac{1}{2}$
- 水 …… 小さじ1

### 作り方

1 たけのこはせん切り、白菜はそぎ切りにする。

2 鍋にAを合わせ、1を入れて煮込み、火が通ったらごま油を回しかけ、水で溶いた片栗粉を加えてとろみをつける。

**アレンジ　にんじん、ブロッコリーなども**

たけのこを、白菜と相性がよいにんじん、ブロッコリー、カリフラワーなどの野菜に代えても◎。

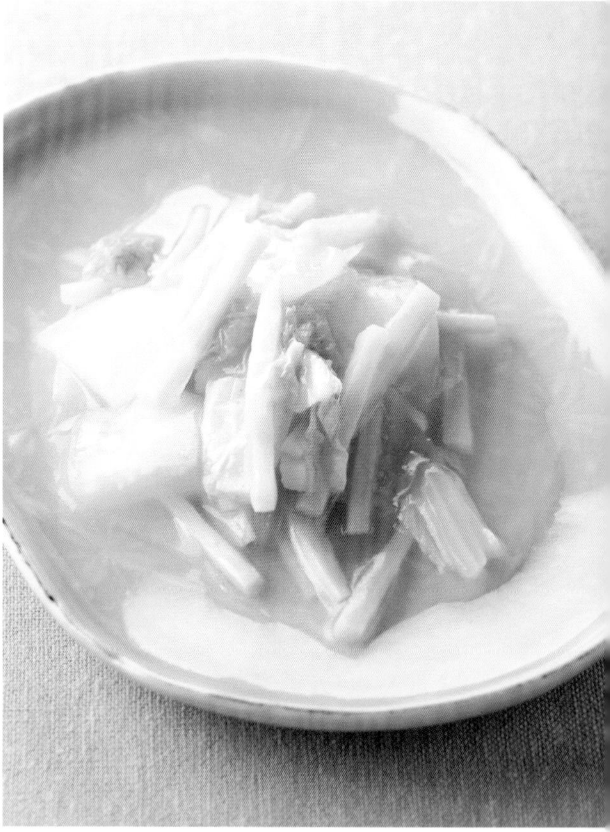

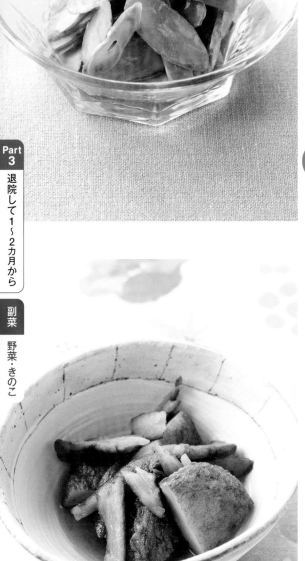

便秘　におい

しょうゆが味のアクセント

## やわらかごぼうサラダ

1人分 43kcal | 塩分 0.5g | 食物繊維 | ビタミンA

**材料**（1人分）

ごぼう …… 6㎝（20g）
さやいんげん …… 小1本（5g）
にんじん …… 5g
マヨネーズ …… 小さじ1
しょうゆ …… 小さじ½

**作り方**

1 ごぼう、さやいんげんは斜め薄切りにする。にんじんは皮をむいて薄切りにする。
2 鍋に湯を沸かし、1のごぼうを先に入れ、やわらかくなってきたら、さやいんげん、にんじんを加えてゆでる。水けをきり、マヨネーズ、しょうゆであえる。

**作り方ポイント** 繊維を断つ切り方に

ごぼうは繊維を断つように、斜め薄切りにしましょう。

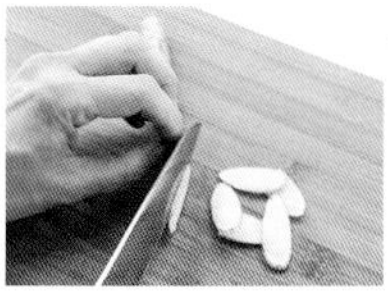

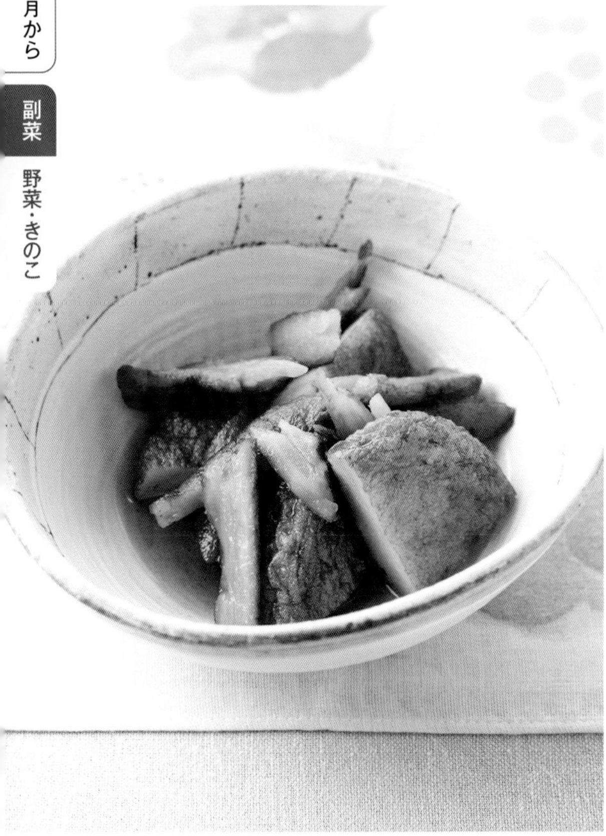

便秘　におい

ごぼうに味がしみ込んでおいしい

## さつま揚げとごぼうのやわらか煮

1人分 82kcal | 塩分 1.2g | たんぱく質 | 食物繊維

**材料**（1人分）

ごぼう …… 9㎝（30g）
さつま揚げ …… 1枚（40g）
A　だし汁 …… カップ¼
　　しょうゆ …… 小さじ½
　　みりん …… 小さじ½

**作り方**

1 ごぼうはたたいて細かくする。
2 さつま揚げは4等分する。
3 鍋に湯を沸かし、1をやわらかくゆでて取り出す。
4 鍋にA、2、3を入れて弱火で5分ほど煮る。

**作り方ポイント** かたい繊維をほぐす

ごぼうはめん棒などでたたくと、繊維がほぐれます。

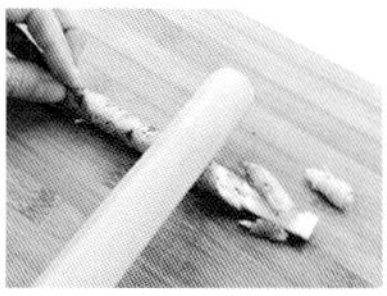

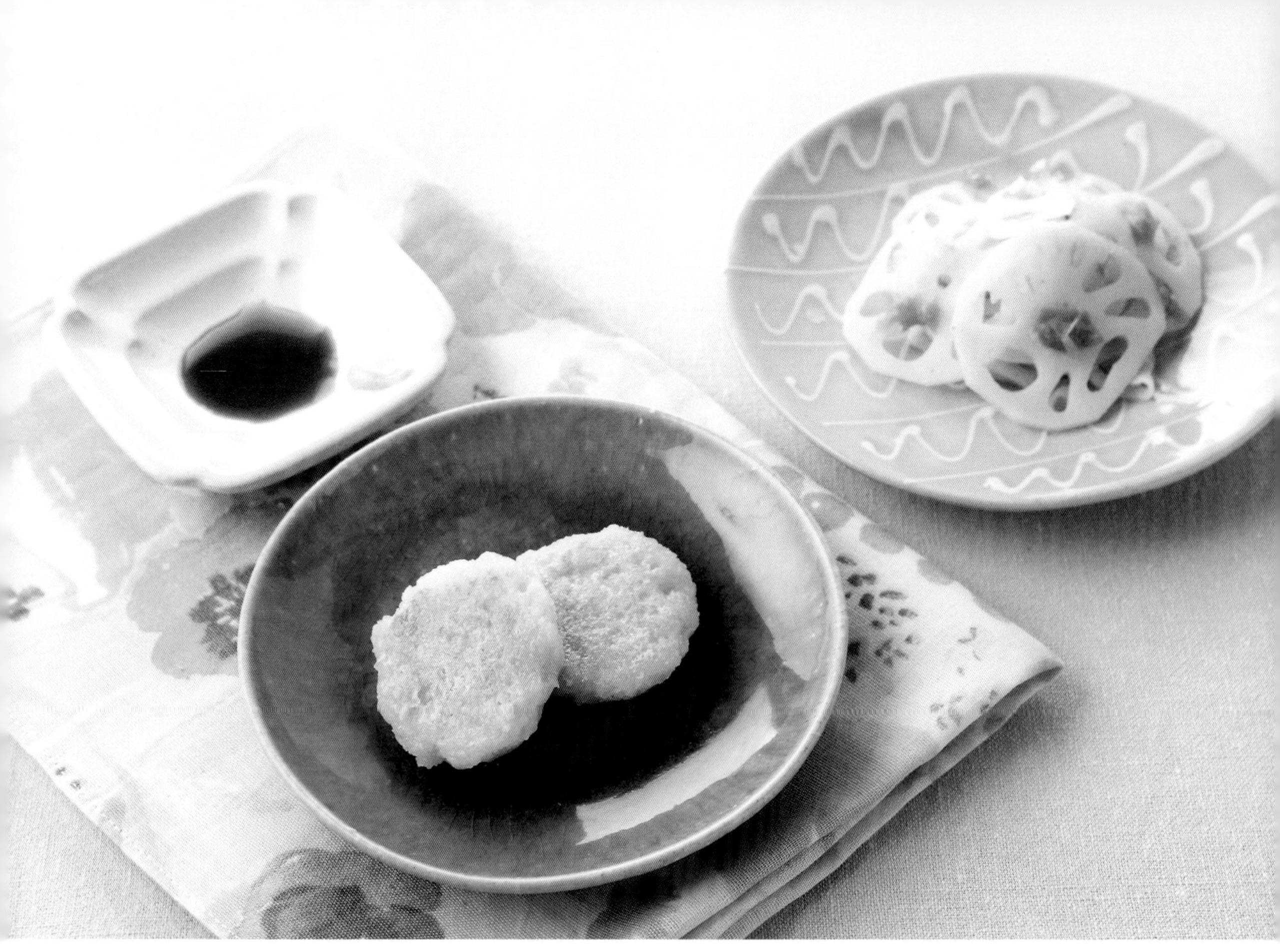

便秘　におい

すりおろしてモチモチ感を出して

## れんこんもち焼き

1人分 54kcal ｜ 塩分 0.5g ｜ ビタミンC ｜ 食物繊維

**材料**（1人分）

れんこん …… 2㎝（40g）
片栗粉 …… 小さじ1
塩 …… 少量
サラダ油 …… 小さじ½
からしじょうゆ …… 適宜

**作り方**

1 れんこんは皮をむいてすりおろし、片栗粉、塩を加えて混ぜたら2等分して丸め、平らにする。
2 熱したフライパンに油をひき、1を焼く。
3 好みでからしじょうゆにつけて食べる。

**アレンジ** ひき肉を加えてバーグに

すりおろしたれんこんと豚ひき肉を混ぜ、塩、こしょうで味つけして焼いても。ふんわりとした焼き上がりの「れんこんバーグ」になります。

便秘　におい

ほどよい酸味がやみつきになる

## れんこんの梅あえ

1人分 23kcal ｜ 塩分 0.9g ｜ ビタミンC ｜ カリウム

**材料**（1人分）

れんこん …… 小2㎝（30g）
梅干し（種は除く）…… 1個（5g）
削り節 …… ひとつまみ

**作り方**

1 れんこんは皮をむいて薄切りにし、やわらかくゆでる。
2 梅干しは包丁の背で細かくたたく。
3 1、2、削り節を混ぜ合わせる。

**アレンジ** ごまみそや洋風味つけも

梅干しに代えて、みそ＋すりごま＋ごま油の衣にしても。洋風にしたい場合は、マヨネーズ＋めんつゆ（またはポン酢しょうゆ）も試して。

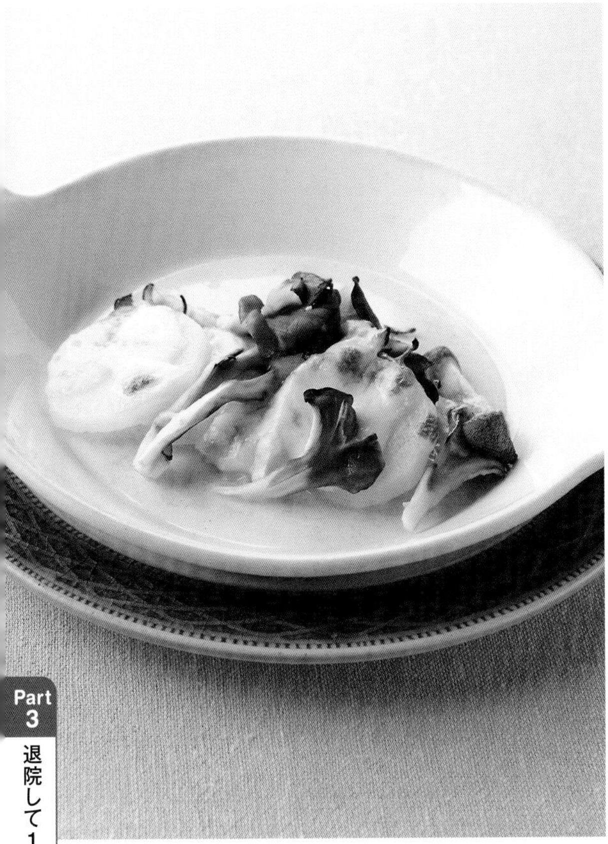

便秘

きのことチーズのコクで調味料いらず

# きのことじゃがいものチーズ焼き

1人分 73kcal | 塩分 0.4g | ビタミンC | 食物繊維

### 材料（1人分）

まいたけ …… 15g
エリンギ …… 5g
じゃがいも …… 1/5個（30g）
ピザ用チーズ …… 15g

### 作り方

1 まいたけ、エリンギは食べやすい大きさに切る。じゃがいもは皮をむいて5㎜幅の輪切りにして、やわらかくゆでる。

2 アルミホイルの上に1を並べ、その上にチーズをのせ、魚焼きグリルかオーブントースターでチーズが溶けるまで焼く。

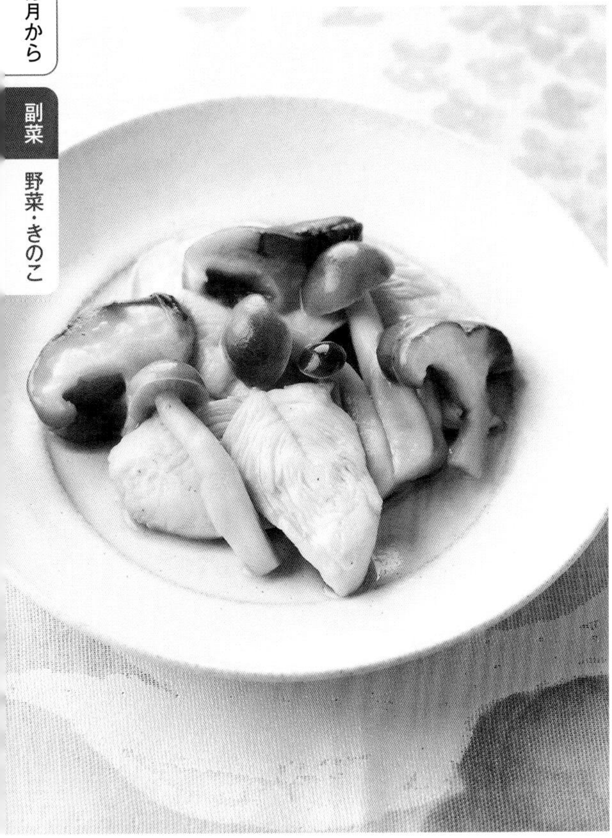

便秘

2種のきのこの味と香りを楽しんで

# きのことささ身の甘辛煮

1人分 43kcal | 塩分 0.5g | たんぱく質 | 食物繊維

### 材料（1人分）

しめじ …… 10g
生しいたけ …… 1個（10g）
鶏ささ身 …… 30g
A
だし汁 …… カップ 1/4
砂糖 …… 小さじ 1/2
しょうゆ …… 小さじ 1/2

### 作り方

1 しめじは石づきを取り、手でほぐす。しいたけは軸を除いて4等分に切る。鶏肉はそぎ切りにする（➡p.48）。

2 フライパンにAを入れ、1を加えて水けがなくなるまで煮込む。

**アレンジ 鶏むね肉や白身魚でもおいしい**

きのこはうまみ成分を含んでいるので、脇役として少量使うだけで味が際立ちます。鶏ささ身を淡白な鶏むね肉や白身魚に代えても、おいしくできます。

# 副菜 いも・海藻

これまで控えてきたさつまいもや海藻を、少しずつ献立に取り入れましょう。

便秘　腹部膨満感

デザートにもなるおかず

## さつまいもとりんごのヨーグルトサラダ

1人分 48kcal ｜ 塩分 0.5g ｜ ビタミンC ｜ カリウム

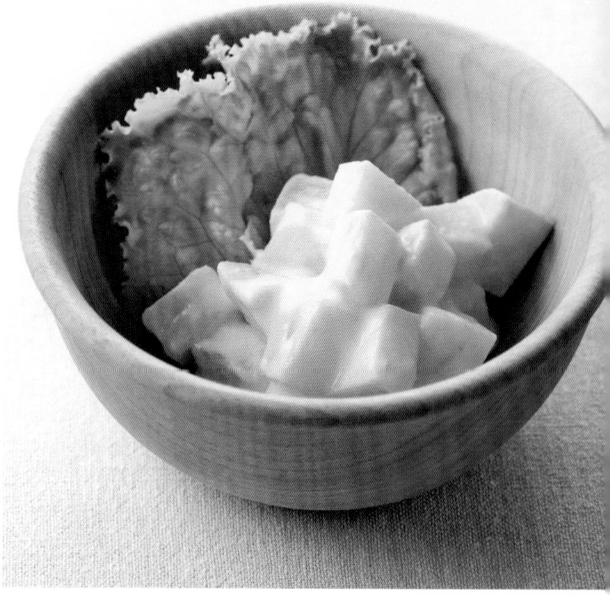

### 材料（1人分）

さつまいも …… 20g
りんご …… 20g
プレーンヨーグルト …… 20g
レタス …… 少量
塩 …… 少量

### 作り方

1 さつまいも、りんごは皮をむいて1㎝角に切り、さつまいもはやわらかくゆでる。

2 1とヨーグルトを合わせ、塩をふって味をととのえる。器に盛りつけ、レタスを添える。

**作り方ポイント　さつまいもは皮をむいて**

さつまいもは食物繊維が多く、皮の近くには腸のぜん動運動を促す成分も。皮をむいて調理しましょう。

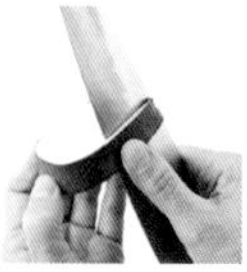

便秘

甘じょっぱくておいしい

## さつまいものきんぴら

1人分 44kcal ｜ 塩分 0.4g ｜ ビタミンC ｜ ビタミンA

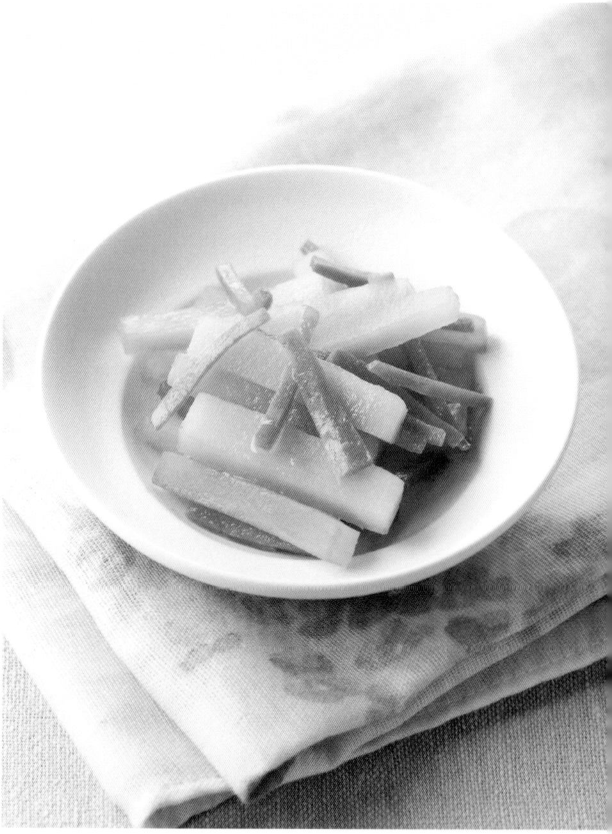

### 材料（1人分）

さつまいも …… 20g
にんじん …… 5g
砂糖 …… 小さじ1/2
しょうゆ …… 小さじ1/2
サラダ油 …… 小さじ1/4

### 作り方

1 さつまいも、にんじんは皮をむいて細切りにし、さつまいもはサッとゆでる。

2 フライパンに油をひき、1を弱火で炒める。

3 にんじんがしんなりしてきたら砂糖、しょうゆを加え、炒め合わせる。

**アレンジ　素材の甘味を生かした塩炒めも**

さつまいもやにんじんは甘味があるので、塩で炒めるだけでもおいしくなります。すりごまも加えると、豊かな香りと風味で食欲をそそります。

下痢・頻便　便秘

食物繊維が多いわかめは少しずつ

# きざみわかめの卵焼き

1人分 95kcal ｜ 塩分 0.7g ｜ たんぱく質 ｜ 食物繊維

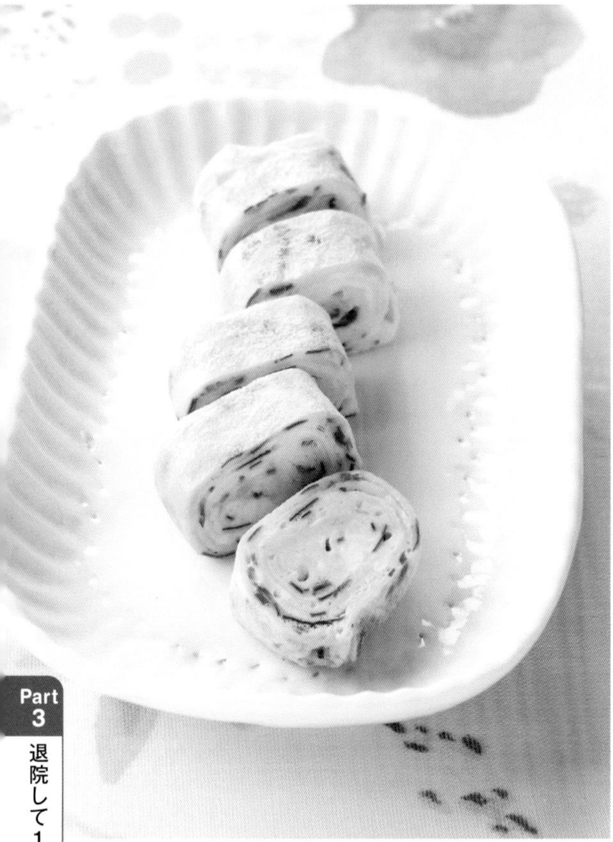

### 材料（1人分）

生わかめ …… 3g
卵 …… 1個
砂糖 …… 小さじ½
塩 …… 少量
サラダ油 …… 少量

### 作り方

1 わかめはきざんで、溶いた卵と合わせる。
2 1に砂糖、塩を加えて混ぜ合わせる。
3 熱した卵焼き器に油をなじませ、2を2～3回に分けて流し入れ、巻き焼きにする。

**アレンジ　風味やうまみが生きる具材を**

卵焼きは、具材を変えることでいろいろな味や食感が楽しめます。赤しそ、削り節で風味を出したり、しらす干し、ツナマヨなどでうまみを出したりしても。

便秘　におい

のりの塩味と香ばしさがアクセント

# ほうれん草の磯あえ

1人分 11kcal ｜ 塩分 0.4g ｜ ビタミンA ｜ 食物繊維

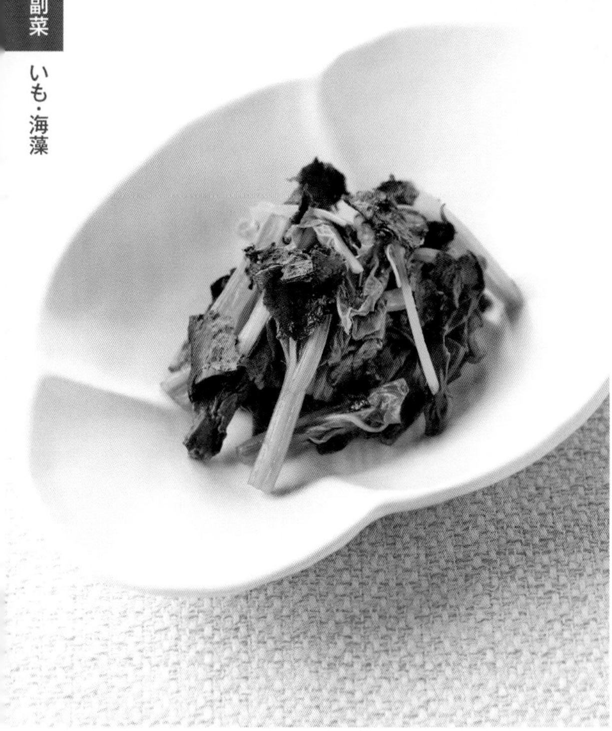

### 材料（1人分）

ほうれん草 …… 大1株（25g）
焼きのり（8つ切り） …… 1枚
しょうゆ …… 小さじ½

### 作り方

1 ほうれん草は熱湯でゆで、水けをしぼる。
2 1を3㎝幅に切り、ちぎったのり、しょうゆを加えてあえる。

**アレンジ　さやいんげんやいろいろな青菜で**

さやいんげんやオクラも、のりの塩味とよく合います。ほうれん草以外の小松菜、チンゲン菜などの青菜もおすすめです。

退院して**1〜2**カ月から

**汁物** **スープ**

少しずつ具材の種類を増やし、具だくさんで、おかずにもなる汁物を作って。

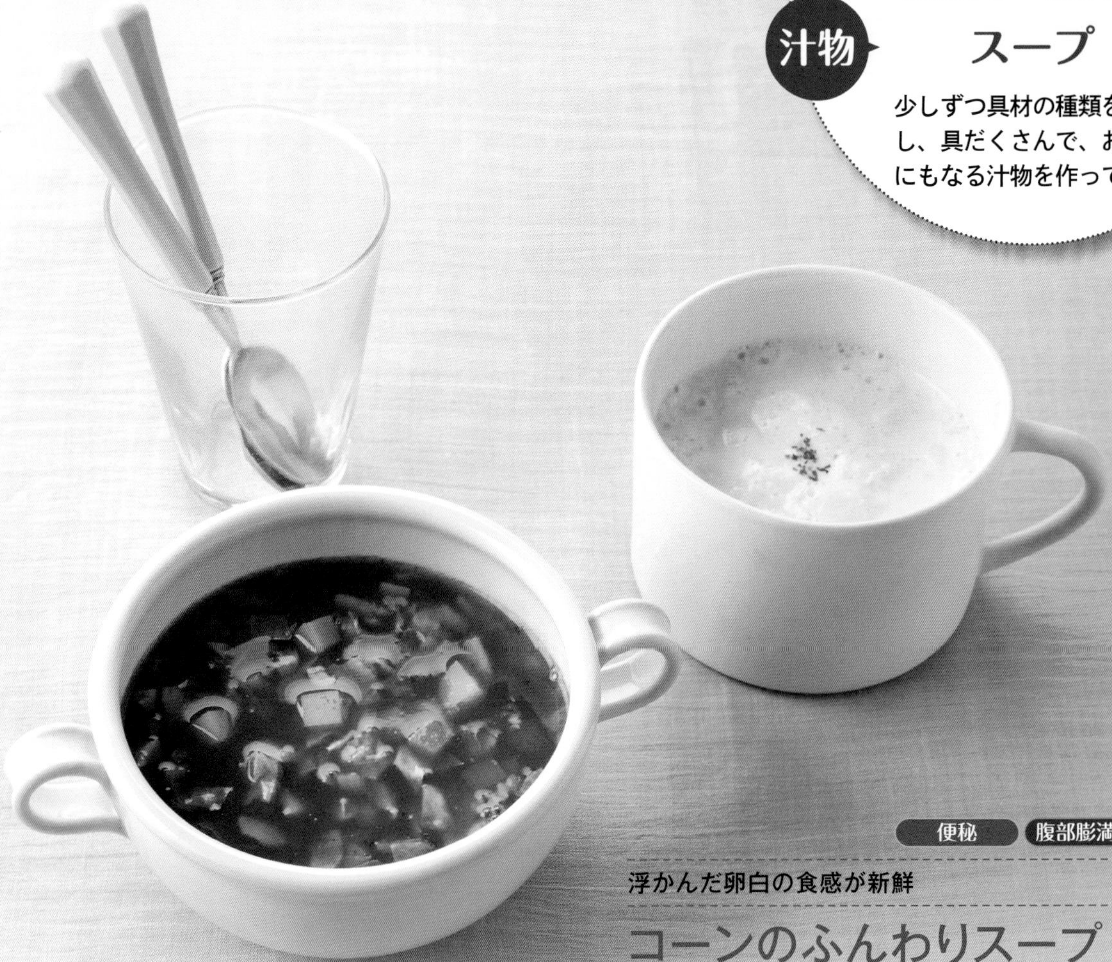

下痢・頻便　便秘　腹部膨満感

トマトを使わず、簡単にできる

## ミネストローネ

1人分 **72**kcal | 塩分 **1.1**g | ビタミンC | カリウム

**材料**(1人分)

| | |
|---|---|
| じゃがいも……小⅕個(20g) | 水……カップ¾ |
| 玉ねぎ……10g | トマトケチャップ……大さじ1 |
| にんじん……5g | 塩……少量 |
| キャベツ……⅕枚(10g) | オリーブ油……小さじ½ |
| ベーコン……5g | |

**作り方**

1 じゃがいも、玉ねぎ、にんじんは皮をむき、キャベツ、ベーコンとともにすべて7〜8㎜角に切る。

2 鍋にオリーブ油と1を入れて炒める。しんなりしてきたらトマトケチャップを加え、混ぜながら2分ほど炒める。

3 2に水を加え、沸騰したら塩で味をととのえる。

便秘　腹部膨満感

浮かんだ卵白の食感が新鮮

## コーンのふんわりスープ

1人分 **133**kcal | 塩分 **1.7**g | カルシウム | 炭水化物

**材料**(1人分)

| | |
|---|---|
| コーンクリーム缶……80g | 塩……ひとつまみ |
| 卵白……½個分 | パセリ(みじん切り)……適宜 |
| 牛乳……カップ½ | |

**作り方**

1 鍋にコーンクリーム、牛乳を混ぜ合わせ、火にかける。

2 沸騰したら卵白を加え、全体をかき混ぜて、仕上げに塩で味をととのえる。好みでパセリを散らす。

**アレンジ** **豆腐を入れてもっとふんわり**

具材にくずした豆腐を加えると、よりふんわりしたスープになります。牛乳を野菜ジュース(全量もしくは半量)に代えてもOK。

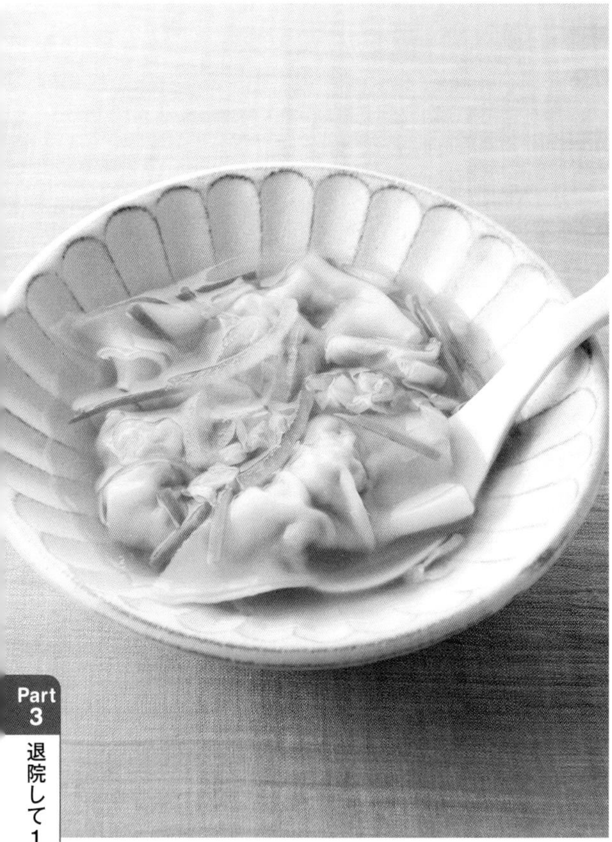

下痢・頻便　便秘

ワンタンから肉汁がジュワーッ

## 具だくさんワンタンスープ

1人分 **88**kcal ｜ 塩分 **1.8**g ｜ たんぱく質 ｜ カリウム

**材料**（1人分）

豚ひき肉（赤身）…… 20g
塩 …… 少量
玉ねぎ …… 20g
にんじん …… 5g
キャベツ …… 1/5 枚（10g）
ワンタンの皮 …… 3枚
A
- 水 …… カップ1
- 鶏ガラスープの素 …… 小さじ 1/2
- しょうゆ …… 小さじ 1/2

**作り方**

**1** 玉ねぎ、にんじんは皮をむいてせん切りに、キャベツは細かく切る。

**2** ひき肉と塩を混ぜてよくこね、3等分してワンタンの皮で包む。

**3** 鍋に**A**と**1**を入れて火にかけ、沸騰したら**2**を加え、2分ほど煮込む。

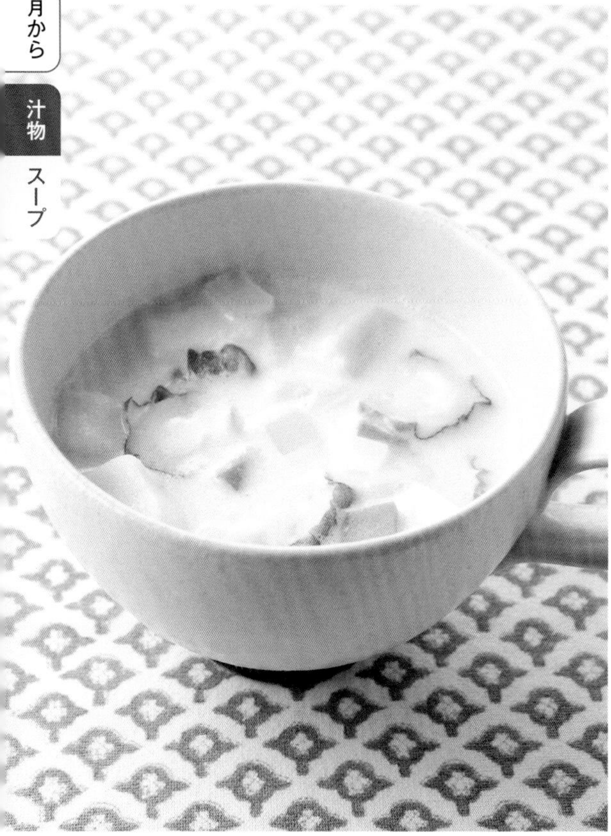

下痢・頻便　便秘

練りものだけでも魚介の風味が意外にしっかり

## ちくわのクラムチャウダー風

1人分 **143**kcal ｜ 塩分 **1.2**g ｜ カルシウム ｜ ビタミンC

**材料**（1人分）

ちくわ …… 15g
はんぺん …… 15g
じゃがいも …… 小 1/5 個（20g）
玉ねぎ …… 15g
にんじん …… 5g
牛乳 …… カップ 1/2
水 …… カップ 1/2
小麦粉 …… 小さじ1
塩 …… 少量
バター …… 3g

**作り方**

**1** ちくわは5㎜幅の輪切りにする。はんぺんは2㎝角に切る。野菜は皮をむいて1㎝角に切る。

**2** 鍋にバター、**1**の野菜を入れ、玉ねぎがすきとおるまでじっくり炒める。

**3** 小麦粉を加え、粉っぽさがなくなるまで炒め、水、はんぺん、ちくわを加え、3分ほど煮込む。

**4** 牛乳を加えてさらに弱火で2～3分煮込み、塩で味をととのえる。

どれもおなかが満足する間食。リラックスタイムをおいしく楽しみましょう。

におい

甘い香りが魅力

## アップルティー

1人分 **19**kcal ｜ 塩分 **0**g ｜ カリウム

**材料**（1人分）

りんご …… 30g
紅茶 …… カップ1

**作り方**

1 りんごは皮をむいて薄いくし切りにする。
2 ティーポットに紅茶を入れ、1をひたす。

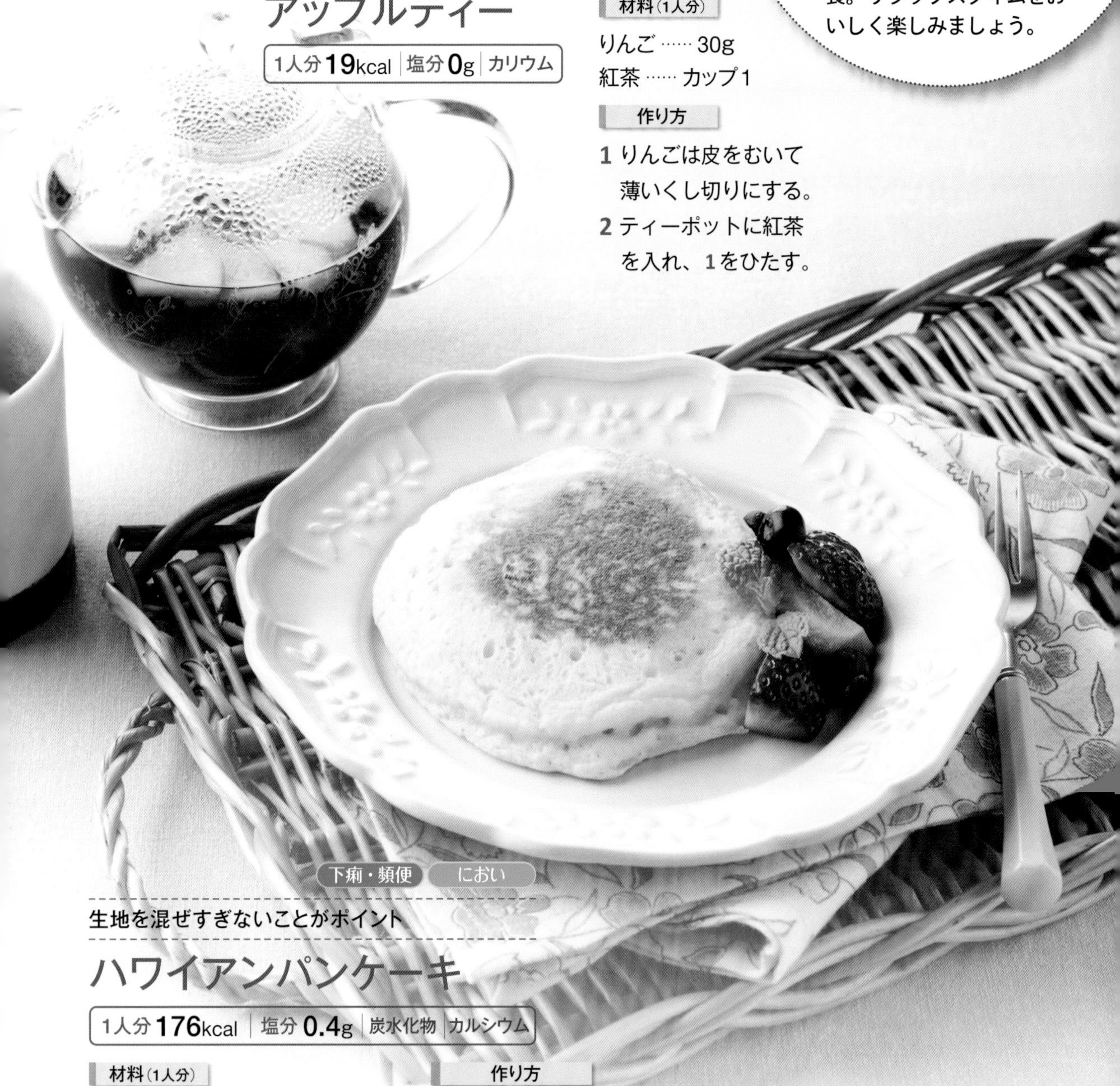

下痢・頻便　におい

生地を混ぜすぎないことがポイント

## ハワイアンパンケーキ

1人分 **176**kcal ｜ 塩分 **0.4**g ｜ 炭水化物 ｜ カルシウム

**材料**（1人分）

小麦粉 …… 50g
ベーキングパウダー …… 小さじ½
砂糖 …… 大さじ1
A ［ プレーンヨーグルト …… 50g
　 卵 …… 1個
　 バニラエッセンス …… 2滴
いちご …… 1個
ブルーベリー …… 適量
ミント …… 適量
バター …… 5g

**作り方**

1 ボウルに小麦粉、ベーキングパウダー、砂糖を入れ、泡立て器で混ぜ合わせる。
2 混ぜ合わせたAを1に加え、粉っぽさがなくなるまで混ぜる。
3 フライパンを熱し、一度ぬれ布巾にのせて温度を下げる。
4 3を再び弱火にかけ、バターを溶かし、2の半量を流し入れる。表面にブツブツと穴があいてきたら、裏返して両面を焼く。同様にもう1枚焼く。
5 器に4を重ねて盛り、縦4等分にしたいちご、ブルーベリー、ミントを飾る。

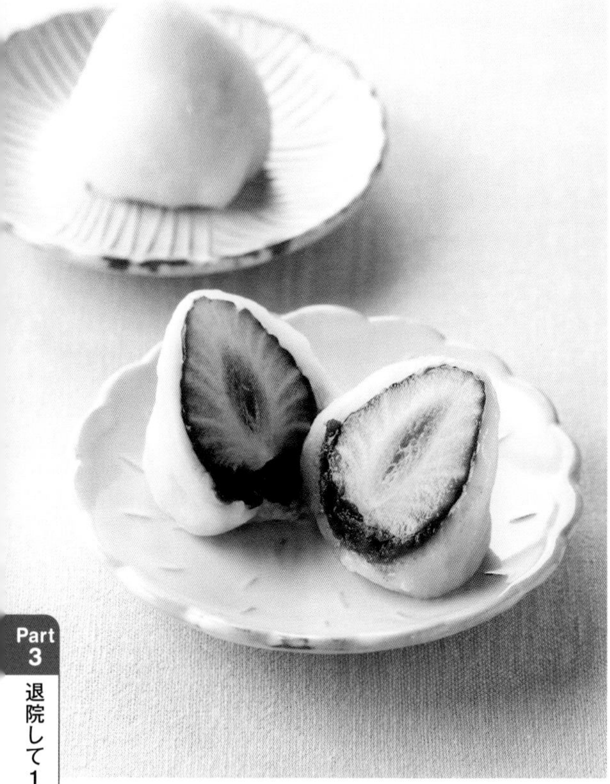

便秘　におい

モチモチ生地は電子レンジで完成

## いちご大福

1個分 **81**kcal | 塩分 **0**g | 炭水化物 | ビタミンC

**材料**（3個分）

こしあん（市販品）…… 15g
いちご …… 3個
白玉粉 …… 50g
水 …… 70mℓ
砂糖 …… 大さじ1
片栗粉 …… 適量

**作り方**

**1** こしあんは3等分して、上にいちごをのせて、形をととのえておく。

**2** 耐熱容器に白玉粉、水、砂糖を入れ、白玉粉の粒がなくなるまでよく混ぜる。

**3** **2**にラップをかけて電子レンジで2分加熱し、一度取り出し、ゴムベラでよく混ぜ、さらに1分加熱する。生地がすきとおってくるまでよく混ぜる。

**4** 片栗粉を敷いたバットに**3**を取り出し、生地を3等分し、**1**を包む。

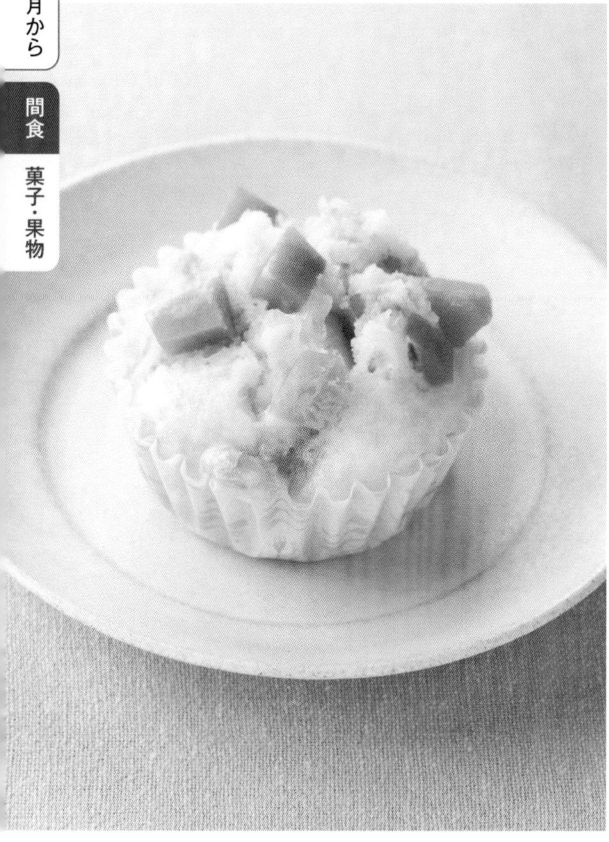

下痢・頻便　腹部膨満感　におい

できたてのホクホク感がたまらない

## かぼちゃの蒸しパン

1個分 **91**kcal | 塩分 **0.1**g | 炭水化物 | ビタミンE

**材料**（3個分）

かぼちゃ …… 40g
牛乳 …… カップ $\frac{1}{4}$
小麦粉 …… 50g
ベーキングパウダー …… 小さじ $\frac{1}{2}$
砂糖 …… 大さじ1

**作り方**

**1** かぼちゃは皮をむいて5㎜角に切り、電子レンジで1分加熱する。

**2** ボウルに小麦粉、ベーキングパウダー、砂糖を入れて混ぜ合わせ、牛乳を加え、ゴムベラで粉っぽさがなくなるまで混ぜる。さらに**1**のかぼちゃ（トッピング用はとっておく）を加えて混ぜる。

**3** **2**を3等分してカップに入れたら、トッピング用のかぼちゃを散らす。

**4** フライパンに2㎝ほどの湯をはり、沸騰したら**3**を置いてふたをし、強火で7～8分蒸す。

退院して1～2カ月から

## お弁当

職場で昼食をとるときは、お弁当がおすすめ。栄養バランスよく詰めて。

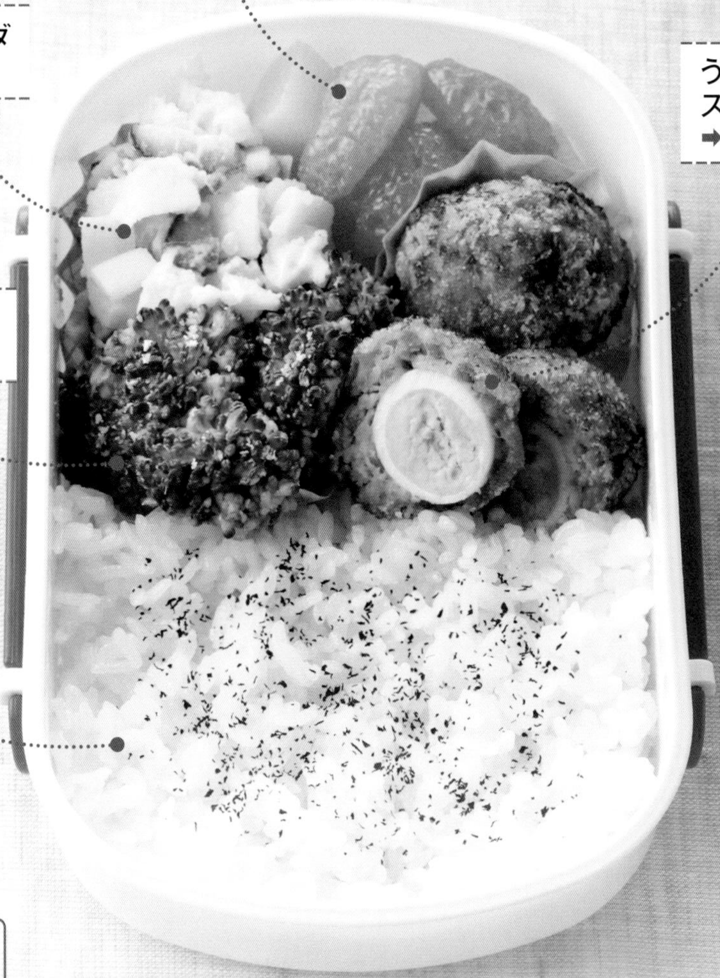

フルーツミックス缶（20g）
ポテトサラダ ➡p.115
うずらのスコッチエッグ ➡p.115
ブロッコリーのごまあえ ➡p.115
ごはん（150g）


| | |
|---|---|
| 1人分 | **521**kcal |
| 塩分 | **1.4**g |

### お弁当作りの3つのポイント

① 手作りのお弁当は、自分に合った量や献立に調節しやすいのがメリット。お弁当は、主食3：主菜1：副菜2にすると栄養のバランスがよく、お弁当箱の容量とエネルギー量がほぼ同じになります。

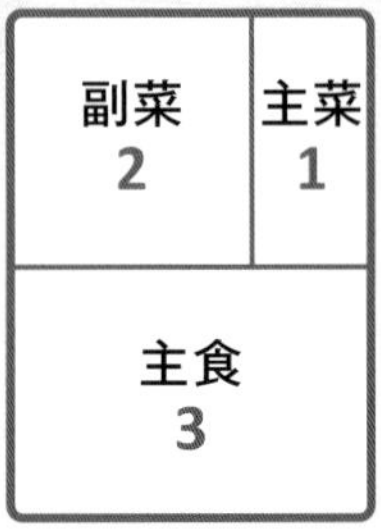

副菜
2
主菜
1
主食
3


② 通常の食事の献立作りと同じように、主菜と副菜は調理法が重ならないようにしましょう。

③ 彩りがカラフルになるようにすると、自然と栄養のバランスもととのいます。

見た目がかわいい人気のおかず

貧血

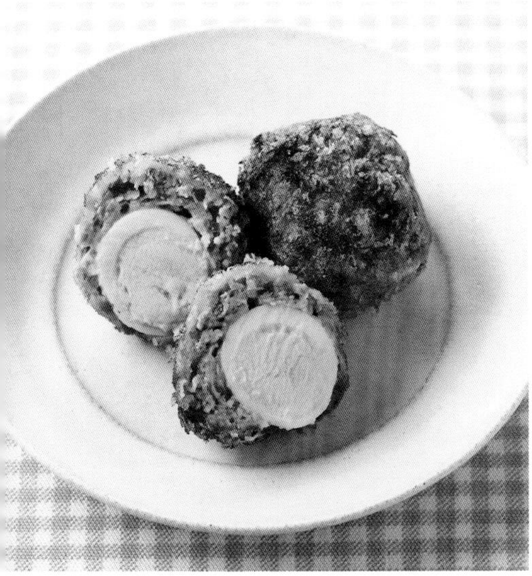

## うずらのスコッチエッグ

| 1人分 189kcal | 塩分 0.8g | たんぱく質 | 鉄 |
|---|---|---|---|

**材料（1人分）**

うずらの卵 …… 2個
豚ひき肉（赤身） …… 30g
玉ねぎ …… 10g
トマトケチャップ …… 小さじ1/2
塩 …… 少量
小麦粉、溶き卵、パン粉 …… 各適量
揚げ油 …… 適量

**作り方**

1 うずらの卵はゆでて殻をむく。玉ねぎは皮をむいてみじん切りにする。
2 ボウルにひき肉、玉ねぎ、トマトケチャップ、塩を入れ、よく混ぜる。
3 うずらの卵に薄く小麦粉（分量外）をつけ、2で包む。
4 3を小麦粉、溶き卵、パン粉の順につけ、油で揚げる。

かにかまできれいな彩りに

下痢・頻便　便秘　におい

## ポテトサラダ

| 1人分 61kcal | 塩分 0.4g | ビタミンC | カリウム |
|---|---|---|---|

**材料（1人分）**

じゃがいも …… 小2/5個（40g）
きゅうり …… 2㎝（10g）
塩 …… 少量
かに風味かまぼこ …… 10g
マヨネーズ …… 小さじ1

**作り方**

1 じゃがいもは皮をむいて2㎝角ほどに切り、やわらかくゆでて、つぶしておく。
2 きゅうりは薄切りにし、塩でもみ、水けをしぼっておく。
3 かにかまぼこは1㎝幅に切る。
4 1、2、3をマヨネーズであえる。

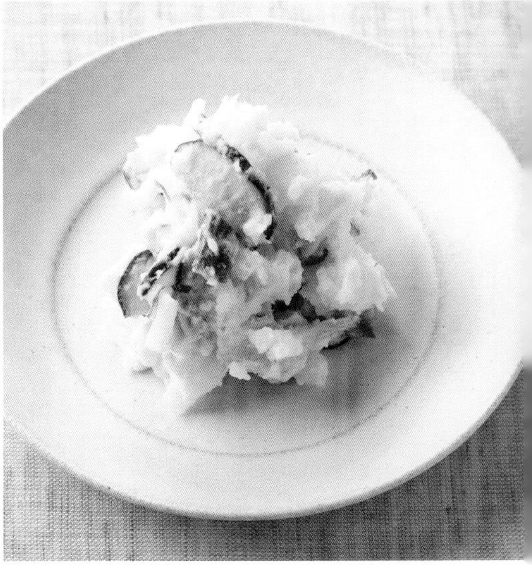



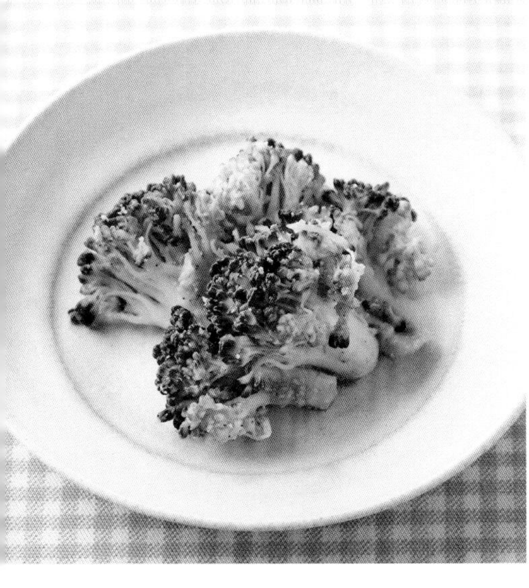

ごまの風味でグッとおいしく

便秘　腹部膨満感

## ブロッコリーのごまあえ

| 1人分 21kcal | 塩分 0.2g | ビタミンC | カルシウム |
|---|---|---|---|

**材料（1人分）**

ブロッコリー …… 大1房（20g）
A 白すりごま …… 小さじ1/2
A 砂糖 …… 小さじ1/4
A しょうゆ …… 小さじ1/4

**作り方**

1 ブロッコリーは小房に分け、3分ほどゆでる。
2 Aを混ぜ合わせ、1とあえる。

**アレンジ さやいんげんや青菜もOK**

ブロッコリーに代えて、さやいんげん、ほうれん草、小松菜など、さまざまな野菜で楽しんで。

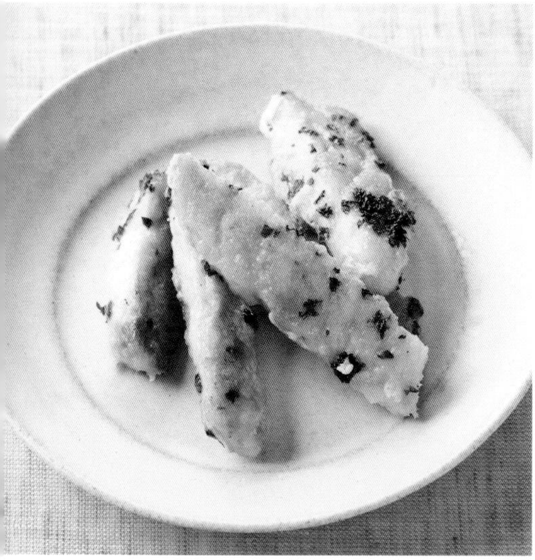

さっぱり味で冷めてもおいしい

下痢・頻便

## 揚げない魚フライ

1人分 105kcal ｜ 塩分 0.3g ｜ たんぱく質 ｜ カルシウム

**材料（1人分）**

めかじき
…… 大½切れ（50g）
粉チーズ …… 大さじ1
パセリ（みじん切り）
…… 少量
オリーブ油
…… 小さじ¼

**作り方**

1 めかじきは塩少量（分量外）をふり、しばらくおいたら、水けをふく。
2 粉チーズとパセリを合わせておく。
3 1をスティック状に切って、2をまぶす。
4 熱したフライパンにオリーブ油をひき、3をこんがりと焼く。

こっくりしたたれを肉にからませて

腹部膨満感
貧血

## 鶏の照り焼き

1人分 68kcal ｜ 塩分 0.5g ｜ たんぱく質 ｜ ビタミンA

**材料（1人分）**

鶏もも肉 …… 40g
A
水 …… 大さじ1
砂糖 …… 小さじ½
しょうゆ
…… 小さじ½
サラダ油 …… 小さじ¼

**作り方**

1 鶏肉はひと口大に切る。Aは合わせておく。
2 熱したフライパンに油をひき、1の鶏肉を焼き、火が通ったらAを回し入れ、とろみがつくまで煮詰める。

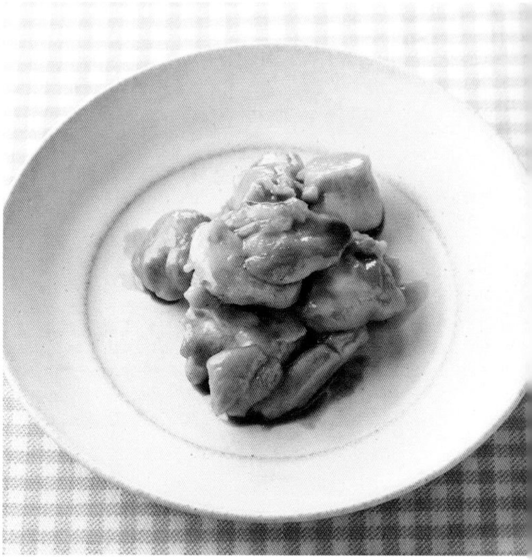

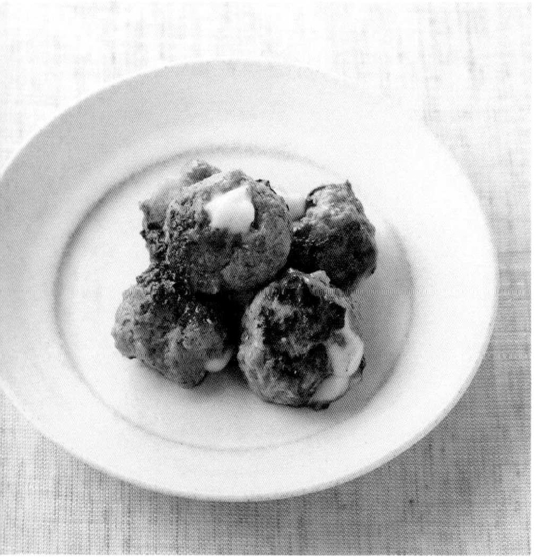

口の中でチーズの味が広がる

下痢・頻便
貧血

## チーズのミートボール

1人分 140kcal ｜ 塩分 1.0g ｜ たんぱく質 ｜ カルシウム

**材料（1人分）**

合いびき肉（赤身）…… 40g
プロセスチーズ …… 10g
牛乳 …… 小さじ1
トマトケチャップ
…… 小さじ1
塩 …… 少量
サラダ油 …… 小さじ¼

**作り方**

1 チーズは5㎜角に切る。
2 ボウルにチーズと油以外の材料を入れ、よく混ぜ合わせ、1を加えてざっくりと混ぜたら、5等分して丸める。
3 熱したフライパンに油をひき、2を焼く。

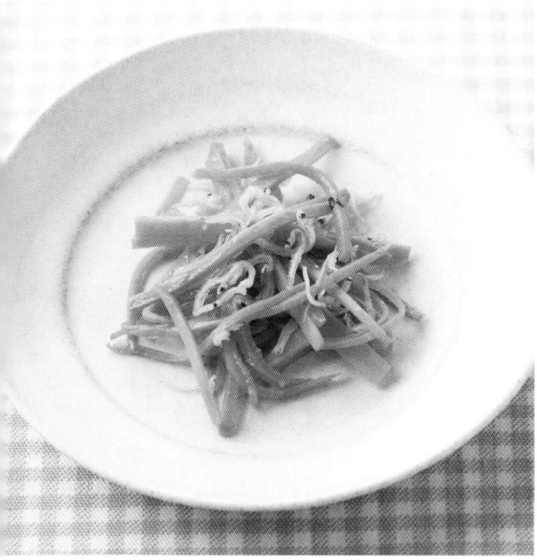

じゃこで香ばしさを出して

## にんじんとじゃこの炒め煮

便秘　腹部膨満感　におい

1人分 **33**kcal ｜ 塩分 **0.4**g ｜ ビタミンA ｜ カルシウム

**材料（1人分）**

にんじん …… 1㎝（10g）
ちりめんじゃこ …… 2g
みりん …… 小さじ½
しょうゆ …… 小さじ¼
ごま油 …… 小さじ½

**作り方**

1 にんじんは皮をむいてせん切りにする。
2 熱したフライパンにごま油をひき、にんじんを炒め、じゃこ、みりん、しょうゆを加えて味をととのえる。

食感の違う素材を組み合わせて

## きゅうりとちくわのツナあえ

下痢・頻便　腹部膨満感　におい

1人分 **19**kcal ｜ 塩分 **0.7**g ｜ カリウム ｜ たんぱく質

**材料（1人分）**

きゅうり …… 3㎝（15g）
塩 …… 少量
ちくわ …… 10g
ツナ缶 …… 5g

**作り方**

1 きゅうりは乱切りにし、塩をふり、しばらくおく。
2 ちくわは5㎜幅の輪切りにする。
3 1の水けをしぼり、2、ほぐしたツナとあえる。

**アレンジ** さつま揚げや大根などで

ちくわをさつま揚げに代えても。また、きゅうりを大根、かぶに代えて組み合わせてもOK。

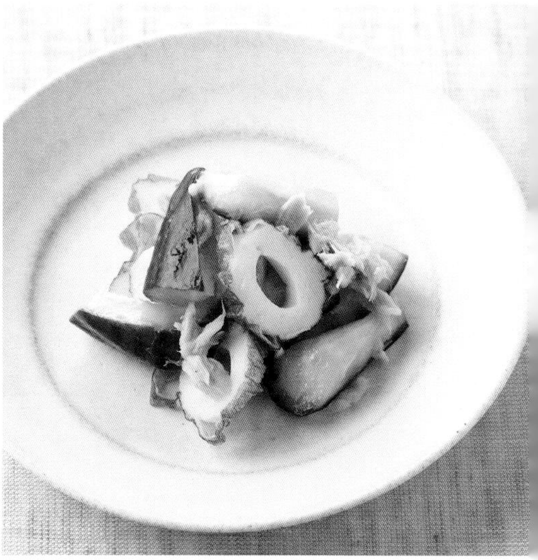



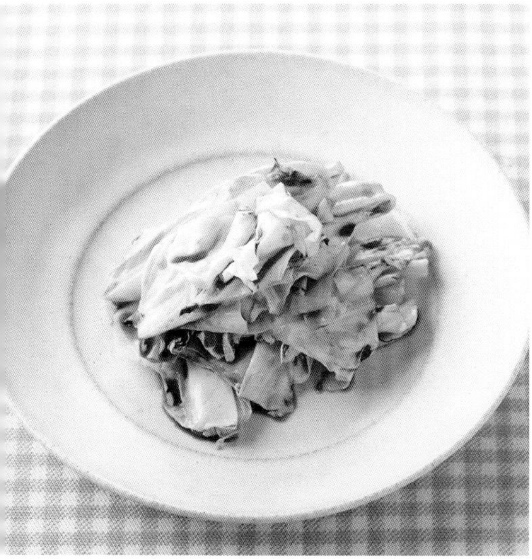

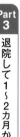

忙しい朝でもすぐできる

## キャベツのウスターソース炒め

便秘　腹部膨満感　におい

1人分 **22**kcal ｜ 塩分 **0.5**g ｜ ビタミンC ｜ カルシウム

**材料（1人分）**

キャベツ
…… 大½枚（30g）
ウスターソース
…… 小さじ1
サラダ油 …… 小さじ¼

**作り方**

1 キャベツは食べやすい大きさに切る。
2 熱したフライパンに油をひき、1を入れて炒め、しんなりしたらウスターソースを加え、サッと合わせる。

＼ 退院して1～2カ月から ／

# 本書のレシピで1日の献立例

## [ 献立例 1 ]

### 朝食 1人分 419kcal 塩分 1.7g

- たらとチンゲン菜の塩炒め ➡p.93
- きざみオクラの納豆あえ ➡p.103
- きのことささ身の甘辛煮 ➡p.107
- ごはん（140g）

### 昼食 1人分 454kcal 塩分 3.2g

- さけ缶のクリームパスタ ➡p.84
- やわらかごぼうサラダ ➡p.105
- ミネストローネ ➡p.110

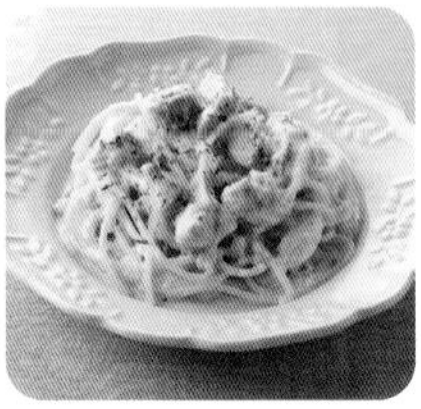

### 間食 1人分 179kcal 塩分 0.2g

- かぼちゃの蒸しパン ➡p.113
- りんご（1/4個）
- 牛乳（カップ1/2）

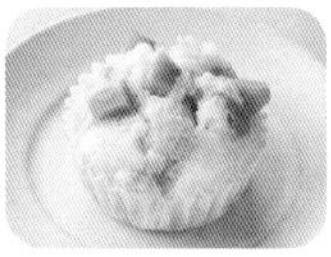

### 夕食 1人分 535kcal 塩分 2.7g

- トマト入りマーボー豆腐 ➡p.97
- たけのこと白菜の中華煮 ➡p.104
- きざみわかめの卵焼き ➡p.109
- ごはん（140g）

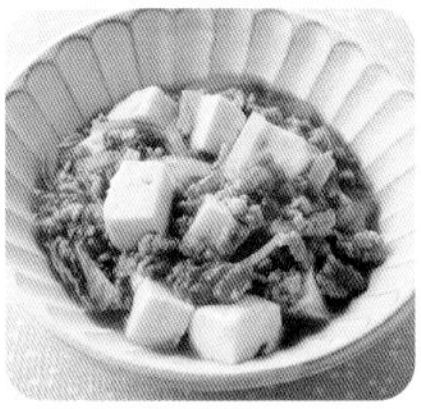

**1日の合計 1587kcal 塩分 7.8g**

ポイント

朝食は主菜のたらのほかに、納豆や鶏ささ身でたんぱく質を強化。チンゲン菜や昼食のパスタの牛乳からカルシウムも豊富にとれます。

## [ 献立例 2 ]

### 朝食 1人分 435kcal 塩分 3.2g

- さばチーズのイングリッシュマフィンサンド ➡p.86
- オクラと蒸し鶏のサラダ ➡p.103
- ミネストローネ ➡p.110
- バナナ（1本）

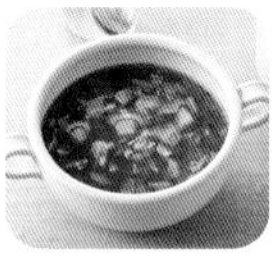

### 昼食 1人分 449kcal 塩分 2.6g

- だしたっぷりの親子丼 ➡p.83
- さやいんげんとちくわのさっぱり煮 ➡p.102
- れんこんもち焼き ➡p.106

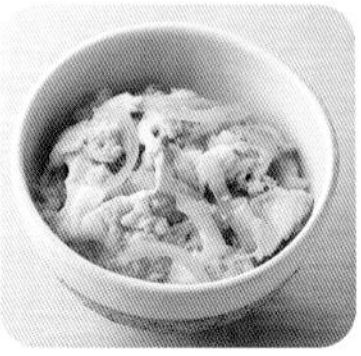

### 間食 1人分 195kcal 塩分 0.4g

- ハワイアンパンケーキ ➡p.112
- アップルティー ➡p.112

### 夕食 1人分 487kcal 塩分 1.8g

- 厚揚げの含め煮そぼろあん ➡p.97
- さつまいものきんぴら ➡p.108
- ほうれん草の磯あえ ➡p.109
- ごはん（140g）
- ぶどう（40g）

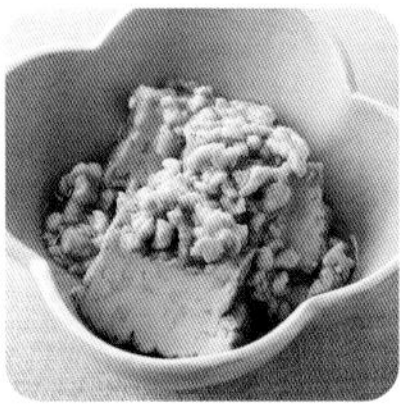

**1日の合計 1566kcal 塩分 8.0g**

ポイント

朝食はミネストローネに野菜がたっぷり、昼食は親子丼に副菜を2品組み合わせているので、野菜の種類が充実している献立です。

本書のp.82～113までで紹介しているレシピを使った、1日約1600kcalの献立例です。多品目をバランスよく食べましょう。

## ［ 献立例 4 ］

### 朝食 1人分 440kcal 塩分 3.2g

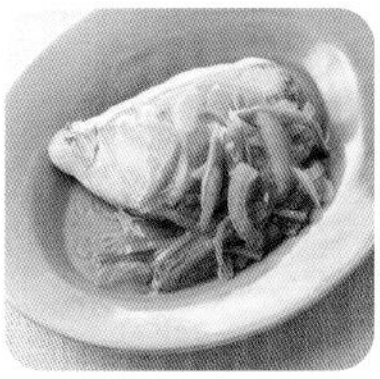

- かじきの甘酢あんかけ ➡p.95
- チンゲン菜のやわらかおひたし ➡p.101
- れんこんの梅あえ ➡p.106
- ごはん（140g）

### 昼食 1人分 395kcal 塩分 2.0g

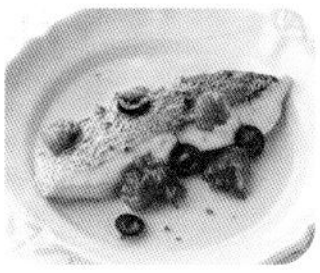

- たいの切り身アクアパッツァ風 ➡p.95
- きゅうりとレタスのチーズドレッシングサラダ ➡p.100
- きのことじゃがいものチーズ焼き ➡p.107
- ロールパン（1個）

### 間食 1人分 311kcal 塩分 0.2g

- カステラ（1切れ）
- バナナ（1本）
- 牛乳（カップ½）

### 夕食 1人分 444kcal 塩分 2.3g

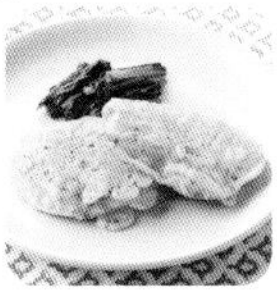

- 豚ヒレ肉のピカタ ➡p.90
- キャベツとにんじんのごまあえサラダ ➡p.100
- さつま揚げとごぼうのやわらか煮 ➡p.105
- ごはん（140g）

**1日の合計 1590kcal 塩分 7.7g**

**ポイント**

朝食と昼食の主菜は白身魚、夕食は豚ヒレ肉と、消化のよい食品を。副菜はそれぞれ主菜と違う調理法にし、味や食感の変化を楽しんで。

## ［ 献立例 3 ］

### 朝食 1人分 411kcal 塩分 2.2g

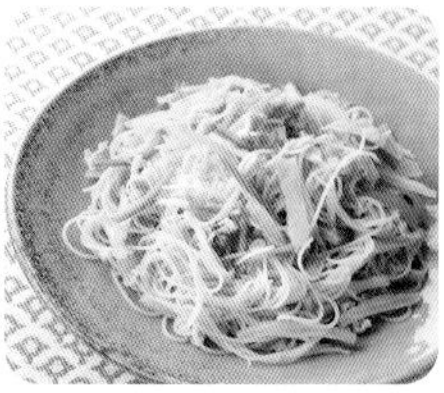

- しっとり混ぜビーフン ➡p.85
- たけのこと厚揚げの煮物 ➡p.104
- バナナ（1本）

### 昼食 1人分 451kcal 塩分 3.2g

- ピザパン ➡p.87
- さつまいもとりんごのヨーグルトサラダ ➡p.108
- ちくわのクラムチャウダー風 ➡p.111
- ぶどう（40g）

### 間食 1人分 137kcal 塩分 0.1g

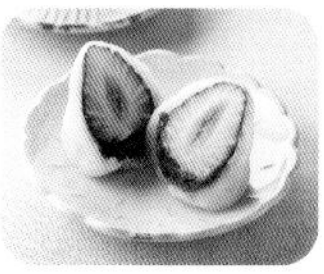

- いちご大福 ➡p.113
- ビスケット（2枚）
- むぎ茶（カップ¾）

### 夕食 1人分 589kcal 塩分 2.3g

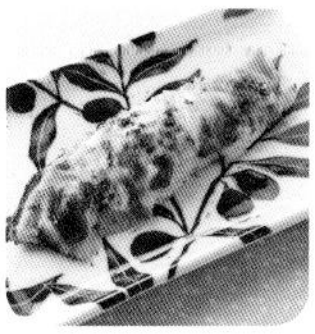

- さけのマヨみそチーズ焼き ➡p.93
- チンゲン菜とハムの塩炒め煮 ➡p.101
- さやいんげんの肉みそ炒め ➡p.102
- きざみオクラの納豆あえ ➡p.103
- ごはん（140g）

**1日の合計 1588kcal 塩分 7.8g**

**ポイント**

朝食は副菜に厚揚げ入りの煮物を加えて、たんぱく質を補給。昼食のクラムチャウダー風スープでカルシウムもしっかりとります。

COLUMN

# 仕事復帰までの準備

大腸の手術が終わり、退院して数日から数週間は自宅で療養します。手術後初めての定期検診で問題がなければ、そろそろ仕事復帰を考えてもよいころです。復帰が決まったら次のことに注意しましょう。

## ❶ 通勤できるかどうかを確認する

仕事に復帰する前に、実際に職場の近くまで行き、通勤ができるかどうか試してみましょう。通勤途中のトイレの場所などを、前もって把握しておくと安心できます。

## ❷ 体調の変化について上司に伝える

手術をする前と比べてどのような体調の変化があるのかを、正直に上司や同僚に伝えておきます。たとえば、排便回数が増えていて心配なときは、トイレの近くの席にしてもらうなど、可能な範囲でお願いしてみてもよいでしょう。また、職場に産業医や産業看護職がいるならば、復帰前に相談しておきましょう。

## ❸ 段階的に元の仕事に戻る

復帰早々フルタイムで働くのではなく、できれば短時間勤務から始め、徐々に体を慣らしていきましょう。

また、立ち仕事よりもデスクワークなどの軽作業から始め、段階的に元の仕事内容や勤務時間に戻していければ理想的です。

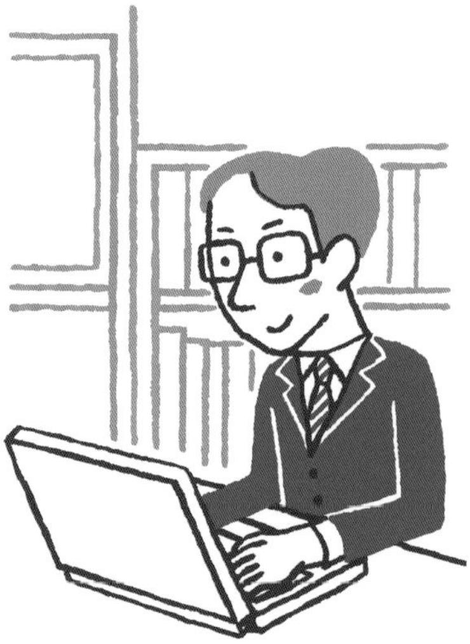

# Part 4

# 気になる症状を予防&改善 症状別レシピ

手術後の排便トラブルや薬物療法中の副作用があるとき、退院後に体重が増えてしまったときなど、気になる症状の解説と予防&改善レシピを紹介します。食事のしかたや調理法を工夫しましょう。

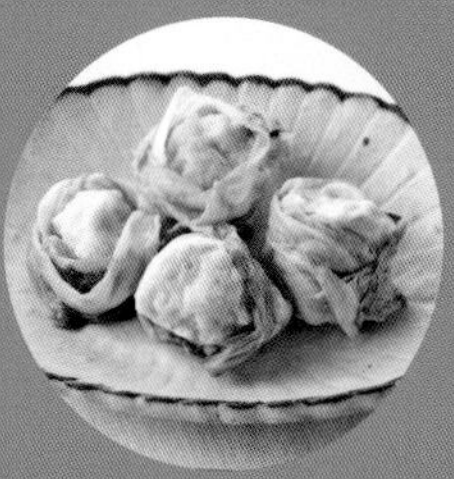
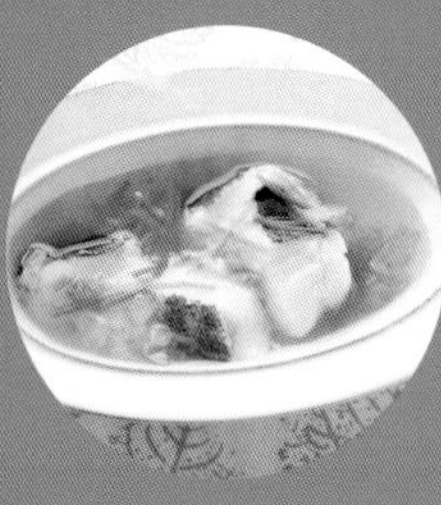
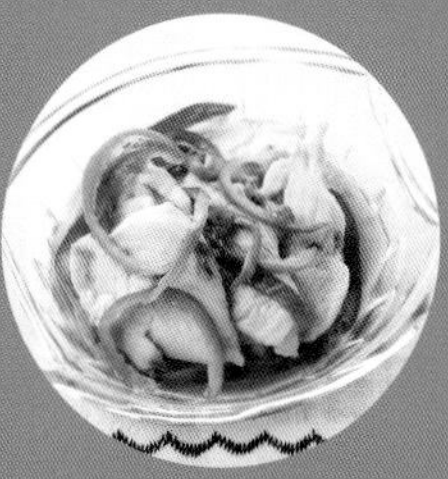

# 排便トラブルとつき合うコツ

**手術後にさまざまな排便のトラブルが起きることがあります。**
**食事や生活習慣で予防・改善できることもあるので試してみましょう。**

## 排便の変化に上手に対応しよう

排便は、毎朝ある人もいれば、1日2回の人、便秘ぎみで2日に1回という人もいて、人それぞれリズムがあります。大腸の手術をしたあとは、排便のリズムが乱れ、1日に5回も6回も排便がある頻便《ひんべん》になったり、下痢や軟便、便秘などの症状が現れたりすることがあります。とくに直腸の手術をした人は、結腸の手術をした人よりも排便トラブルが起こりやすい傾向があります。

こうした排便の変化は、個人差があるものの、時間の経過とともに落ち着き、早ければ退院後1〜2カ月、遅くとも半年ほどで日常生活に支障をきたさなくなります。症状があるときは、このページの排便トラブルの対策を試してみましょう。p.124からは症状別の予防・改善レシピも紹介しています。手術後の時期や症状に合わせて、分量を調節して取り入れてみてください。

## 下痢・頻便

**大腸の切除によって、水分を吸収する機能や便をためる機能が低下してしまうため、下痢や頻便が起きやすくなります。**

### 1 消化のよいものをよくかんで食べる

消化のよい食品（➡p.19〜25）を選び、やわらかく調理して、よくかんで食べましょう。とくにおかゆ、よく煮込んだうどんがおすすめ。これに卵やさけ、鶏ささ身などを加えるとたんぱく質が補給できます。

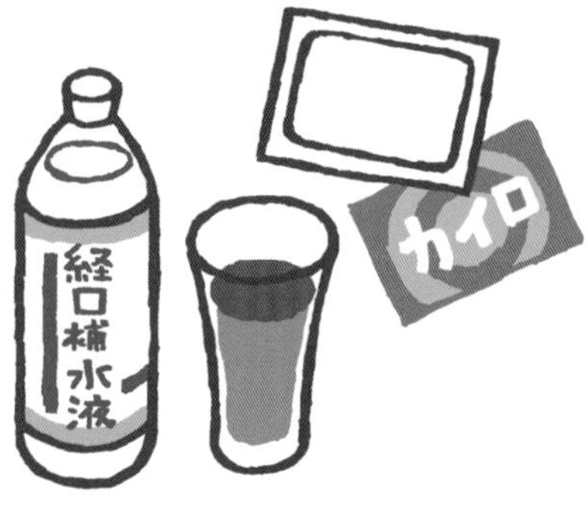


### 2 おなかを温めて下痢を起こしにくくする

おなかを温めることは下痢を抑えるのに効果的です。入浴したり、腹巻き・カイロなどを使用したりしてもよいでしょう。

また、重いものを持つなど、腹圧のかかる動作は腸を刺激するので避けましょう。

### 3 なってしまったら水分補給を欠かさずに

下痢や頻便のときは、体内の水分や電解質（主にナトリウムとカリウム）が失われるので、こまめに水分をとることが大切。白湯や麦茶、経口補水液などをゆっくり飲んで水分補給をしましょう。

## 便秘

大腸の切除によって、腸のぜん動運動が鈍り、
便秘になることがあります。

### 1 水溶性食物繊維をとり便をやわらかくする

食物繊維の多い食品をとることは便秘の予防や改善につながります。ただし、不溶性食物繊維をとりすぎると腸閉塞《ちょうへいそく》の原因にも。長いも、里いも、果物など、水溶性食物繊維を多く含む食品を選びましょう。

### 2 水分を積極的にとり便を出やすくする

水分をとる量が少ないと、それだけ便がかたくなります。ただし一気に飲むと、せっかくの水分が尿になってしまうので、少しずつ飲みましょう。緑茶やコーヒーは利尿作用があるので水や牛乳などがベター。

### 3 毎朝、トイレに行く習慣をつけて排便を促す

腸のぜん動運動は、朝食後にもっとも活発になります。朝食はできるだけ同じ時間帯にとり、食後にトイレに行く習慣をつけましょう。また、仕事などで忙しくても、トイレを我慢することはやめましょう。

### 4 定期的に散歩や適度な運動をして腸を動かす

運動すると、腸のぜん動運動が促され、排便しやすくなります。できれば毎日30分ほど、散歩やジョギングなどで体を動かす習慣をつけましょう。また、おなかをやさしくマッサージするのも有効です。

## 腹部膨満感

手術後は腸の癒着《ゆちゃく》によって食べ物の通りが悪くなり、ガスがたまることがあります。

### いも類やきのこ類を控えガスの発生を抑える

おなかの張りを感じるときは食事を控え、張りが治まってから、消化のよいものを少しずつとります。ガスの発生しやすいいも類、きのこ類、豆類、根菜などは控えて。

## 便のにおい

ストーマを作った方の場合、装具にたまった便のにおいが気になるかもしれません。

### レモンやハーブでにおいを軽減

便のにおいを強くするにんにく、にら、ねぎ類、豆類、チーズなどは控えましょう。反対に、レモンや酢、パセリやバジルなどのハーブは、においを軽減してくれます。

### Column 貧血の予防・改善にたんぱく質や鉄の多い食品を

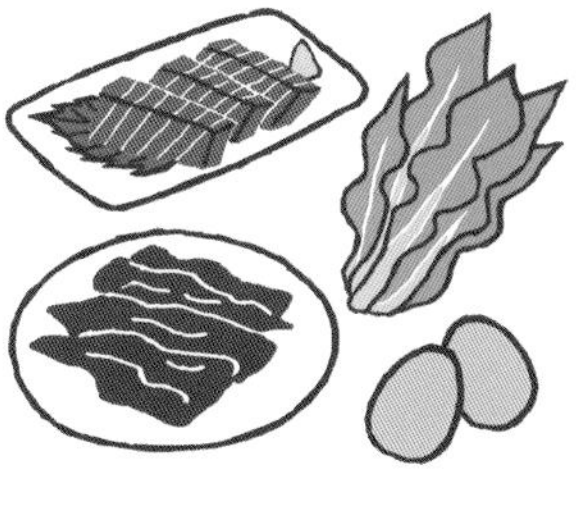

大腸の切除が、貧血の直接の原因になることはありませんが、もともと貧血ぎみだった人は、食事で予防や改善を心がけてください。

貧血の予防・改善策として、たんぱく質や鉄の多い食品とともに、鉄の吸収を助けるビタミンCをとりましょう。鉄を多く含む食品には、レバー、ほうれん草、卵、まぐろなどがあります。

下痢のときは消化のよいものを選び、水分もしっかりとるようにしましょう。

だしを吸ったなすがジュワッと口に広がる

# なすのとろとろ煮込みうどん

1人分 **189**kcal ｜ 塩分 **2.0**g ｜ 炭水化物 ｜ カリウム

## 材料（1人分）

ゆでうどん……150g
なす……小½本（30g）
小ねぎ（小口切り）……適量
A
- だし汁……カップ1¼
- みりん……小さじ2
- しょうゆ……小さじ1½

## 作り方

1. なすは皮をむいて1㎝幅の輪切りにし、水につけてアクを取る。
2. 鍋にA、うどん、水けをきった1を入れ、やわらかくなるまで煮込む。器に盛り、小ねぎを散らす。

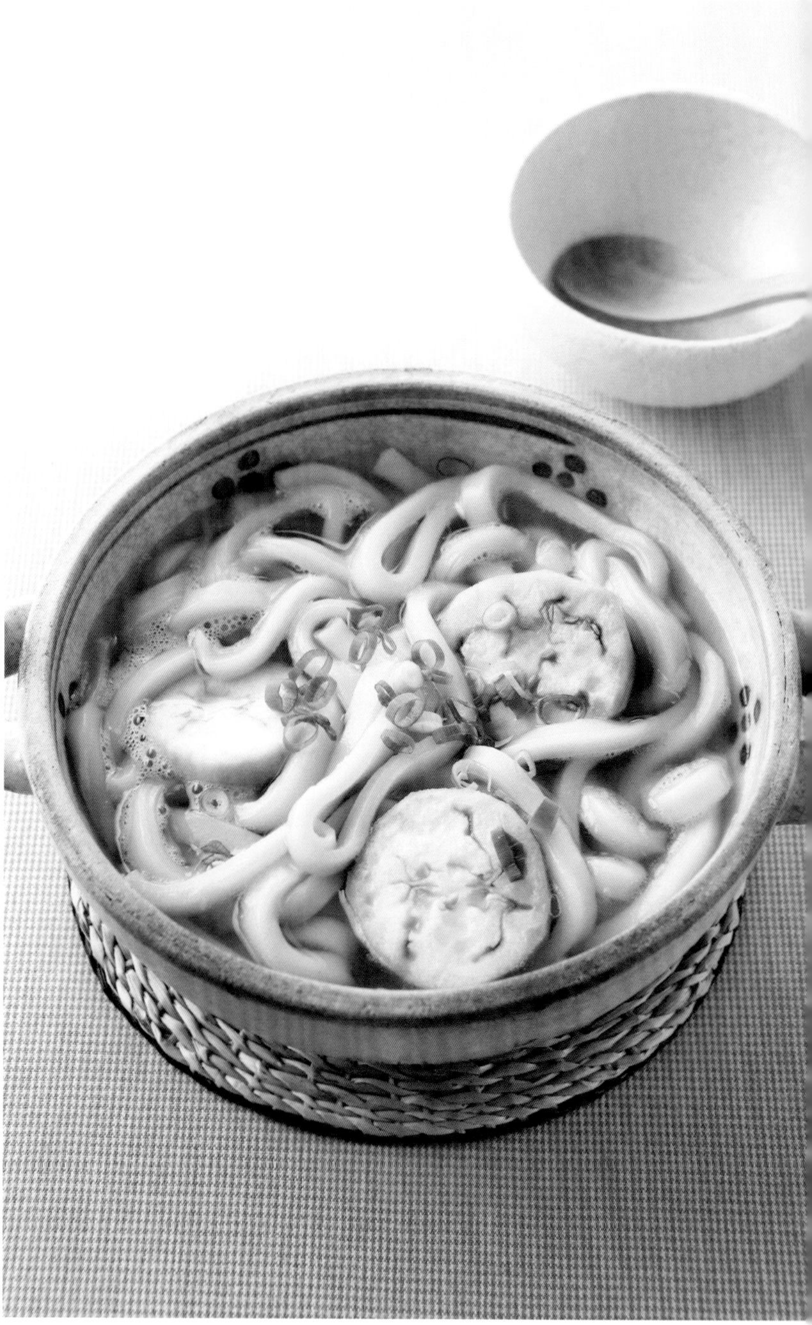

### 作り方ポイント　なすはアクを抜き、めんと一緒に煮込む

めんと一緒になすもやわらかく煮ます。アクを抜いたなすは渋味が抜けて、変色も防げます。キャベツや白菜を加えてとろとろに煮込んでも◎。

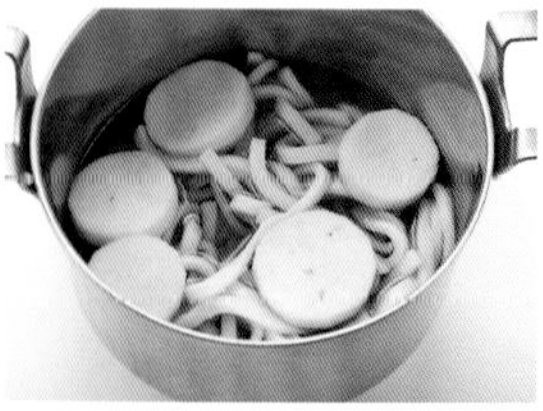

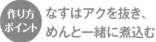

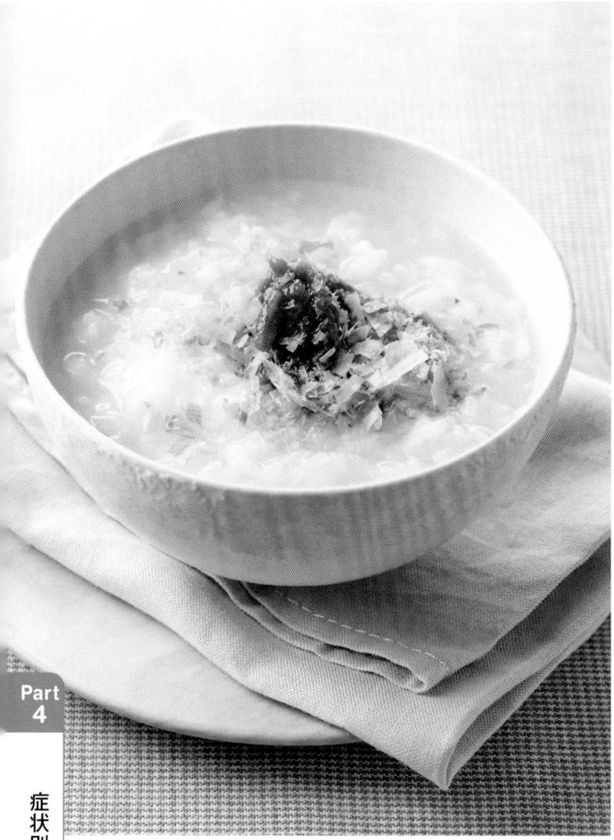

整腸作用のある梅干しが下痢に効く

## 梅おかかのおかゆ

1人分 **132**kcal ｜ 塩分 **0.9**g ｜ 炭水化物 ｜ カリウム

**材料**（1人分）

全がゆ（➡p.42）…… 200g
梅干し（種は除く）…… 1個（5g）
削り節 …… ひとつまみ

**作り方**

1 梅干しは包丁の背で細かくたたく。
2 全がゆに、1と削り節をのせる。

**多めに作って冷凍しても**

おかゆは量が増えても加熱時間は変わりません。全がゆを一度に2～3食分作って、冷凍保存しておくと便利です。その場合は、1食分ずつラップで包むか冷凍用保存袋に入れましょう。

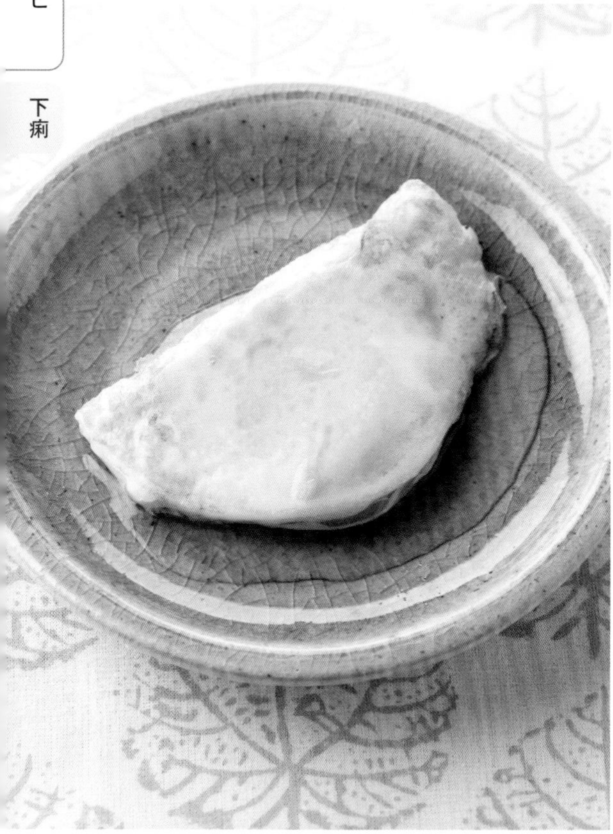

卵をたたむだけのカンタンおかず

## 半月卵のあんかけ

1人分 **104**kcal ｜ 塩分 **0.7**g ｜ たんぱく質 ｜ 鉄

**材料**（1人分）

卵 …… 1個
A［だし汁 …… カップ1/4
　しょうゆ …… 小さじ1/2
　みりん …… 小さじ1/2］
サラダ油 …… 小さじ1/2
［片栗粉 …… 小さじ1/2
　水 …… 小さじ1］

**作り方**

1 熱したフライパンに油をひき、卵を割り入れる。
2 白身が固まってきたら半分に折りたたみ、黄身が半熟になるくらいまで焼き、器に盛る。
3 同じフライパンにAを入れ、沸騰したら水で溶いた片栗粉を加えてとろみをつける。
4 3を2にかける。

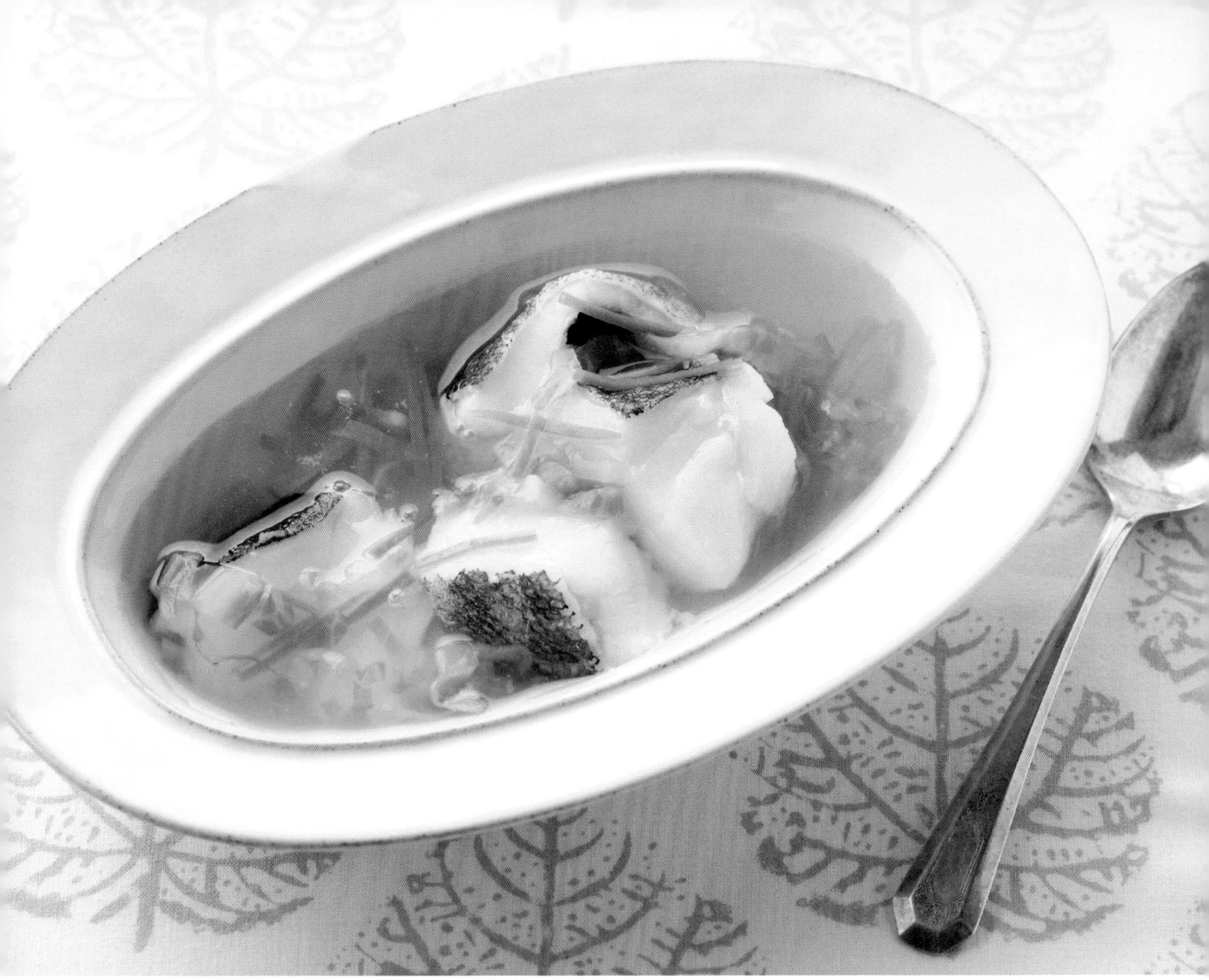

おいしくて水分補給もできる

# たらのスープ煮

| 1人分 **74**kcal | 塩分 **1.7**g | たんぱく質 | ビタミンA |
| --- | --- | --- | --- |

**材料**(1人分)

生たら …… 1切れ(80g)
塩 …… 少量
片栗粉 …… 適量
にんじん …… 5g
キャベツ …… 5g
水 …… カップ$\frac{3}{4}$
コンソメ(顆粒)
…… 小さじ1

**作り方**

1 たらは塩をふり、しばらくおいたら、キッチンペーパーで水けをふく。
2 にんじんは皮をむき、キャベツとともに繊維を断つようにせん切りにする(➡p.17)。
3 1をひと口大に切り、片栗粉を薄くまぶしておく。
4 鍋に水とコンソメを入れて強火にかけ、2を加える。沸騰したら中火にし、3を加えて2～3分煮込む。

**作り方ポイント** スープが沸騰してからたらを加えて煮込む

野菜を先に入れ、沸騰したらたらを加えて煮ます。この作り方だとスープがにごらず、見た目も味もよくなります。

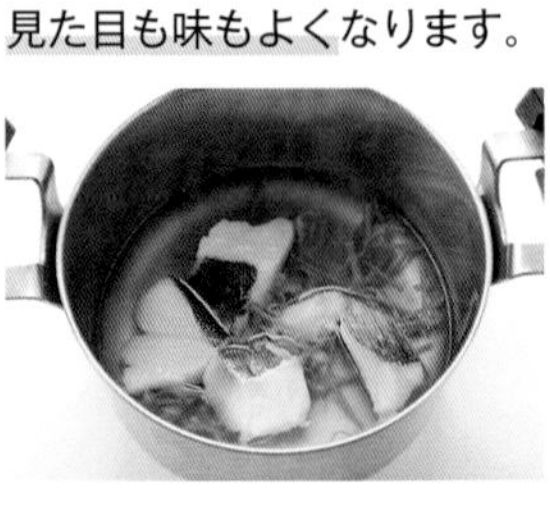

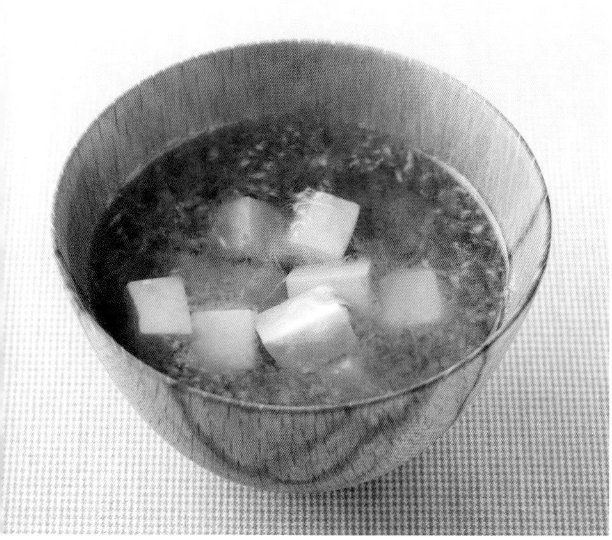

とろっとした大根でおなかが温まる

## 豆腐とみぞれのすまし汁

| 1人分 44kcal | 塩分 1.6g | ビタミンC | たんぱく質 |
|---|---|---|---|

**材料（1人分）**

絹ごし豆腐 …… 30g

A
- 大根おろし …… 50g
- だし汁 …… カップ3/4
- しょうゆ …… 小さじ1
- みりん …… 小さじ1/2
- 塩 …… 少量

**作り方**

1 豆腐は1㎝角に切る。

2 鍋にAを合わせて火にかけ、沸騰したら弱火にし、2分煮る。

3 1を加え、さらに1分煮込む。

玉ねぎの甘味がじんわり

## くたくた玉ねぎのスープ

| 1人分 28kcal | 塩分 1.0g | カリウム | 食物繊維 |
|---|---|---|---|

**材料（1人分）**

玉ねぎ …… 1/5個（40g）

A
- だし汁 …… カップ3/4
- しょうゆ …… 小さじ1
- みりん …… 小さじ1/2

**作り方**

1 玉ねぎは皮をむいて繊維を断つように5㎜幅に切る（➡p.17）。

2 鍋にAと1を入れ、玉ねぎがくたくたになるまで煮る。

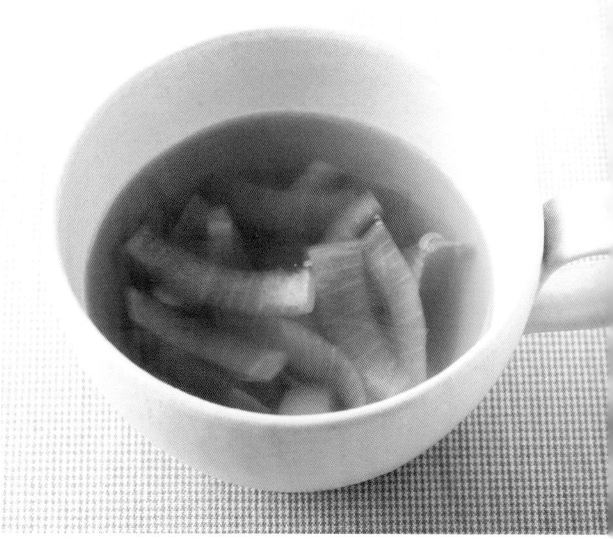

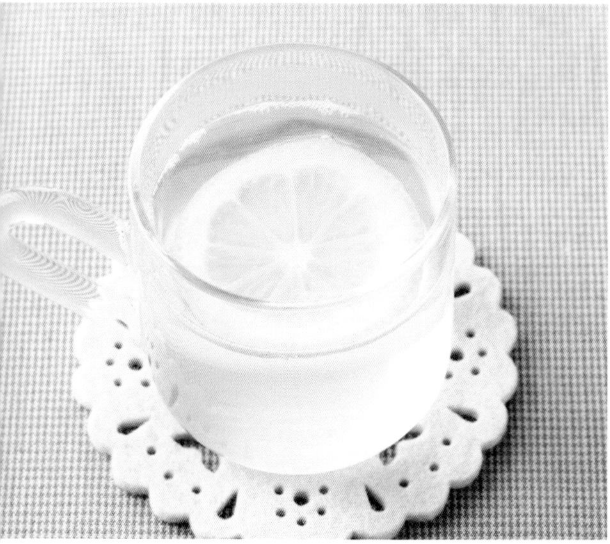

甘酸っぱさが心地いい

## ホットはちみつレモン

| 1人分 49kcal | 塩分 0g | ビタミンC |
|---|---|---|

**材料（1人分）**

湯（熱湯）…… カップ3/4
はちみつ …… 小さじ2
レモン汁 …… 小さじ1
レモン（輪切り）…… 1枚

**作り方**

1 カップにはちみつ、レモン汁、レモンを入れる。

2 1に湯を注ぎ、よく混ぜ合わせる。

## 頻便

腸を刺激する食材は避け、さっぱりとして消化のよいものを選びましょう。

レモンの風味でさわやかな味わい

# 白身魚のレモンみぞれ煮

1人分 97kcal | 塩分 1.7g | たんぱく質 | ビタミンC

### 材料（1人分）

生たら …… 1切れ（80g）
塩 …… 少量
片栗粉 …… 小さじ1/2
大根おろし …… 40g
レモン（輪切り）…… 2枚
A
- だし汁 …… カップ1/4
- しょうゆ …… 小さじ1
- みりん …… 小さじ1
- 塩 …… 少量

### 作り方

1 たらはひと口大に切り、塩をふり、しばらくおいたら、キッチンペーパーで水けをふき、片栗粉をまぶしておく。

2 鍋にA、大根おろし、レモンを入れて煮立て、沸騰したら1を加え、2～3分煮込む。

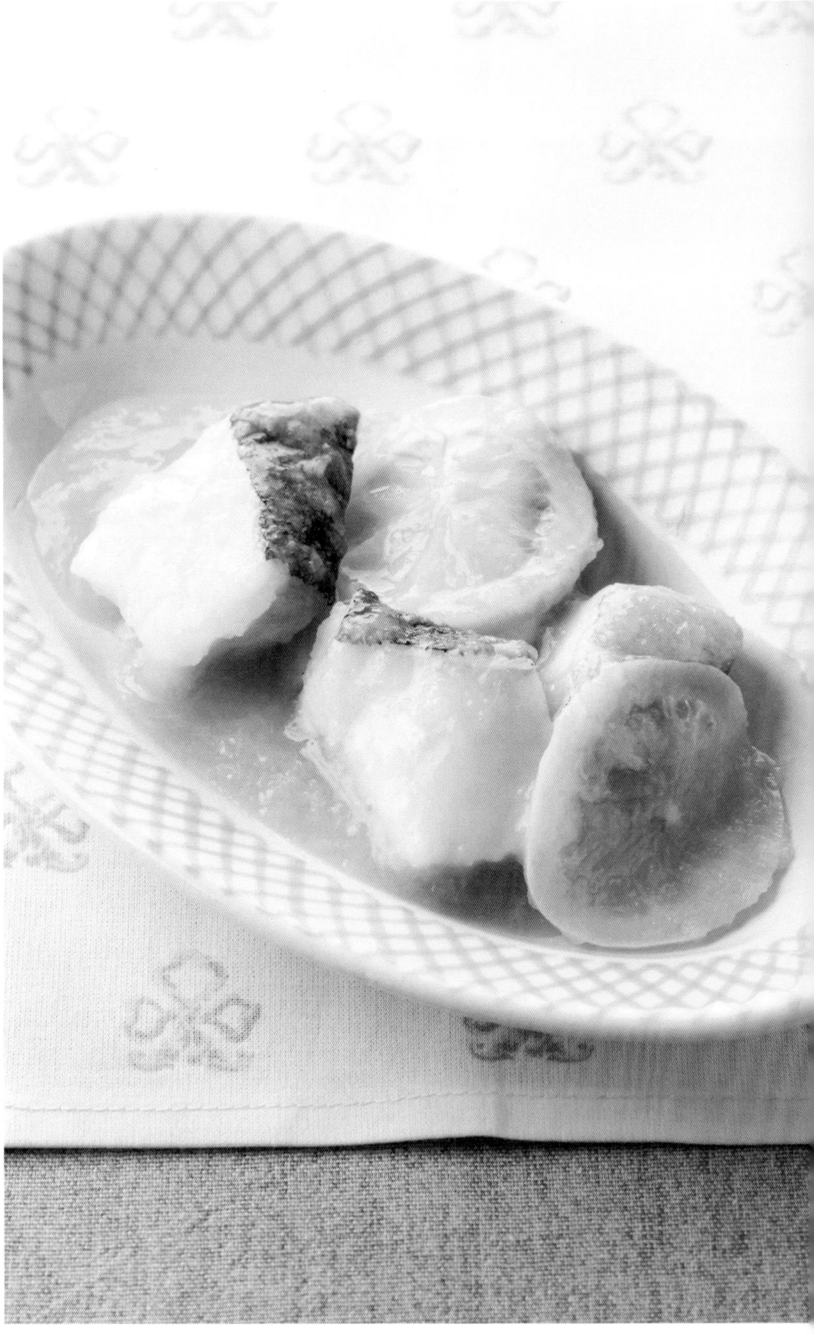

**作り方ポイント**　煮汁が沸騰したら魚を加えて

大根おろしを使うので水分補給にもなります。魚に片栗粉をつけてうまみを閉じ込め、煮汁が沸騰したところに入れることで煮くずれを防ぎます。

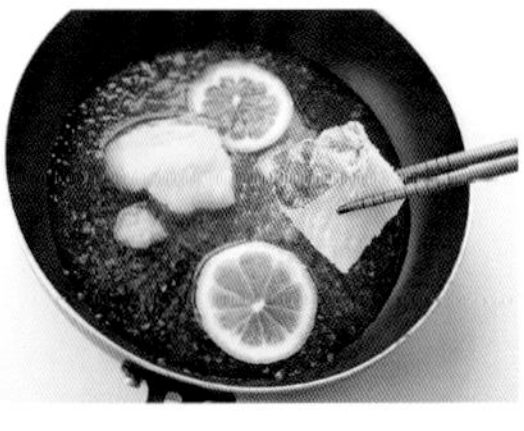

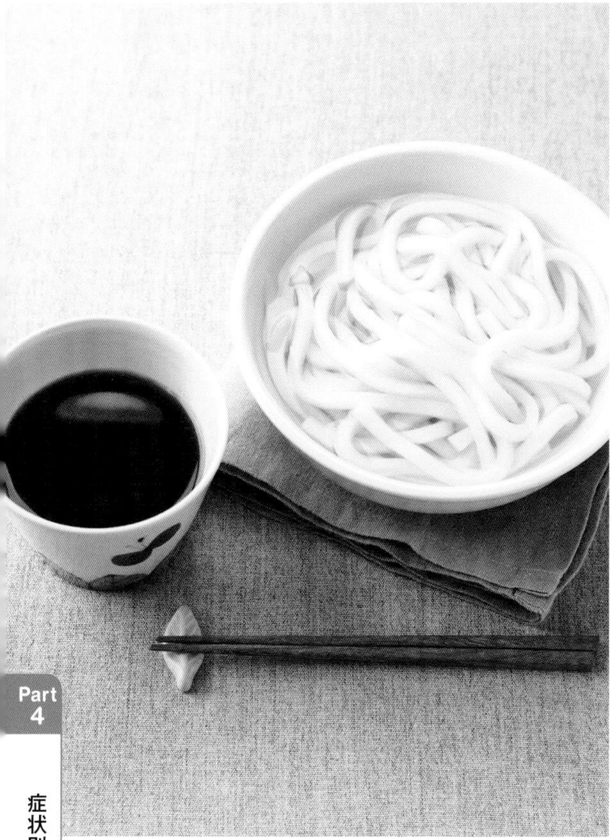

水で締めないからもっちり

## かまあげ風のつけだれうどん

1人分 165kcal | 塩分 2.1g | 炭水化物

**材料**（1人分）

ゆでうどん …… 150g
めんつゆ（ストレートタイプ）…… カップ¼

**作り方**

1 うどんは熱湯でゆでる。
2 1のゆで汁ごと器に盛り、めんつゆをつけて食べる。

**アレンジ つけだれにいろいろなトッピングを**

つけだれにひきわり納豆やとろろ、大根おろしなどをトッピングしても。ねぎ、しょうがなどの薬味や明太子などは、消化が悪いので控えましょう。

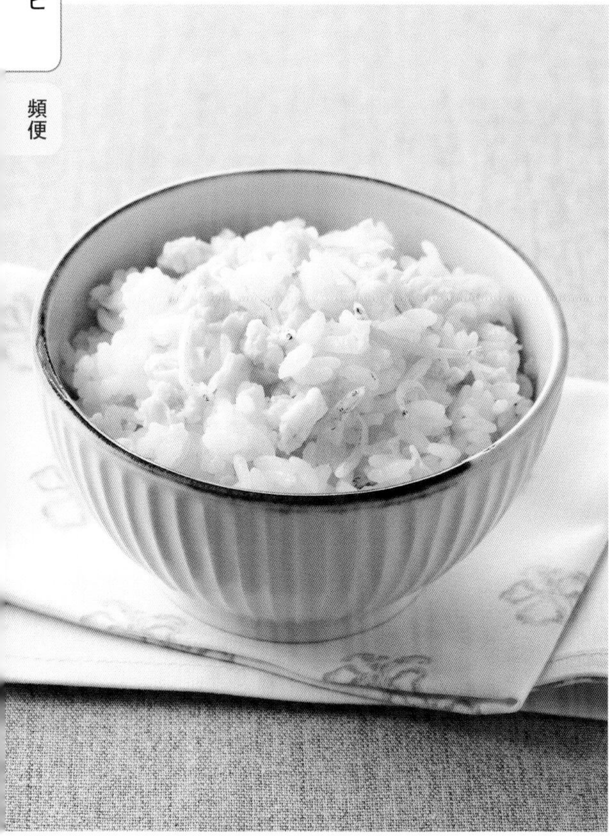

いり卵で彩り鮮やかに

## 卵としらすの混ぜごはん

1人分 295kcal | 塩分 0.7g | 炭水化物 | たんぱく質

**材料**（1人分）

ごはん …… 140g
卵 …… 1個
しらす干し …… 5g
砂糖 …… 小さじ½
塩 …… 少量

**作り方**

1 卵は割りほぐし、砂糖、塩を加えてよく混ぜる。
2 フライパンに1を流し入れ、菜箸などでクルクルかき混ぜて、いり卵を作る。
3 ごはん、2、しらす干しを混ぜ合わせる。

**アレンジ 卵にしょうゆやだしを加えても**

割りほぐした卵に、薄口しょうゆ少量と砂糖ひとつまみを加えて、甘辛のいり卵にしても◎。また、白だし（濃縮タイプ）を少量混ぜてもおいしい。

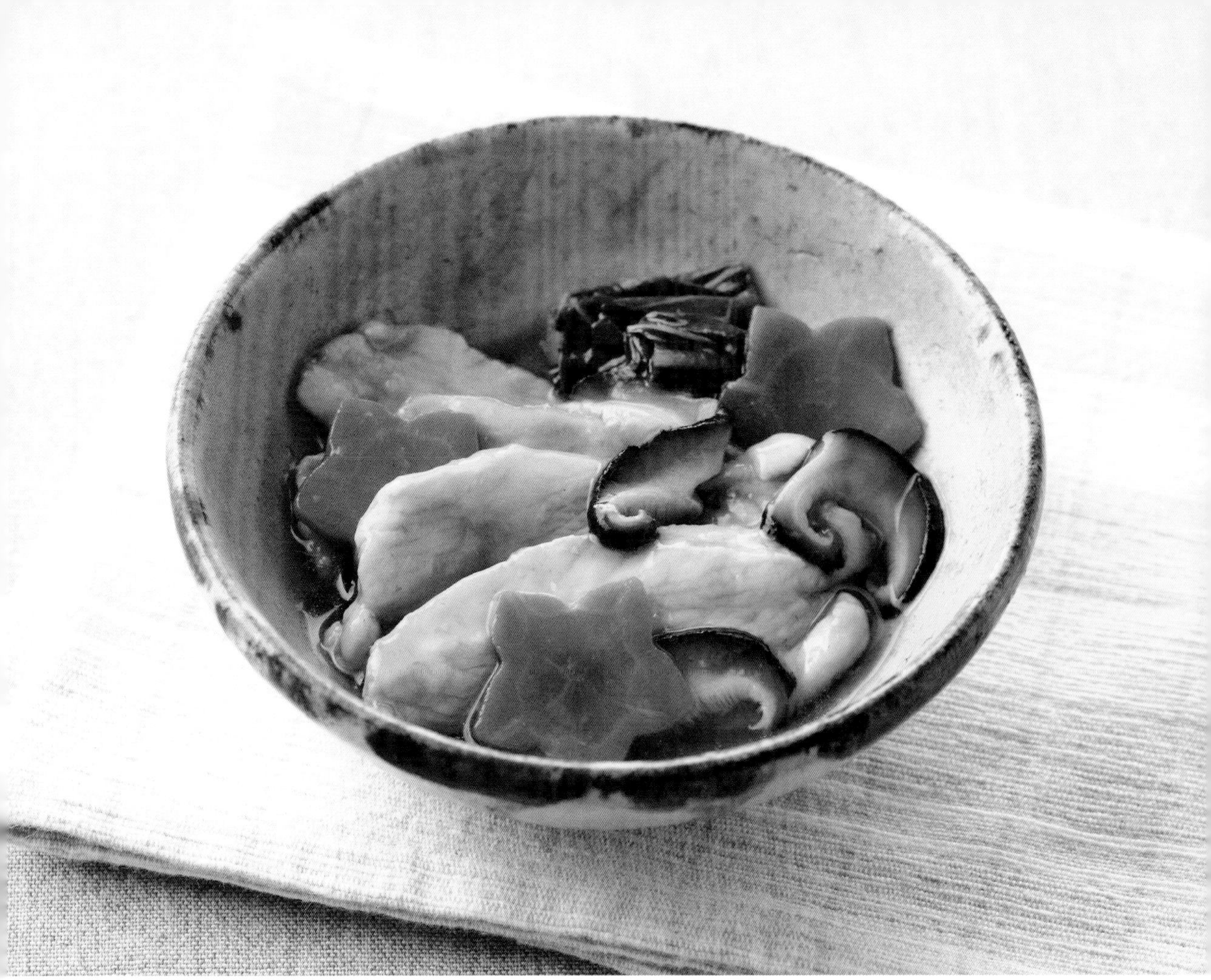

鶏肉のツルッとした食感が美味

# 鶏肉の治部煮

| 1人分 98kcal | 塩分 1.9g | たんぱく質 | ビタミンA |
|---|---|---|---|

**材料（1人分）**

鶏むね肉 …… 40g
片栗粉 …… 適量
にんじん …… 1㎝（10g）
生しいたけ …… $\frac{1}{3}$個（3g）
小松菜（ゆでたもの）
…… $\frac{1}{2}$株（10g）
A
- だし汁 …… カップ$\frac{1}{2}$
- しょうゆ …… 小さじ2
- みりん …… 小さじ2

**作り方**

1 鶏肉はそぎ切りにし（➡p.48）、片栗粉をまぶしておく。

2 にんじんは皮をむいて3㎜幅の輪切りにし、型で抜く。しいたけは軸を除いて薄切りにする。小松菜は3㎝幅に切る。

3 鍋にAと2を入れて煮立て、沸騰したら1を加え、2～3分煮込む。

作り方ポイント

**片栗粉をしっかりまぶし鶏肉をやわらかく**

鶏肉に片栗粉をしっかりまぶしたら、たたいて余分な粉をはらいます。とろみがつき、鶏肉がやわらかくなります。

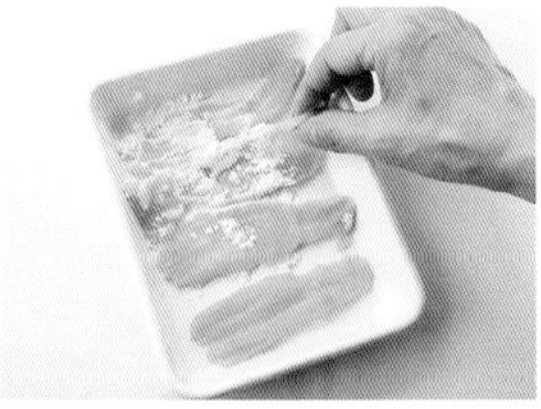

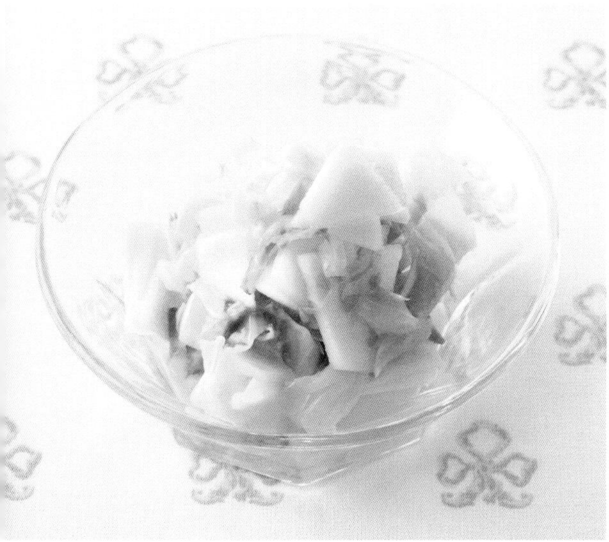

しんなりしたキャベツとりんごの酸味が合う

## キャベツとりんごのサラダ

1人分 **48**kcal ｜ 塩分 **0.5**g ｜ ビタミンC ｜ カリウム

**材料（1人分）**

キャベツ …… 大½枚（30g）
りんご …… 20g
A
- 酢 …… 小さじ1
- はちみつ …… 小さじ½
- 塩 …… 少量
- オリーブ油 …… 小さじ½

**作り方**

1 キャベツは2㎝幅に切り、熱湯で30秒ほどゆで、水けをしぼる。りんごは皮をむいて薄いくし切りにし、さらに半分に切る。
2 Aを混ぜ合わせ、1とよくあえる。

ホクホクであっさりした味

## 里いものツナ煮

1人分 **42**kcal ｜ 塩分 **0.7**g ｜ カリウム ｜ たんぱく質

**材料（1人分）**

里いも …… 1個（40g）
ツナ缶 …… 20g
だし汁 …… カップ½
塩 …… 少量

**作り方**

1 里いもは皮ごと洗ってラップに包み、電子レンジで3分加熱し、皮をむく。
2 1をひと口大に切る。
3 鍋にだし汁、塩、ツナ、2を入れて火にかけ、汁けがなくなるまで煮込む。

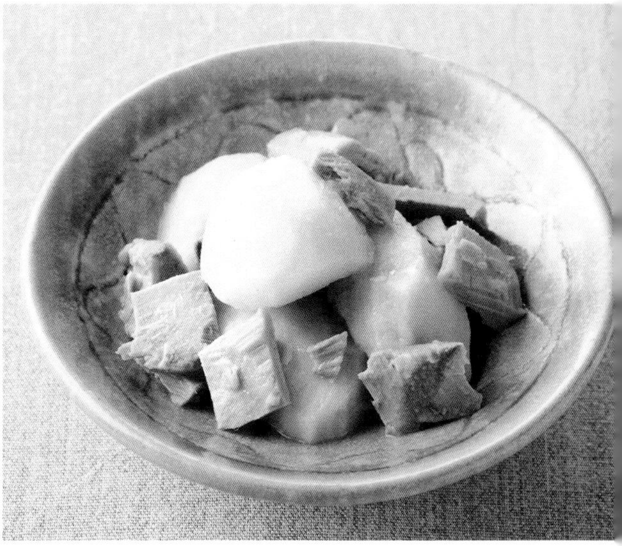

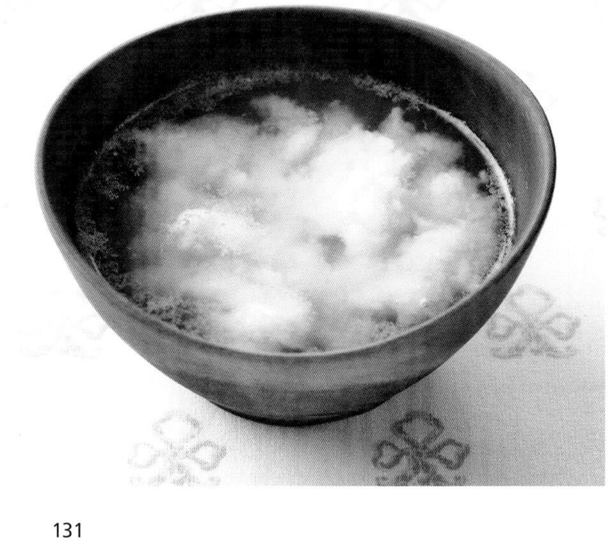

おなかにやさしく栄養も満点！

## とろろのみそ汁

1人分 **33**kcal ｜ 塩分 **0.9**g ｜ カリウム ｜ 食物繊維

**材料（1人分）**

長いも …… 30g
だし汁 …… カップ¾
みそ …… 小さじ1

**作り方**

1 長いもは皮をむいてすりおろす。
2 鍋にだし汁を入れて火にかけ、沸騰したら1を加え、1分ほど煮込む。
3 2にみそを溶き入れる。

食物繊維は排便を促しますが、食べすぎないように。水分も適度にとりましょう。

長いもの歯応えが楽しい

# 豚肉と長いもの梅蒸し煮

1人分 **106**kcal | 塩分 **1.1**g | カリウム | たんぱく質

**材料**（1人分）

豚もも薄切り肉……40g
長いも……4cm（50g）
梅干し（種は除く）……1個（5g）
水……大さじ1
酒……小さじ1

**作り方**

1 長いもは皮をむいて1cm幅に切る。豚肉は3cm幅に切る。
2 フライパンに豚肉と長いもを交互に重ね、梅干しをちぎりながら散らし、水、酒をふりかけ、ふたをして弱火で5～6分加熱する。

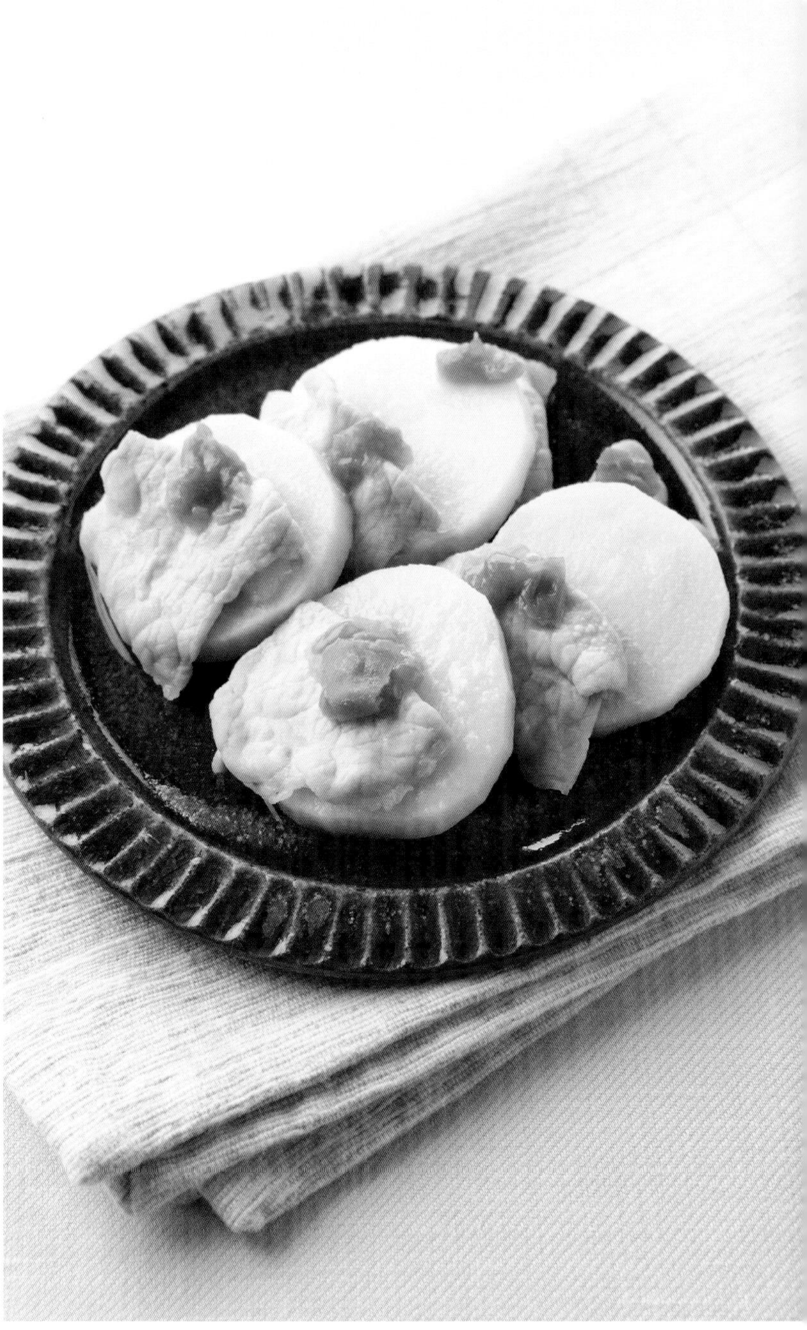

**作り方ポイント**

### 長いもに豚肉を巻きつけるように

長いもはすべりやすいので、豚肉を巻きつけるようにして交互に並べます。食物繊維の多い長いもは、少量でも満腹感が得られる食材です。

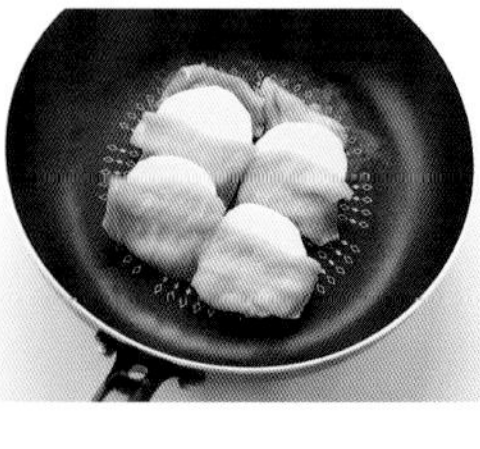

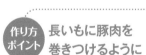

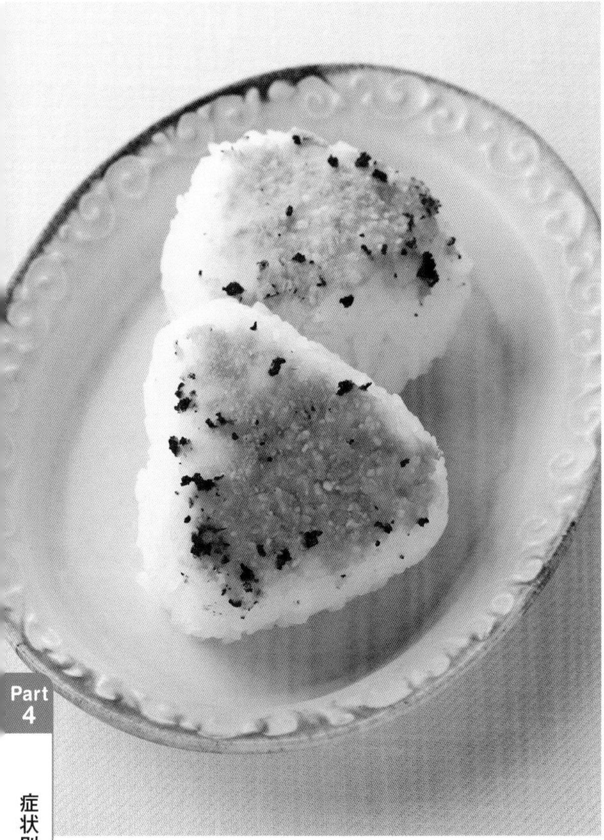

外はパリッ、中はふっくら

# みそチーズおにぎり

1人分 202kcal | 塩分 0.4g | 炭水化物 | カルシウム

**材料**（1人分）

ごはん …… 120g
みそ …… 小さじ½
粉チーズ …… 小さじ1

**作り方**

1 みそと粉チーズを合わせておく。
2 ごはんを2等分し、おにぎりを握る。
3 2の両面に1をぬり、魚焼きグリルかオーブントースターで焦げ目がつくまで焼く。

**アレンジ** しょうゆやめんつゆで味つけも

焼かずにそのまま食べるのもおすすめ。みそチーズの代わりに、しょうゆやめんつゆをつけて焼いたり、ごはんにしらす干しを混ぜたりしても◎。

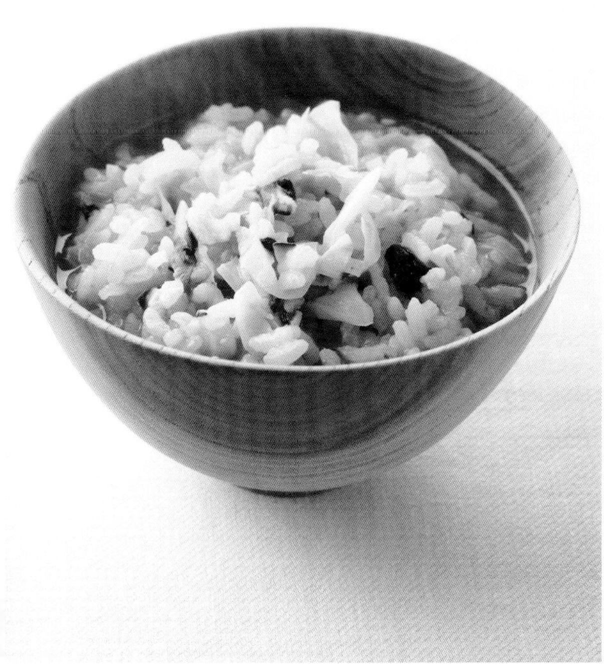

しいたけのうまみがたっぷり

# せん切りキャベツとしいたけのおじや

1人分 161kcal | 塩分 1.9g | 炭水化物 | ビタミンC

**材料**（1人分）

ごはん …… 80g
キャベツ …… 大½枚（30g）
生しいたけ …… 1個（10g）
だし汁 …… カップ1
しょうゆ …… 小さじ2
みりん …… 小さじ1

**作り方**

1 キャベツはせん切りにする。しいたけは軸を除いてみじん切りにする。
2 鍋にだし汁、しょうゆ、みりんを入れ、1を加えて煮立たせる。
3 野菜がやわらかくなったらごはんを入れ、ひと煮立ちさせる。

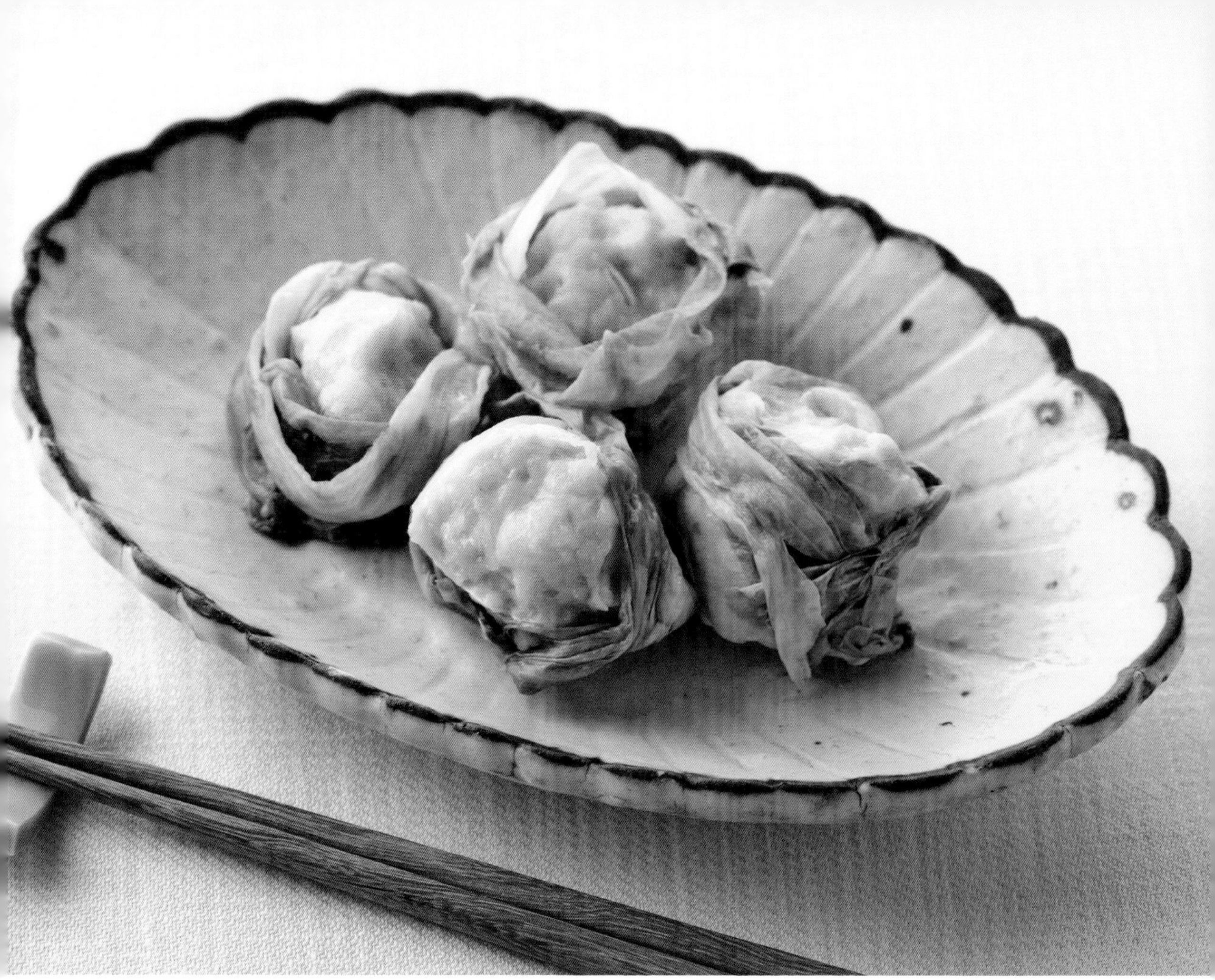

皮代わりのレタスでシャキシャキ

# レタス鶏しゅうまい

| 1人分 98kcal | 塩分 0.7g | たんぱく質 | 食物繊維 |
|---|---|---|---|

### 材料(1人分)

鶏ひき肉 …… 40g
レタス …… 小2枚(20g)
玉ねぎ …… 10g

A
- 片栗粉 …… 小さじ1/2
- オイスターソース …… 小さじ1/4
- しょうゆ …… 少量
- 塩 …… 少量
- ごま油 …… 小さじ1/2

### 作り方

1. 玉ねぎは皮をむいてみじん切りにする。ボウルにひき肉、玉ねぎ、Aをよく混ぜ合わせ、4等分して丸める。
2. レタスは1枚を縦半分に切り、4枚にする。
3. 2で1を包む。
4. 耐熱皿に3を並べて、ラップをかけ、電子レンジで2分半加熱する。

**作り方ポイント** 肉にレタスを押さえつけるように包む

丸めた肉に、レタスを軽く押さえつけるように密着させて、クルッと巻きます。洗ったレタスはよく水けをきっておきましょう。

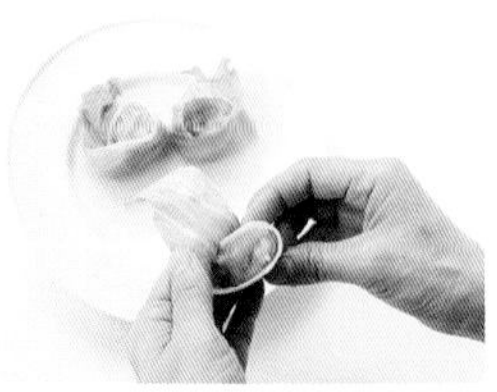

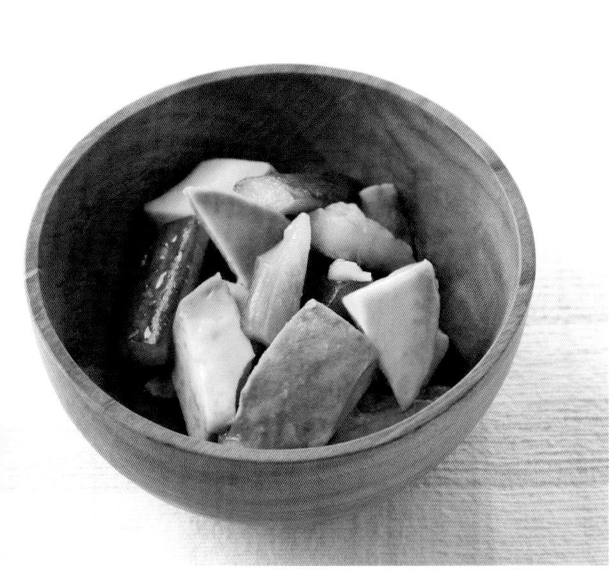

栄養豊富なアボカドを手軽に

## たたききゅうりとアボカドのサラダ

1人分 93kcal | 塩分 0.5g | ビタミンE | カリウム

**材料（1人分）**

きゅうり …… 1/3本（30g）
塩 …… 少量
アボカド …… 40g
レモン汁 …… 小さじ1/4
オリーブ油 …… 小さじ1/2

**作り方**

1 きゅうりを包丁の背で押しつぶし、2㎝幅に切って塩をふる。アボカドは2㎝角に切る。
2 1にレモン汁、オリーブ油を加えて混ぜ合わせる。

水溶性食物繊維たっぷりのデザート

## みかんのヨーグルト寒天

1個分 42kcal | 塩分 0.1g | カルシウム | ビタミンC

**材料（2個分）**

粉寒天 …… 1g
水 …… カップ1/2
プレーンヨーグルト …… 50g
みかん缶 …… 30g
砂糖 …… 大さじ1

**作り方**

1 鍋に水と粉寒天を入れて火にかけ、沸騰したら、そのまま1分加熱する。
2 火を止め、1に砂糖を加えて混ぜる。砂糖が溶けたら、ヨーグルトを加え、よく混ぜ合わせる。
3 器に2を流し入れ、みかんを散らし、常温で固める。

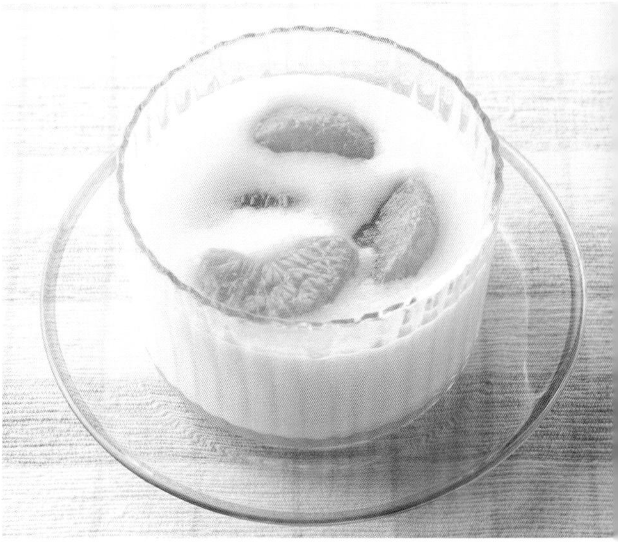

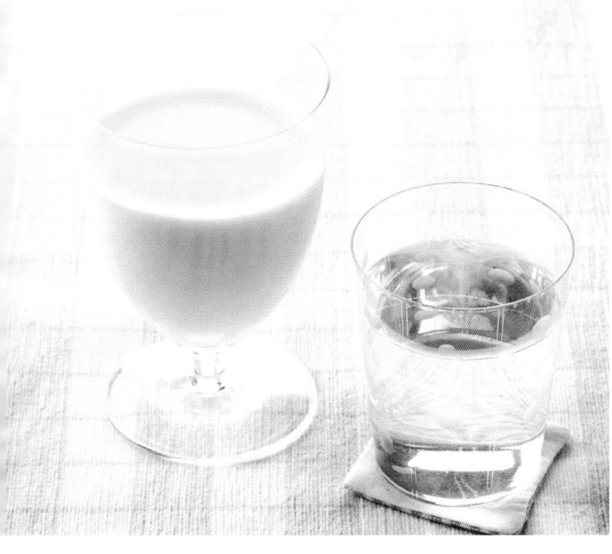

はちみつで酸味をまろやかに

## フルーツビネガードリンク

1人分 118kcal | 塩分 0.2g | カルシウム
（水の場合：25kcal 0.1g）

**材料（1人分）**

牛乳（または水） …… カップ3/4
りんご酢 …… 大さじ1
はちみつ …… 小さじ1

**作り方**

1 カップにすべての材料を入れ、よく混ぜ合わせる。

ガスが発生しやすいいも類やきのこ類は控えて。よくかんで食べましょう。

市販のホイップクリームを使えば簡単

# フルーツサンド

1人分 347kcal | 塩分 0.7g | 炭水化物 | ビタミンC

**材料**（1人分）

食パン（8枚切り）…… 1枚
フルーツミックス缶 …… 50g
ホイップクリーム（市販品）
…… 50g

**作り方**

1 缶からフルーツを取り出して、キッチンペーパーで水けをふいておく。
2 食パンは耳を切り落とし、さらに半分に切る。
3 2の食パンにホイップクリームをぬり、1を並べ、食パンを重ねる。
4 食べやすい大きさに切り、器に盛る。

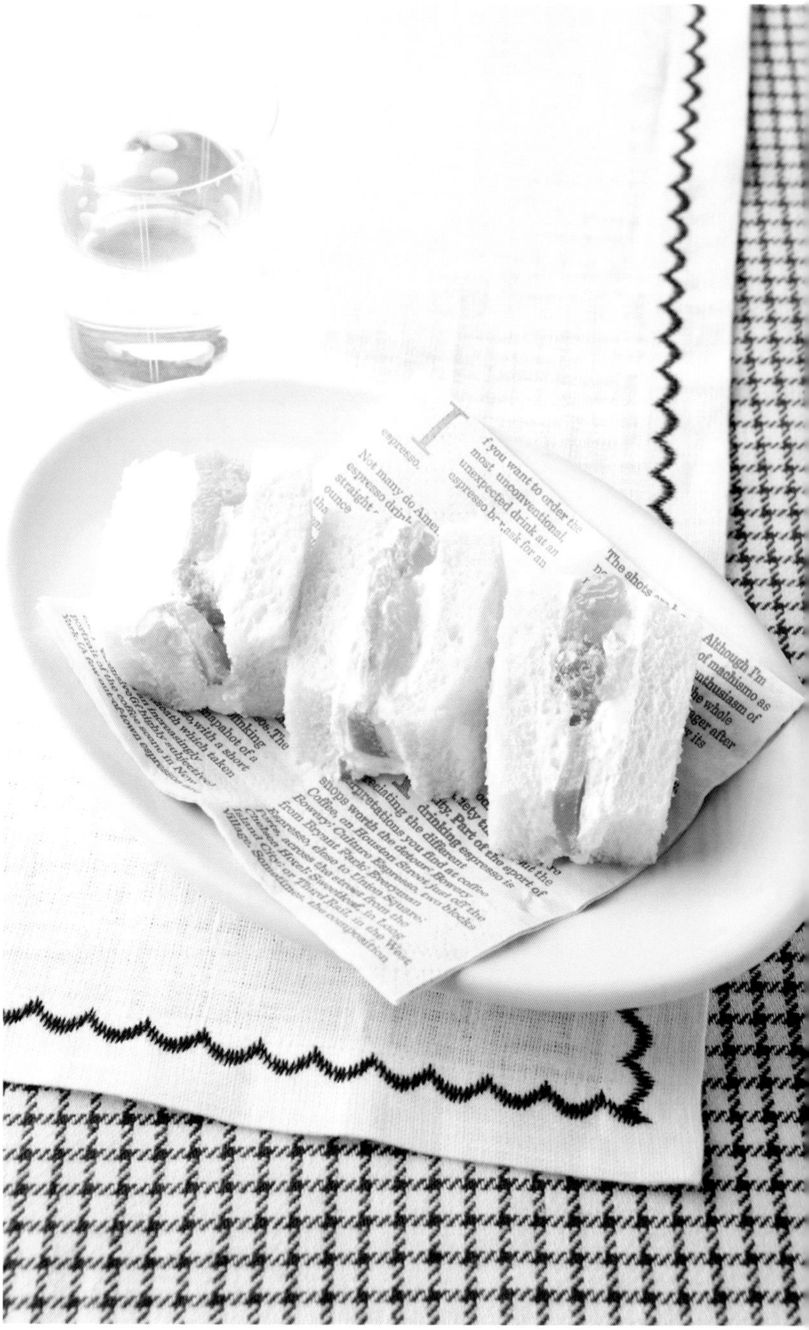

アレンジ

**水きりヨーグルトでヘルシーサンドに**

ホイップクリームの代わりに、プレーンヨーグルトを使っても。ボウルの上にざるを重ね、さらにキッチンペーパーを敷いたら、ヨーグルトを入れて、冷蔵庫で水きりをします。使う直前に冷蔵庫から出し、砂糖を加えて混ぜましょう。

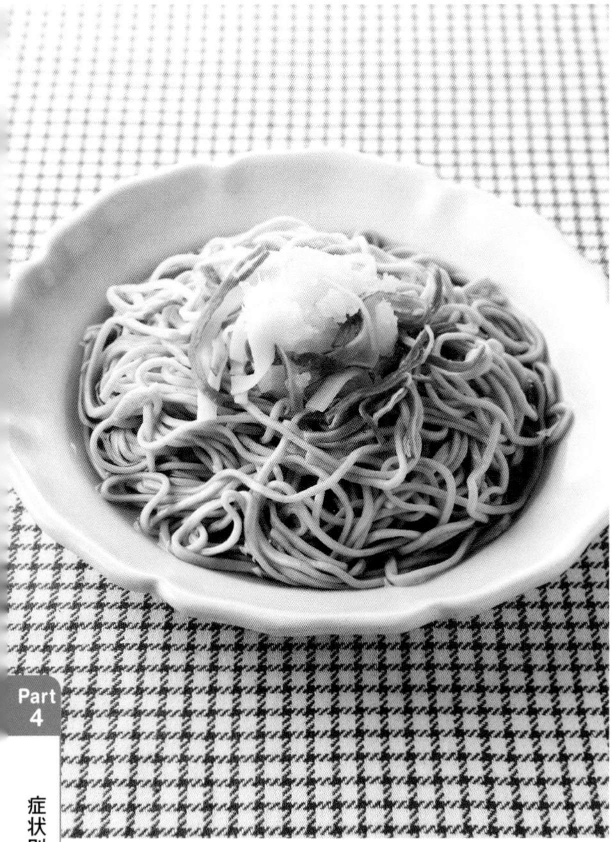

ツルツル食べずによくかんで

## おろしそば

1人分 233kcal ｜ 塩分 1.9g ｜ 炭水化物 ｜ ビタミンC

**材料**（1人分）

ゆでそば …… 150g
大根おろし …… 30g
かに風味かまぼこ …… 10g
めんつゆ（ストレートタイプ） …… カップ1/4

**作り方**

1 そばは熱湯でサッとゆで、流水で洗い、水けをきる。
2 器に1を盛り、大根おろし、ほぐしたかにかまぼこをのせ、めんつゆを回しかける。

**ゆっくり食べてガスの発生を抑えて**

そばは、体調によって食べ方や量を気をつけたい食材。そばに含まれている「ルチン」には、抗酸化作用や血管を強化する作用などがありますが、食物繊維が多く胃腸に負担がかかります。早食いはガスを発生させる原因になるので避けて。



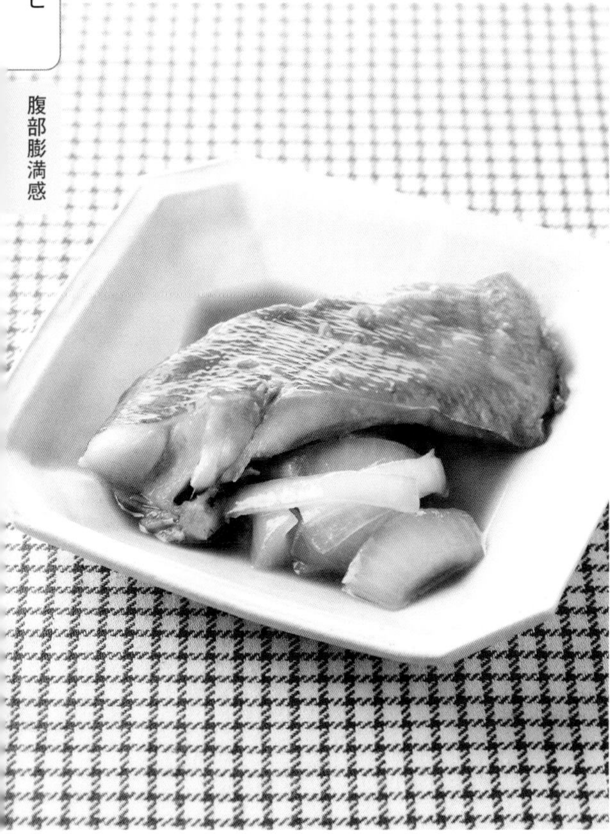

やわらかい身に甘辛のしっかり味

## きんめだいと玉ねぎの煮つけ

1人分 168kcal ｜ 塩分 1.7g ｜ たんぱく質 ｜ カリウム

**材料**（1人分）

きんめだい …… 1切れ（80g）
玉ねぎ …… 小1/5個（30g）
水 …… 大さじ1
酒 …… 大さじ1
A しょうゆ …… 小さじ1 1/2
A みりん …… 小さじ1
A 砂糖 …… 小さじ1/2

**作り方**

1 きんめだいは熱湯を回しかけて臭みを取り、水けをふいておく。玉ねぎは皮をむいて繊維を断つように1㎝幅に切る（➡p.17）。
2 フライパンにきんめだい、水、酒を入れて火にかけ、沸騰したら、ふたをして2分加熱する。
3 A、1の玉ねぎを加え、2～3分煮る。

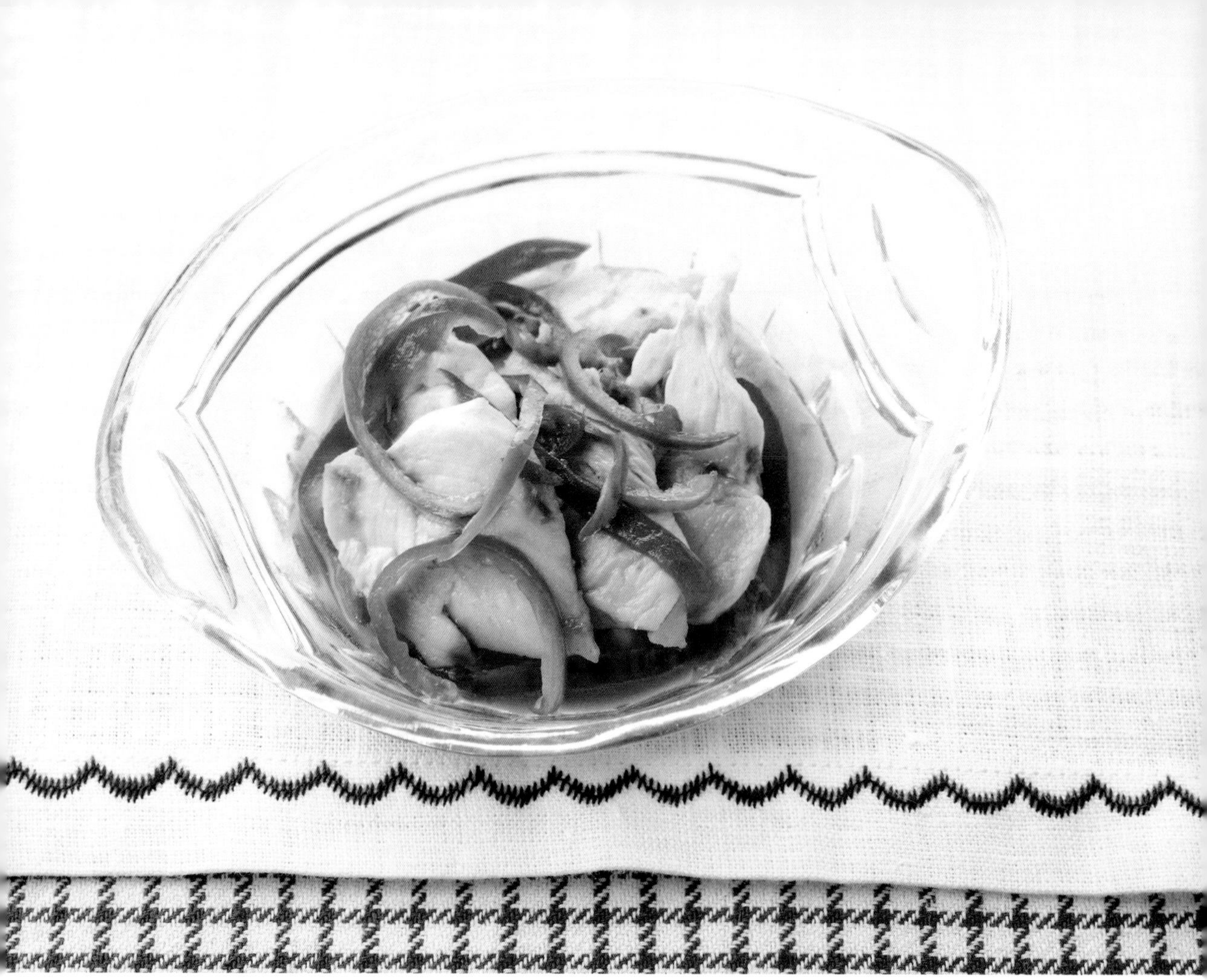

漬け汁で鶏ささ身がしっとり

# 鶏ささ身の焼きびたし

| 1人分 83kcal | 塩分 1.3g | たんぱく質 | ビタミンC |
| --- | --- | --- | --- |

### 材料(1人分)

鶏ささ身 …… 40g
パプリカ(赤) …… 10g
ピーマン …… 1/8個(5g)
サラダ油 …… 小さじ1/2

●漬け汁

水 …… 小さじ2
しょうゆ …… 小さじ1 1/2
酢 …… 小さじ1 1/2
砂糖 …… 小さじ1
削り節 …… ひとつまみ

### 作り方

1 鶏肉は薄皮と筋を取り除き、薄切りにする。
2 パプリカ、ピーマンはせん切りにする。
3 バットなどに漬け汁を合わせておく。
4 熱したフライパンに油をひき、1と2を焼き、火が通ったら取り出す。
5 4を熱いうちに3に漬け、全体を混ぜ合わせ、あら熱が取れるまで15分以上漬け込む。

作り方ポイント

**鶏肉と野菜が熱いうちに漬け汁に**

しっかり味がしみ込むよう、鶏肉とパプリカ、ピーマンを熱いうちに漬けるのがコツ。だし汁は使わず、代わりに削り節でコクを出します。

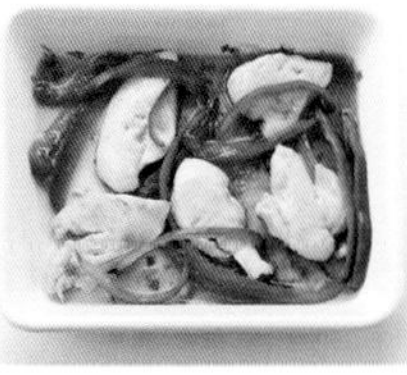

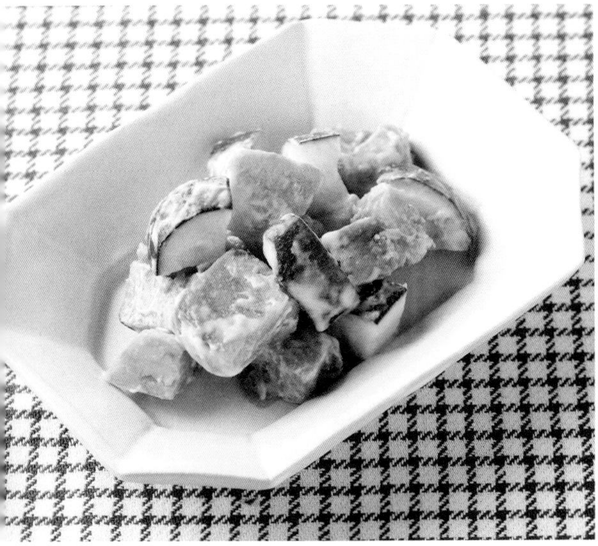

野菜を電子レンジにかければ手間なし

## かぼちゃとズッキーニのマヨしょうゆサラダ

1人分 49kcal ｜ 塩分 0.3g ｜ ビタミンE ｜ ビタミンC

**材料（1人分）**

かぼちゃ …… 40g
ズッキーニ …… 大4㎝（20g）
マヨネーズ …… 小さじ$\frac{1}{2}$
しょうゆ …… 小さじ$\frac{1}{4}$

**作り方**

1 かぼちゃは皮ごとラップに包み、電子レンジで3分加熱し、皮をむいて2㎝角に切る。
2 ズッキーニは2㎝幅の輪切りにし、さらに4等分に切り、電子レンジで30秒加熱する。
3 マヨネーズ、しょうゆを混ぜ、1と2を加えてあえる。

マイルドな酸味でさわやか

## えびときゅうりの酢みそあえ

1人分 39kcal ｜ 塩分 0.9g ｜ たんぱく質 ｜ カリウム

**材料（1人分）**

むきえび（ゆでたもの） …… 30g
きゅうり …… 4㎝（20g）
塩 …… 少量
A 砂糖 …… 小さじ$\frac{1}{2}$
A 酢 …… 小さじ$\frac{1}{2}$
A みそ …… 小さじ$\frac{1}{2}$

**作り方**

1 きゅうりは薄切りにし、塩でもみ、水けをしぼっておく。えびは縦半分に切る。
2 Aを混ぜ合わせ、1を加えてあえる。

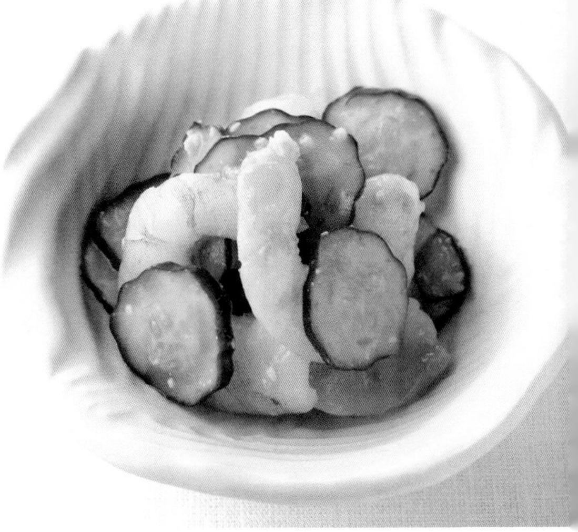

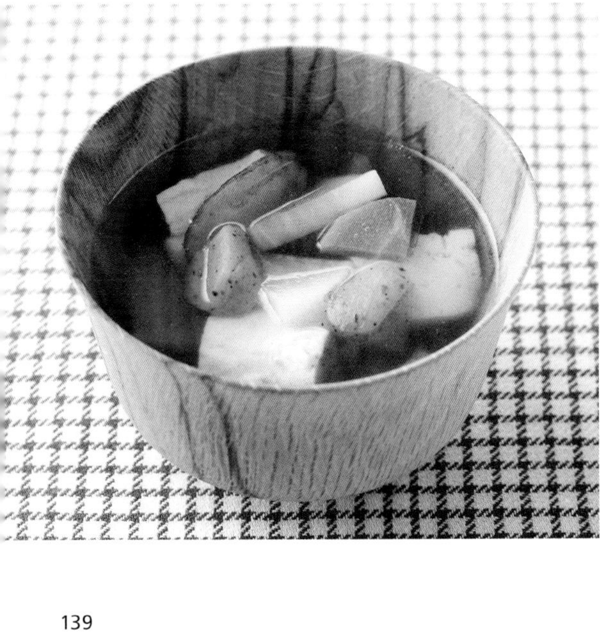

ごぼうやこんにゃくは体調に合わせて入れる

## けんちん汁

1人分 57kcal ｜ 塩分 1.4g ｜ たんぱく質 ｜ ビタミンC

**材料（1人分）**

木綿豆腐 …… 30g
大根 …… 20g
にんじん …… 5g
ごぼう …… 10g
こんにゃく …… 10g
だし汁 …… カップ1
しょうゆ …… 小さじ$\frac{1}{2}$
塩 …… 小さじ$\frac{1}{8}$
ごま油 …… 小さじ$\frac{1}{2}$

**作り方**

1 豆腐はキッチンペーパーで包んで水きりする。大根、にんじんはいちょう切り、ごぼうは斜め薄切り、こんにゃくは食べやすい大きさにちぎる。
2 鍋にごま油を入れ、1の野菜とこんにゃくを炒める。
3 だし汁を加え、5分ほど煮る。ひと口大に切った豆腐を入れ、しょうゆ、塩を加える。

## 便のにおい

にらやねぎ類などは控え、においを軽減するレモンやハーブを使いましょう。

赤しそを使えば味つけが簡単

# 鶏肉の赤しそ焼き

1人分 79kcal | 塩分 1.3g | たんぱく質 | ビタミンA

**材料**（1人分）

鶏むね肉……50g
赤しそふりかけ……小さじ1/4
さやいんげん（ゆでたもの）……大1本（10g）
サラダ油……小さじ1/2

**作り方**

1 鶏肉はそぎ切りにし（➡p.48）、赤しそを全体にまぶしておく。さやいんげんは3㎝長さに切る。
2 熱したフライパンに油をひき、1の鶏肉を焼く。
3 器に盛り、さやいんげんを添える。

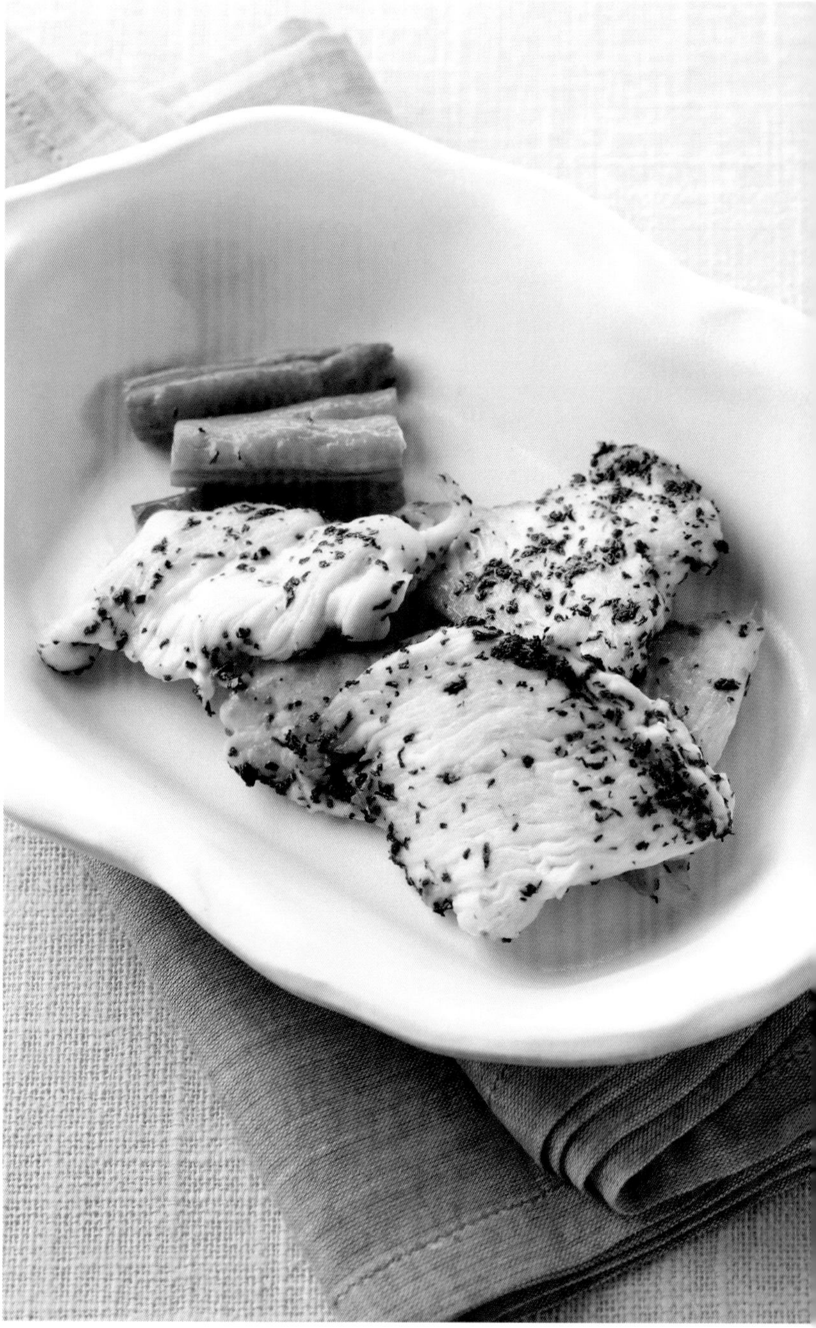

アレンジ

**赤しそは和のハーブ。いろいろな料理に活用して**

赤しそふりかけは、便のにおいの軽減に効果大。鶏むね肉を鶏ささ身、生ざけ、はんぺんなどに代えても。また、野菜とも相性がよいので、ゆでて細切りにしたキャベツとあえたり、青菜のおひたしにふりかけたり、いろいろ試してみて。

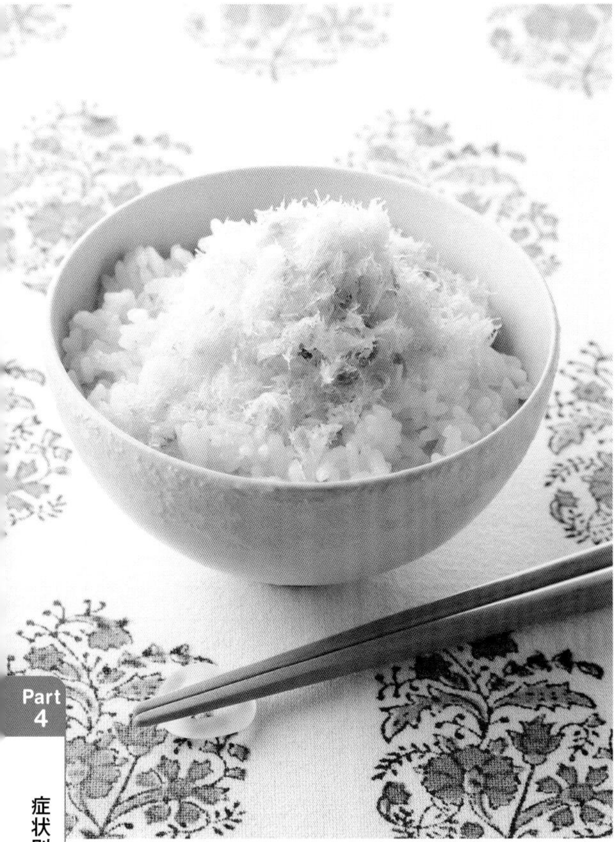

ほどよい甘味で食べやすい

# たらのでんぶごはん

| | | | |
|---|---|---|---|
| 1人分 304kcal | 塩分 1.3g | 炭水化物 | たんぱく質 |

**材料**（1人分）

ごはん …… 140g
生たら …… 大$\frac{1}{2}$切れ（50g）
A 酒 …… 大さじ2
A 砂糖 …… 小さじ2
A 塩 …… 少量

**作り方**

1 たらは熱湯で2～3分ゆでる。
2 1を冷水にとってよく洗い、骨と皮を取り除き、身をほぐしてつぶす。
3 鍋やフライパンに2とAを入れ、水けがとんでホロホロになるまで、混ぜながら弱火にかける。
4 器にごはんを盛り、3をのせる。

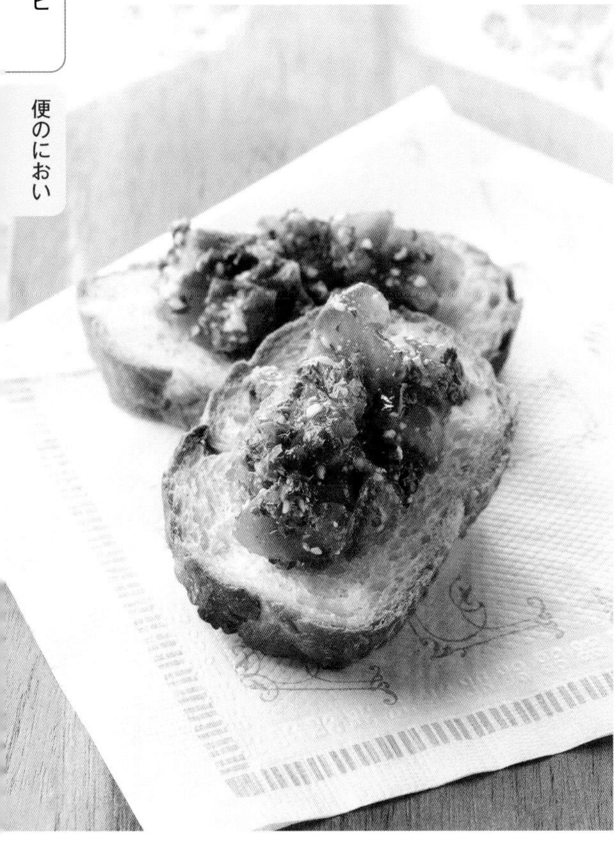

粉チーズを使うときは控えめに

# ブルスケッタ風オープンサンド

| | | | |
|---|---|---|---|
| 1人分 73kcal | 塩分 0.8g | ビタミンC | 炭水化物 |

**材料**（1人分）

バゲット …… 2切れ（15g）
トマト …… $\frac{1}{5}$個（30g）
パセリ（みじん切り） …… 小さじ1
塩 …… 少量
オリーブ油 …… 小さじ$\frac{1}{2}$
粉チーズ …… 適宜

**作り方**

1 トマトは湯むきして皮と種を取り除き（➡p.50）、細かくざく切りにする。
2 ボウルにパセリ、塩、オリーブ油、好みで粉チーズを混ぜ合わせてソースを作り、1とあえる。
3 トーストしたバゲットに、2をのせる。

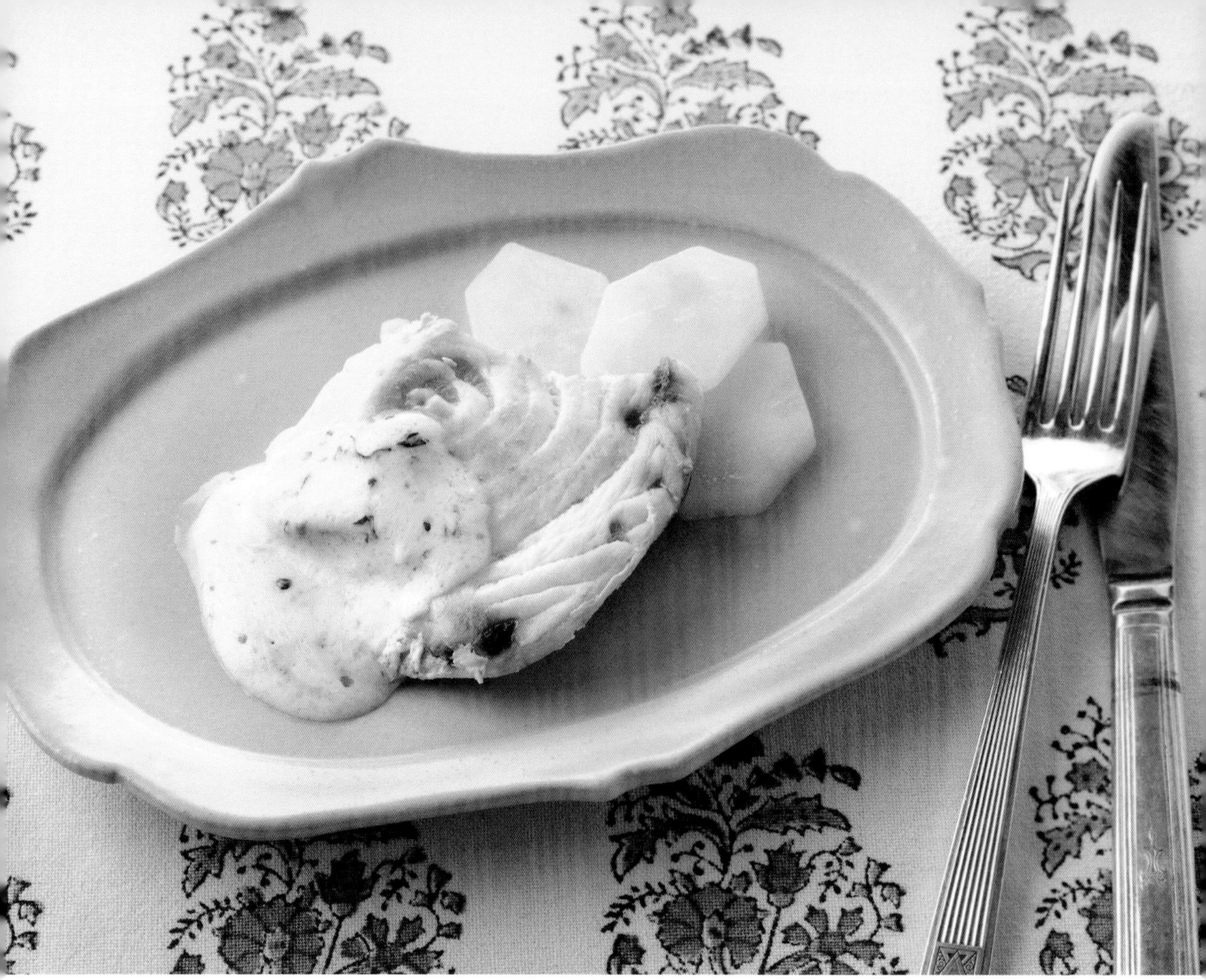

オリーブ油でソースにコクをプラス

# めかじきのソテー ヨーグルトソース

1人分 **168**kcal | 塩分 **1.1**g | たんぱく質 | ビタミンC

**材料**(1人分)

めかじき …… 1切れ(80g)
塩 …… 少量
じゃがいも …… 小$\frac{1}{5}$個(20g)
A
- プレーンヨーグルト …… 大さじ1
- パセリ(みじん切り) …… 少量
- レモン汁 …… 小さじ$\frac{1}{4}$
- 塩 …… 少量
- オリーブ油 …… 小さじ$\frac{1}{2}$

オリーブ油 …… 小さじ$\frac{1}{2}$

**作り方**

1 めかじきは塩をふり、しばらくおいたら、キッチンペーパーで水けをふく。Aは合わせておく。
2 じゃがいもは皮をむいて3㎜幅の薄切りにし、ゆでる。
3 熱したフライパンにオリーブ油をひき、1のめかじきを両面焼く。
4 2と3を器に盛り、Aのソースをかける。

アレンジ
**魚を鶏肉に代えてもソースと相性◎**
ヨーグルトソースは鶏肉(もも肉・むね肉・ささ身)のソテーにも合います。つけ合わせは、にんじん、さやいんげん、オクラ、かぼちゃなどのゆで野菜でも。

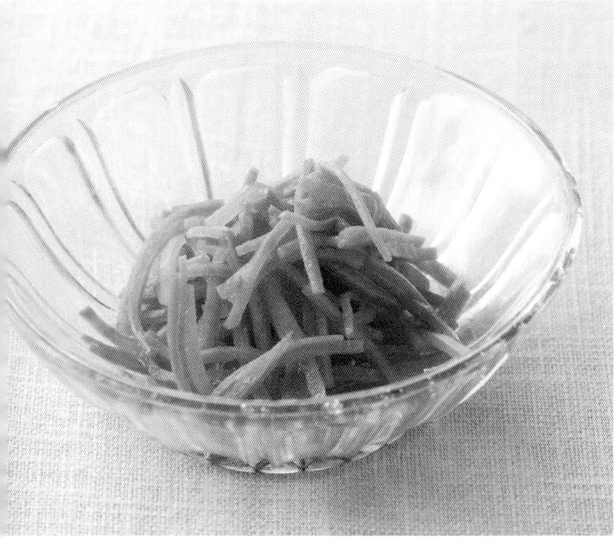

にんじんそのものの甘味を生かして

## にんじんのサラダ

1人分 39kcal ｜ 塩分 0.5g ｜ ビタミンA ｜ ビタミンC

**材料（1人分）**

にんじん …… 3㎝（30g）
A
はちみつ …… 小さじ½
レモン汁 …… 小さじ½
塩 …… 少量
オリーブ油 …… 小さじ½

**作り方**

1 にんじんは皮をむいてせん切りにし、ゆでて水けをきっておく。
2 Aを混ぜ合わせ、1とよくあえる。

歯応えとさわやかさのハーモニー

## 白菜の浅漬け レモン風味

1人分 7kcal ｜ 塩分 0.5g ｜ ビタミンC ｜ カリウム

**材料（1人分）**

白菜 …… 小⅓枚（30g）
レモン（輪切り） …… 1枚
パセリ（みじん切り） …… 少量
塩 …… 少量

＊レモンの皮は体調に合わせて取り除きましょう。

**作り方**

1 白菜の葉はざく切りに、芯はそぎ切りにする。レモンは8等分に切る。
2 ボウルに1の白菜、パセリを入れて、塩でもむ。
3 レモンを加え、15分ほどおいてから、器に盛りつける。

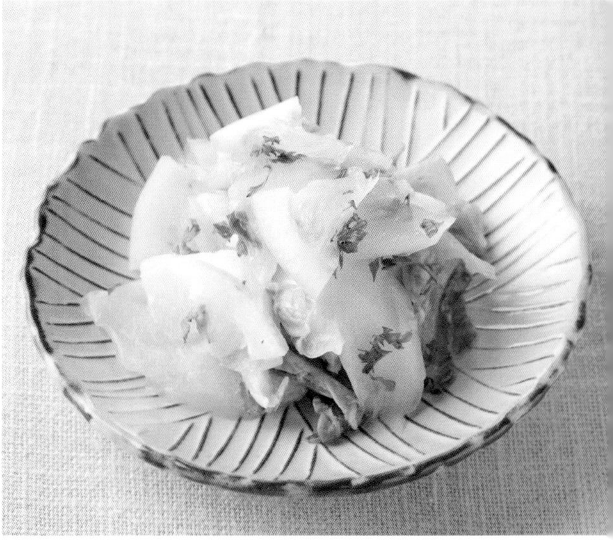



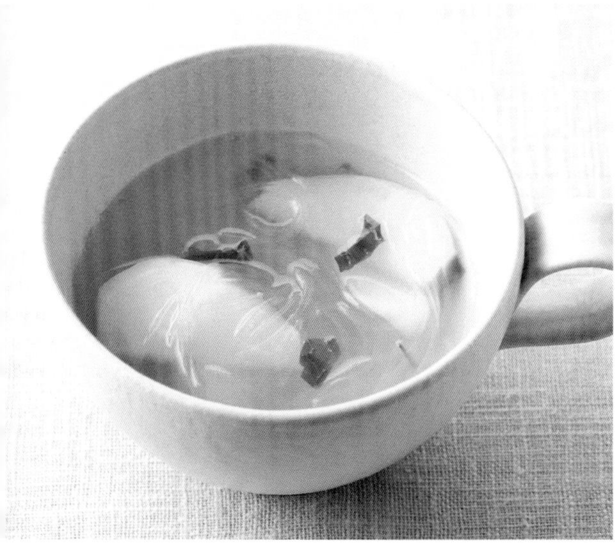

ミネラルもとれる春雨をスープに

## 春雨とかぶのスープ

1人分 40kcal ｜ 塩分 1.4g ｜ ビタミンC ｜ 炭水化物

**材料（1人分）**

かぶ …… 大⅓個（30g）
かぶの葉 …… 少量
春雨 …… 8g
水 …… カップ1
鶏ガラスープの素 …… 小さじ1

**作り方**

1 かぶは皮をむいてくし切りにし、葉はみじん切りにする。
2 鍋に水、鶏ガラスープの素、1を入れて火にかけ、沸騰したら春雨を入れ、2～3分煮込む。

症状別レシピ

## 貧血

貧血予防と改善のため、たんぱく質は必ずとり、鉄を多く含む食材も取り入れて。

野菜をクルクル巻いて焼くだけ

# ほうれん草の豚肉巻き焼き

1人分 116kcal | 塩分 0.9g | たんぱく質 | ビタミンA

### 材料（1人分）

豚もも薄切り肉……40g
ほうれん草（ゆでたもの）
……小2株（30g）
小麦粉……適量
A 水……小さじ2
A しょうゆ……小さじ1
A みりん……小さじ1
サラダ油……小さじ½

### 作り方

1 ほうれん草は3cm幅に切る。Aは混ぜ合わせておく。
2 豚肉を広げ、薄く小麦粉をふり、1のほうれん草を包むようにクルクルと巻く。
3 熱したフライパンに油をひき、2のとじ目を下にして焼く。さらに全体を焼いたら、弱火にしてAを回し入れ、全体にからめる。

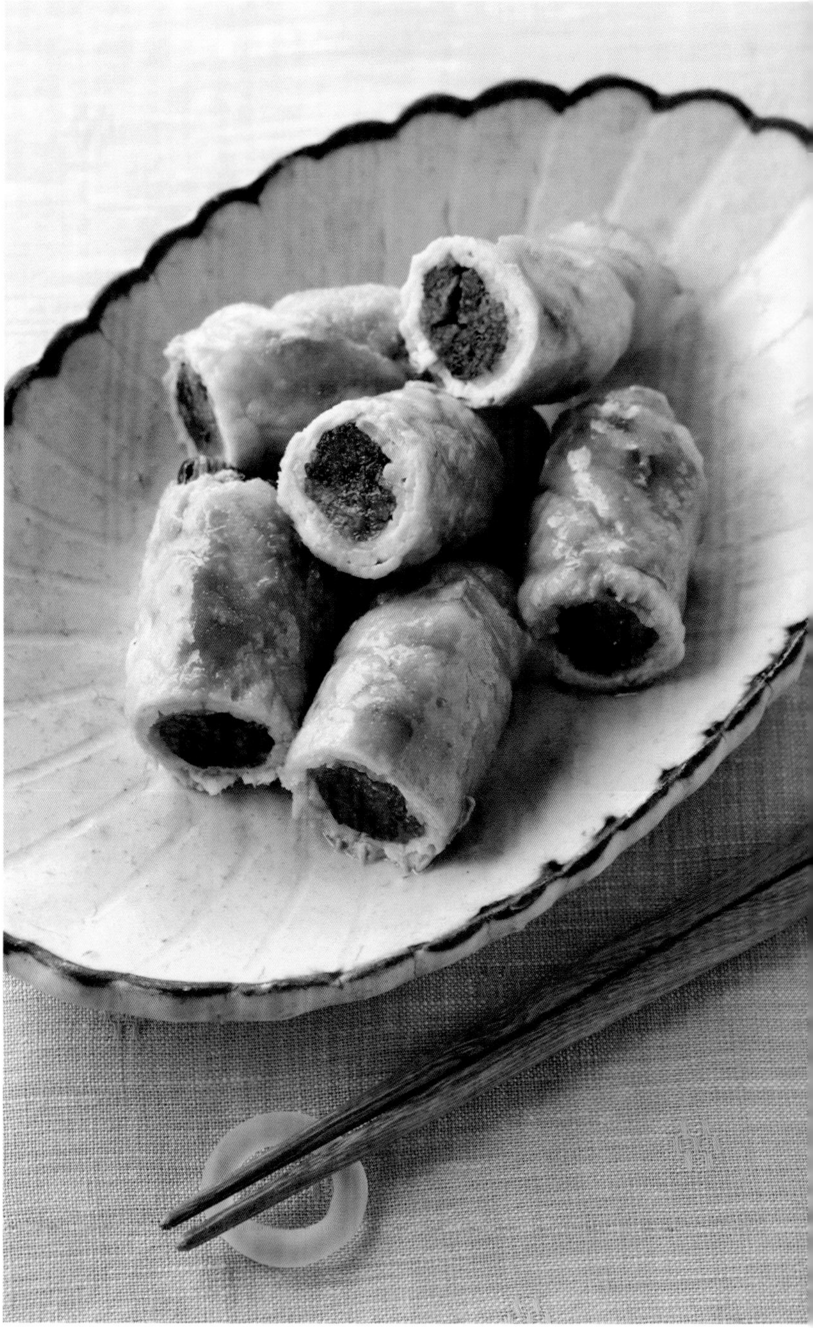

アレンジ

**牛もも肉や小松菜、アスパラガスなどでも**

豚もも肉を、鉄分の多い牛もも肉に代えても。また、鉄分を多く含む小松菜や、ビタミンCを多く含むアスパラガス、オクラ、じゃがいもなどをゆでて包むのもおすすめ。好みでプロセスチーズを一緒に巻くと、味に変化がつきます。

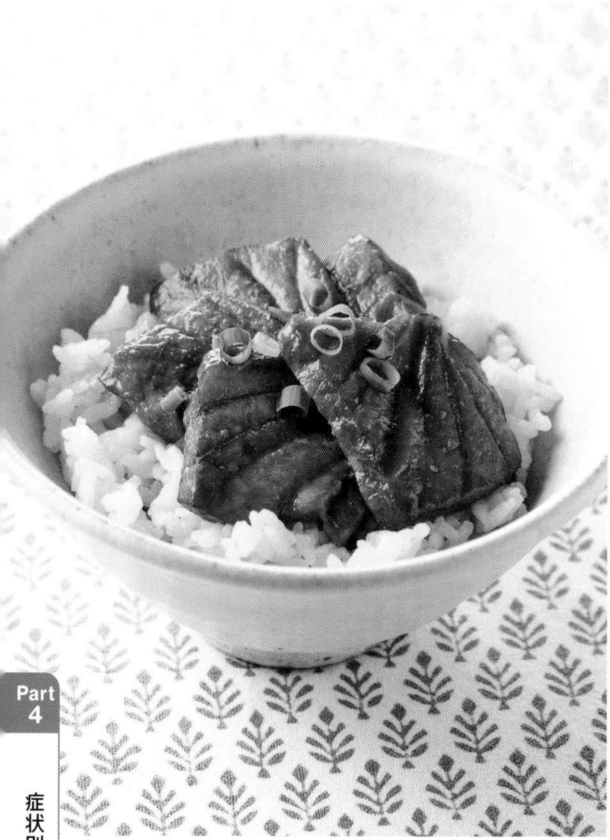

消化のよいまぐろをどんぶりに

## まぐろの照り焼き丼

1人分 **353**kcal ｜ 塩分 **1.0**g ｜ 炭水化物 ｜ たんぱく質

**材料**(1人分)

ごはん …… 140g
まぐろ(赤身のさく・刺身用) …… 80g
塩 …… 少量
小ねぎ …… 適量
A
- 水 …… 小さじ2
- しょうゆ …… 小さじ1
- みりん …… 小さじ1
- 砂糖 …… 小さじ½

サラダ油 …… 小さじ½

**作り方**

1 まぐろは1㎝幅に切り、塩をふり、しばらくおいたら、キッチンペーパーで水けをふく。Aは混ぜ合わせておく。
2 熱したフライパンに油をひき、1のまぐろを両面焼く。
3 Aを回しかけ、とろみがつくまで煮たら、器に盛ったごはんにのせる。小口切りにした小ねぎを散らす。

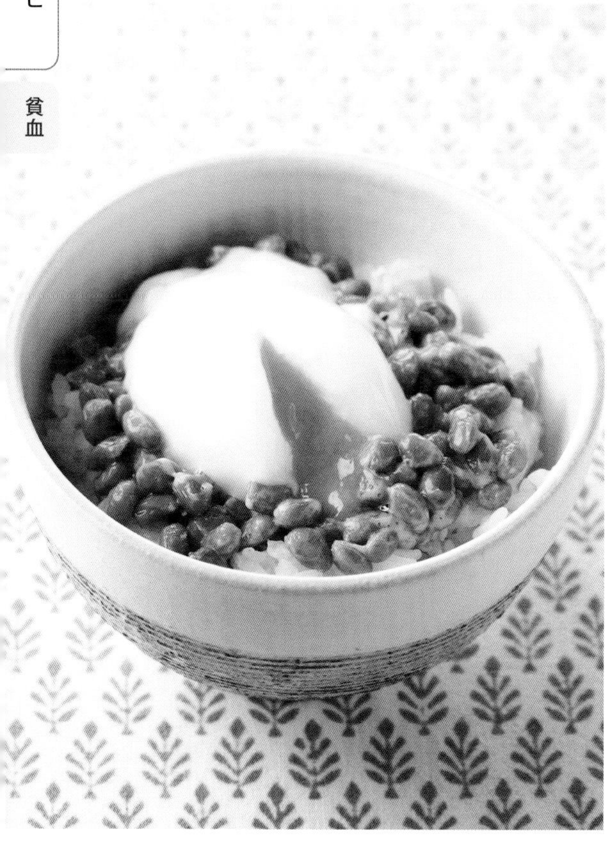

たんぱく質がしっかりとれる

## 納豆の温泉卵ごはん

1人分 **368**kcal ｜ 塩分 **0.4**g ｜ 炭水化物 ｜ たんぱく質

**材料**(1人分)

ごはん …… 140g
納豆 …… 1パック(40g)
温泉卵(市販品) …… 1個
しょうゆ …… 適量

**作り方**

1 ごはんの上に納豆と温泉卵をのせ、しょうゆを回しかける。

### 温泉卵を電子レンジで作るとき

耐熱容器に卵を割り入れ、卵黄をつまようじで数カ所刺したら、卵全体にかぶるように水カップ¼を加えます。ラップをかけ、電子レンジで1分加熱したら、取り出して余分な水を捨てます。

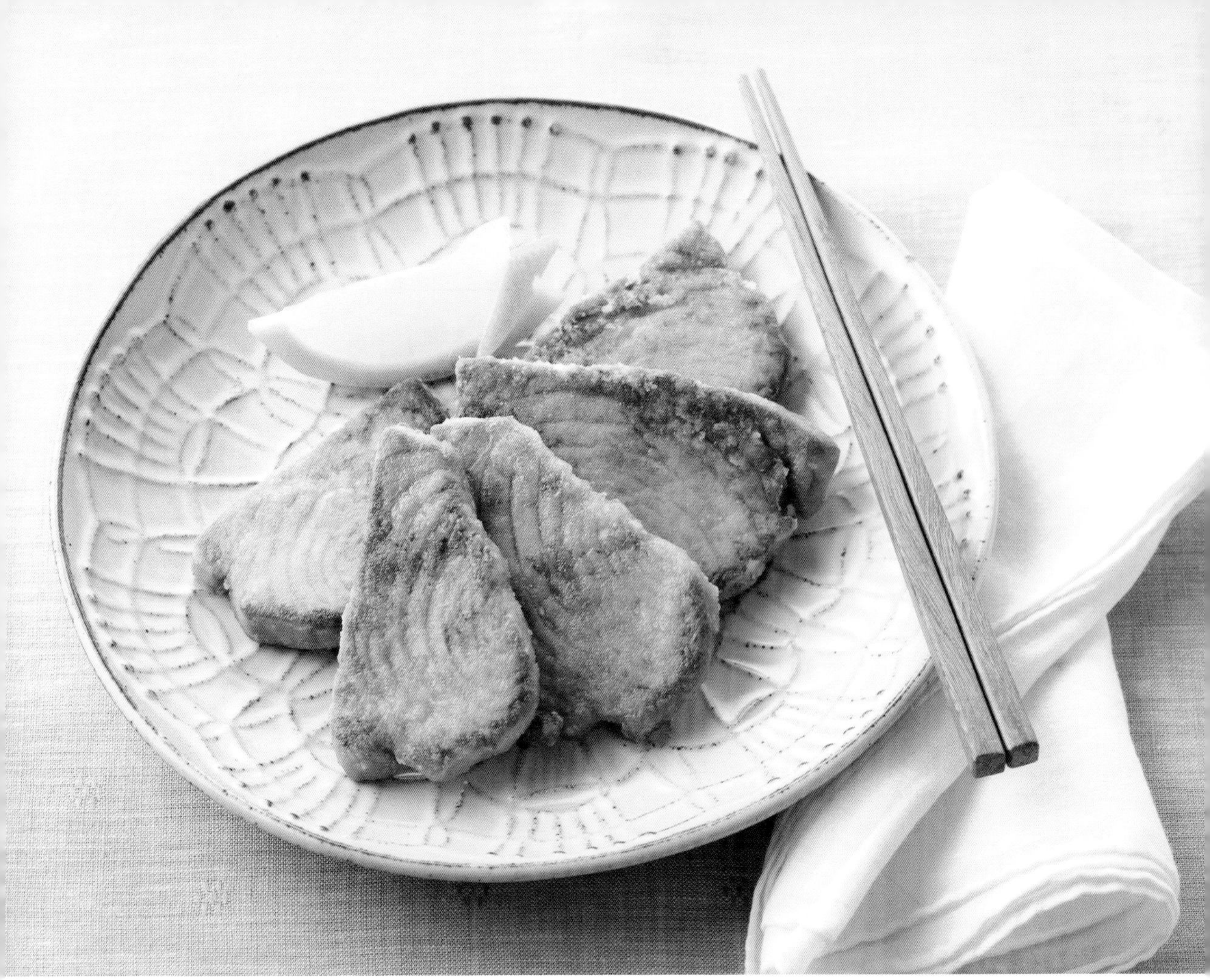

アツアツのかつおにレモン汁をかけて

# かつおの竜田焼き

| 1人分 145kcal | 塩分 0.6g | たんぱく質 | 鉄 |
|---|---|---|---|

### 材料（1人分）

かつお（さく・刺身用）
…… 80g
片栗粉 …… 適量
レモン（くし切り）…… 1個
A
- 酒 …… 小さじ1/2
- しょうゆ …… 小さじ1/2
- みりん …… 小さじ1/2

サラダ油 …… 小さじ1

### 作り方

1 かつおは1㎝幅に切り、混ぜ合わせたAに5分ほど漬け込む。取り出してキッチンペーパーで水けをふき、片栗粉をまぶす。
2 熱したフライパンに油をひき、1の両面をこんがりと焼く。
3 2を器に盛り、レモンを添える。

**アレンジ**

**鉄分の多いレバーを竜田焼きにしてみて**

鶏、豚のレバーでも竜田焼きがおいしく作れます。レバーを使う場合は、下処理をしましょう。鶏レバーは、軽く水洗いをして血のかたまりを取り除きます。豚レバーは、軽く水洗いをしてから、水をはったボウルに1時間ほど漬けて血抜きを。漬け汁にしょうがのすりおろしを少量加えると臭みがなくなります。

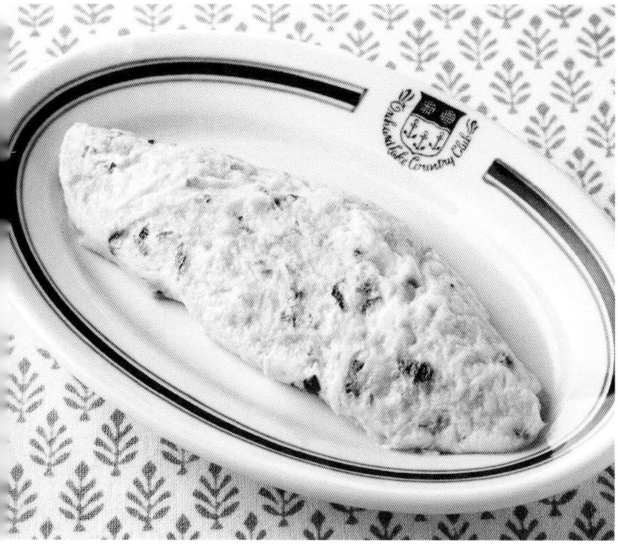

主菜にも副菜にもなるおかず

## ほうれん草のオムレツ

1人分 **103**kcal | 塩分 **0.8**g | たんぱく質 | ビタミンA

**材料（1人分）**

ほうれん草（ゆでたもの）
…… ½ 株（10g）
卵 …… 1個
牛乳 …… 小さじ1
粉チーズ …… 小さじ1
塩 …… 少量
サラダ油 …… 小さじ ½

**作り方**

1 ほうれん草はみじん切りにする。ボウルに卵を割りほぐし、牛乳、粉チーズ、塩、ほうれん草を加えて混ぜ合わせる。

2 熱したフライパンに油をひき、1を流し入れ、フライパンいっぱいに広げる。卵が半熟状になったら菜箸で形をととのえる。

ごはんに合うボリューミーなサラダ

## ブロッコリーと納豆のサラダ

1人分 **57**kcal | 塩分 **0.3**g | ビタミンC | たんぱく質

**材料（1人分）**

ブロッコリー
…… 2房（30g）
ひきわり納豆
…… ½パック（20g）
納豆の添付のたれ
…… ½パック分
白すりごま
…… 小さじ ½

**作り方**

1 ブロッコリーは食べやすい大きさに切ってゆでる。

2 1に納豆、たれを加えて混ぜ合わせ、器に盛り、すりごまをふる。

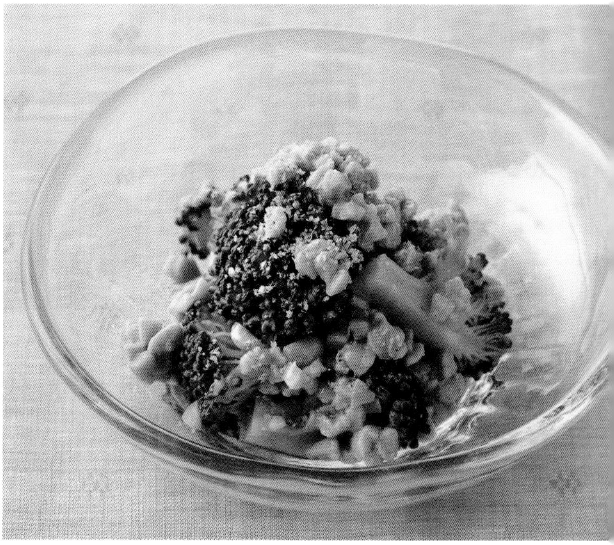



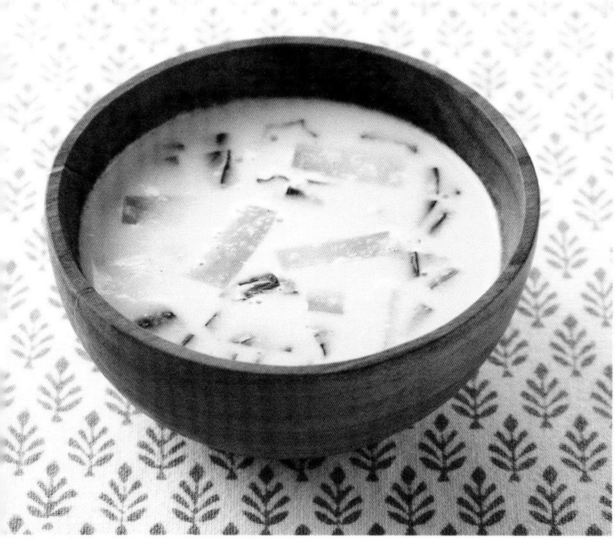

マイルドなコクで満足感たっぷり

## 豆乳みそ汁

1人分 **61**kcal | 塩分 **0.9**g | たんぱく質 | ビタミンA

**材料（1人分）**

豆乳 …… カップ ½
にんじん …… 1㎝（10g）
小松菜（ゆでたもの）
…… ½株（10g）
だし汁 …… カップ ½
みそ …… 小さじ1

**作り方**

1 にんじんは皮をむいて、薄い短冊切りにする。小松菜は1㎝幅に切る。

2 鍋にだし汁、にんじんを入れて火にかけ、火が通ったら豆乳と小松菜を加え、みそを溶き入れる。

# 薬物療法中の食生活の工夫

**薬物療法にはさまざまな副作用が生じます。治療中に
食欲がなくなったときは、食事の工夫をしながら乗り切りましょう。**

## メリハリのある食事で治療を乗り切ろう

薬物療法とは、抗がん剤や分子標的治療薬など（⬇p.174）を用いた治療法のこと。これらの薬はがん細胞を攻撃して死滅させたり、増殖を抑えたりします。再発の予防や再発・転移の治療に用いられます。

ところが、抗がん剤はがん細胞だけでなく、正常な細胞も攻撃してしまうため、副作用として体にさまざまな症状が現れます。副作用の種類や程度は、使用する抗がん剤によって異なります。薬物療法を受ける場合は、どのような副作用が、いつから出て、どれくらいの期間続くのか、担当医からよく説明を受けておきましょう。

注射や点滴による抗がん剤治療の場合は、1～2週間程度の周期で投薬日と休薬日を設定して行います。治療のタイミングに合わせて、副作用を考慮し、メリハリのある食事をしましょう［図1］。

［図1］治療のタイミングに合わせた食事

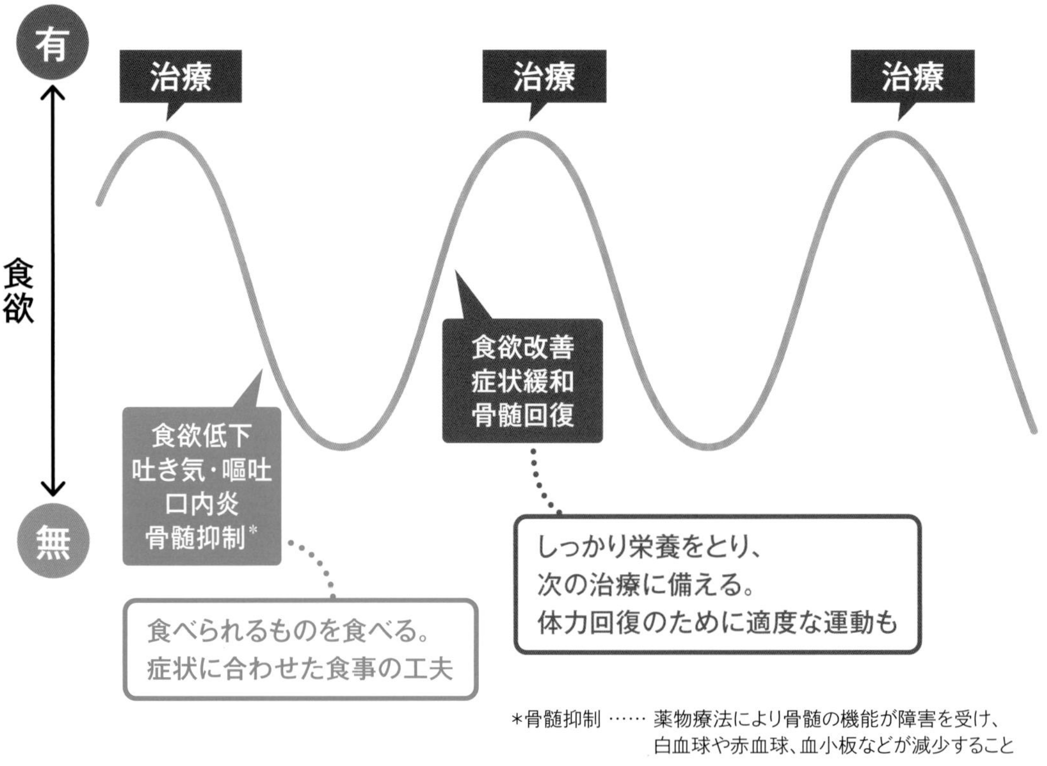


*骨髄抑制……薬物療法により骨髄の機能が障害を受け、白血球や赤血球、血小板などが減少すること

# 薬物療法中の食事のアドバイス

## 吐き気・嘔吐のあるとき

● 対策 ●

1. 無理に食べようとせず、症状が落ち着いてきたときに食べる
2. 1回に食べる量を減らし、食事の回数を増やす
3. 油っこいものを避け、消化のよいものを食べる
4. さっぱりとした、のどごしのよいものを食べる
5. においで吐き気をもよおすことがあるので、温かいものは冷まし、においを抑えてから食べる
6. 水分をしっかり補給する

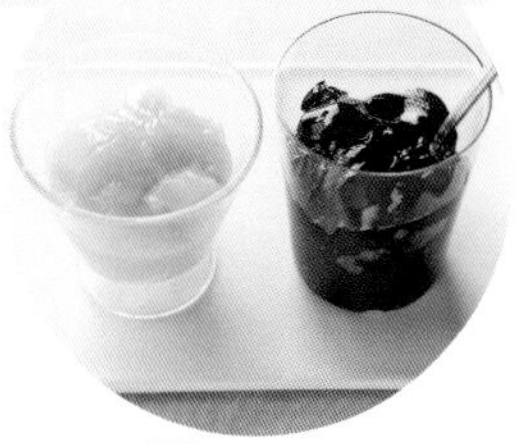

メニュー例

小さなおにぎり、冷たいお茶漬け、冷ややっこ、冷たいスープ、アイスクリーム、ゼリー など ➡p.150〜

## 口内炎のあるとき

● 対策 ●

1. 食べる前に水分で口の中をうるおす
2. 濃すぎる味つけ（強い酸味・甘味など）は避ける
3. 香辛料（とうがらし、わさび、こしょう、カレー粉など）を多く使った刺激の強いものは避ける
4. 熱すぎるもの、冷たすぎるものは避ける
5. 簡単に押しつぶせるくらいのやわらかさのもの、水分の多いもの、なめらかなとろみのあるものを食べる
6. 口の中を清潔に保つため、1日数回、やさしくうがいをする

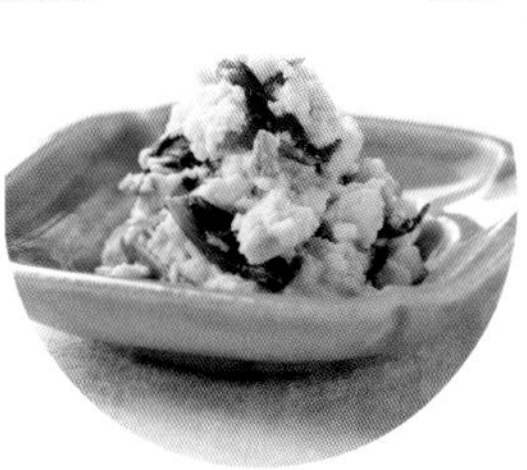

メニュー例

おかゆ、にゅうめん、あんかけ料理、白身魚の煮物、くず煮、白あえ など ➡p.152〜

## 食欲不振のとき

● 対策 ●

1. 体調のよいときに、食べたいと思うものを食べる
2. 1回に食べる量を減らし、食事の回数を増やす
3. 体を起こすことがつらいときに食べられるよう、横になったまま食べられる軽食や果物などを用意しておく
4. ごはんを酢飯にするなど、主食の味つけを変えてみる
5. 味覚が感じられないときは、感じにくい味を濃くする
6. ゆずや青じそなどの食欲をそそる、ほのかな香りを活用する

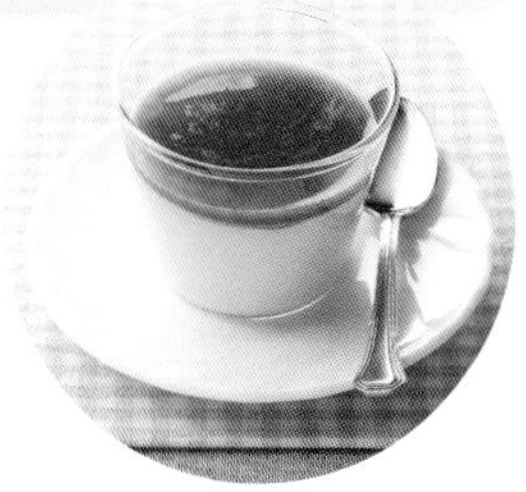

メニュー例

小さなおにぎり、ふりかけごはん、酢飯、サンドイッチ、ゼリー、プリン など ➡p.154〜

さっぱりしたものや、冷たいものだと食べやすい。無理せず、少しずつ試して。

小さく握って、少しずつ食べやすく

# きざみ梅と青じそのひと口おにぎり

| 1人分 126kcal | 塩分 0.9g | 炭水化物 | カリウム |
| --- | --- | --- | --- |

### 材料（1人分）

ごはん……80g
梅干し（種は除く）……1個（5g）
青じそ……1枚

### 作り方

1 梅干しと青じそは合わせて包丁でたたく。
2 ごはんに1を混ぜ合わせて、ひと口サイズのおにぎりを3個作る。

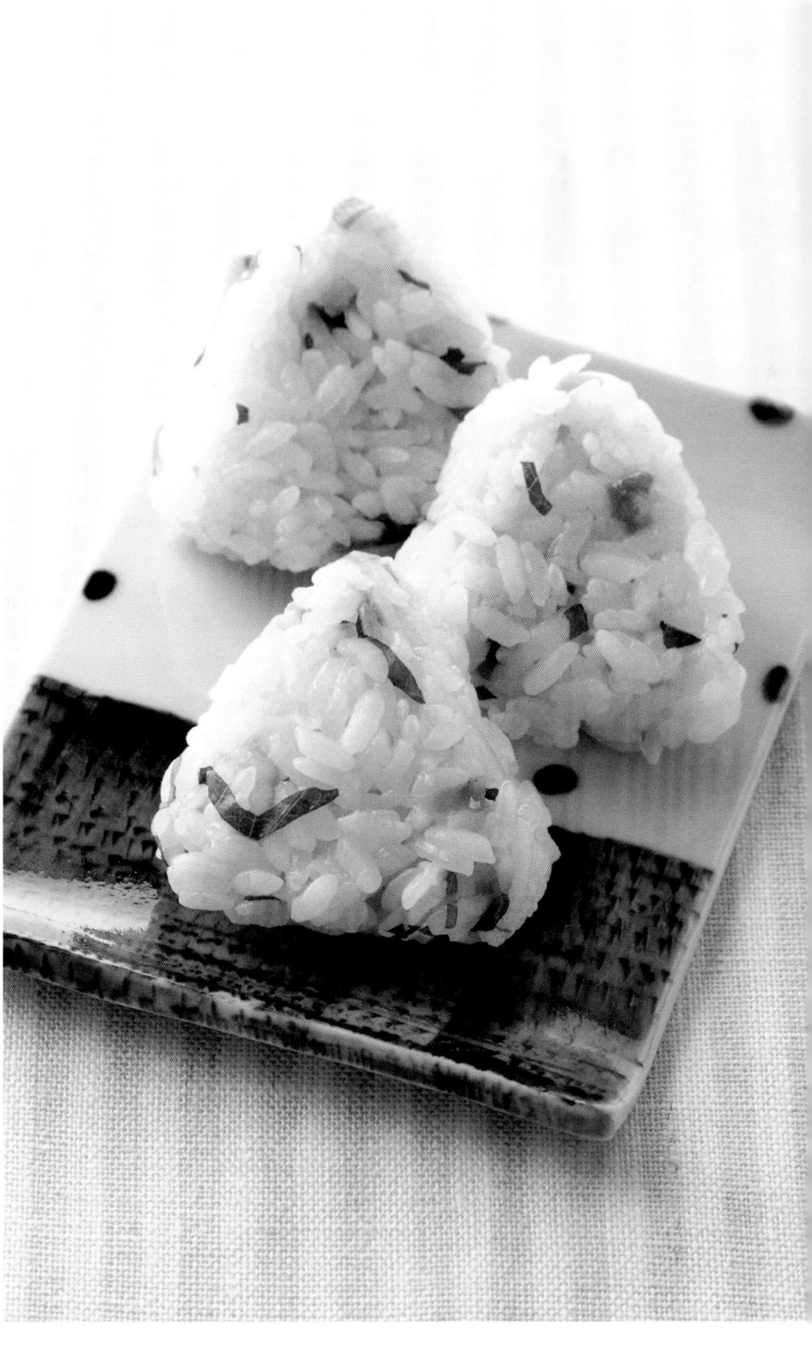

アレンジ

**ストック食材で具材いろいろ**

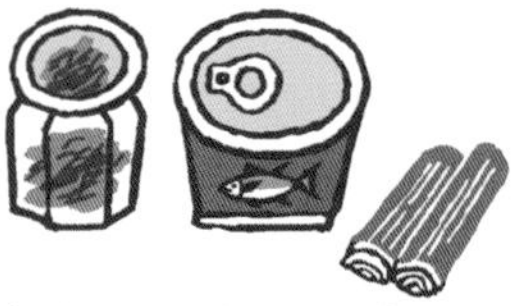

さけフレーク、ツナ缶＋マヨネーズ、かに風味かまぼこ、さんまの蒲焼き缶など、家にあるストック食材を具にしてひと口サイズのおにぎりを作ってみましょう。ごはんは冷たいほうが、においが気にならなくなるので冷まして食べて。

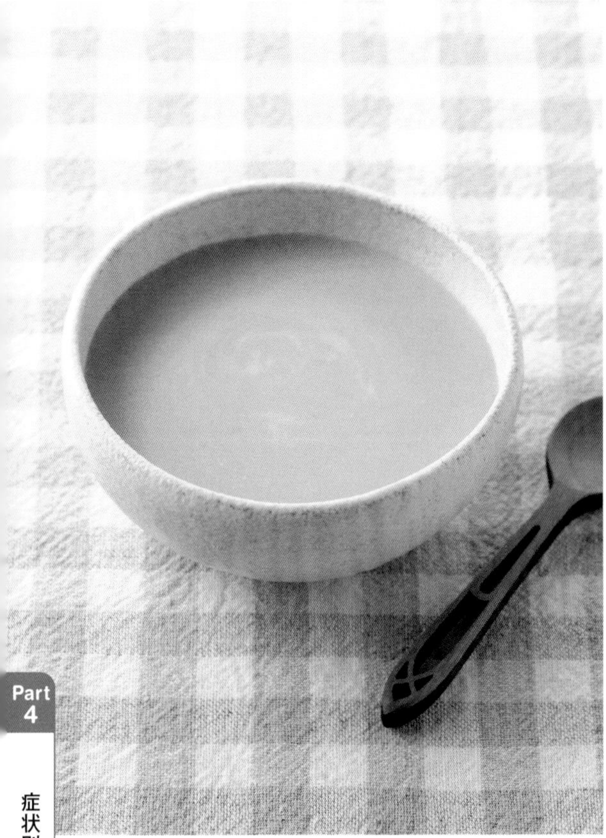

温めても、冷やしてもおいしい

## パンプキンスープ

1人分 **100**kcal | 塩分 **0.6**g | カルシウム | ビタミンE

**材料**（1人分）

かぼちゃ …… 50g
牛乳 …… カップ½
塩 …… 少量

**作り方**

1 かぼちゃは皮をむき、ラップに包み、電子レンジで2分半加熱してやわらかくする。
2 1と牛乳を合わせてブレンダーやミキサーなどに入れ、なめらかになるまで撹拌《かくはん》する（またはお玉などでつぶす）。
3 鍋に2を入れて加熱し、塩で味をととのえる。冷たいほうが飲みやすい場合は、冷蔵庫で冷やす。

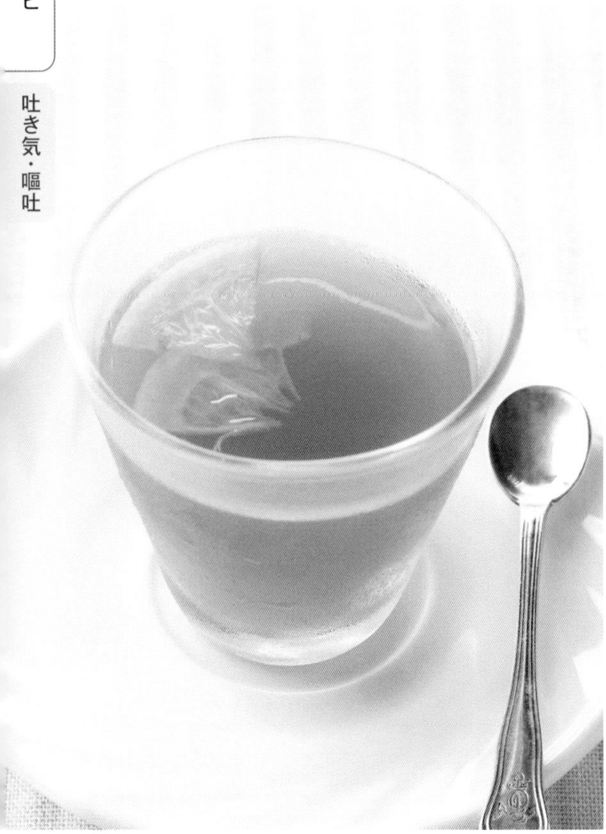

レモンの香りと酸味ですっきりと

## レモンティーゼリー

1個分 **17**kcal | 塩分 **0**g | たんぱく質 | ビタミンC

**材料**（2個分）

紅茶 …… カップ¾
レモン汁 …… 少量
砂糖 …… 小さじ2
粉ゼラチン …… 2g
レモン（輪切り） …… 1枚

**作り方**

1 レモンは4等分する。
2 温かい紅茶にレモン汁を入れてレモンティーを作り、砂糖を加えて溶かす。さらに粉ゼラチンをふり入れ、よく混ぜ合わせて溶かす。
3 器に2を入れ、1を飾り、冷蔵庫で冷やし固める。

**作り方ポイント** **レモンの皮は体調に合わせて**

レモンの皮は消化に悪いので、退院後しばらくは果汁だけを使いましょう。

薬物療法による症状

## 口内炎

刺激の強いもの、濃い味つけは控えめに。こまめに水分補給もしましょう。

卵2個でとろみたっぷり

# とろとろオムライス

1人分 **383**kcal | 塩分 **1.5**g | 炭水化物 | たんぱく質

### 材料（1人分）

ごはん …… 120g
卵 …… 2個
牛乳 …… 小さじ1
トマトケチャップ …… 大さじ1
塩 …… 少量
バター …… 5g

### 作り方

1 ごはんにトマトケチャップを混ぜ合わせて、器に盛る。
2 ボウルに卵を割りほぐし、牛乳と塩を加える。
3 強火で熱したフライパンにバターを入れ、バターが溶けたら2を流し入れる。
4 卵を菜箸などでクルクルと混ぜ、半熟状になったら火からおろす。フライパンの端に卵を寄せるように丸めて、形をととのえてオムレツを作る。
5 1の上に4をのせ、4の真ん中に包丁で縦に切れ目を入れて開く。ケチャップ（分量外）をかける。

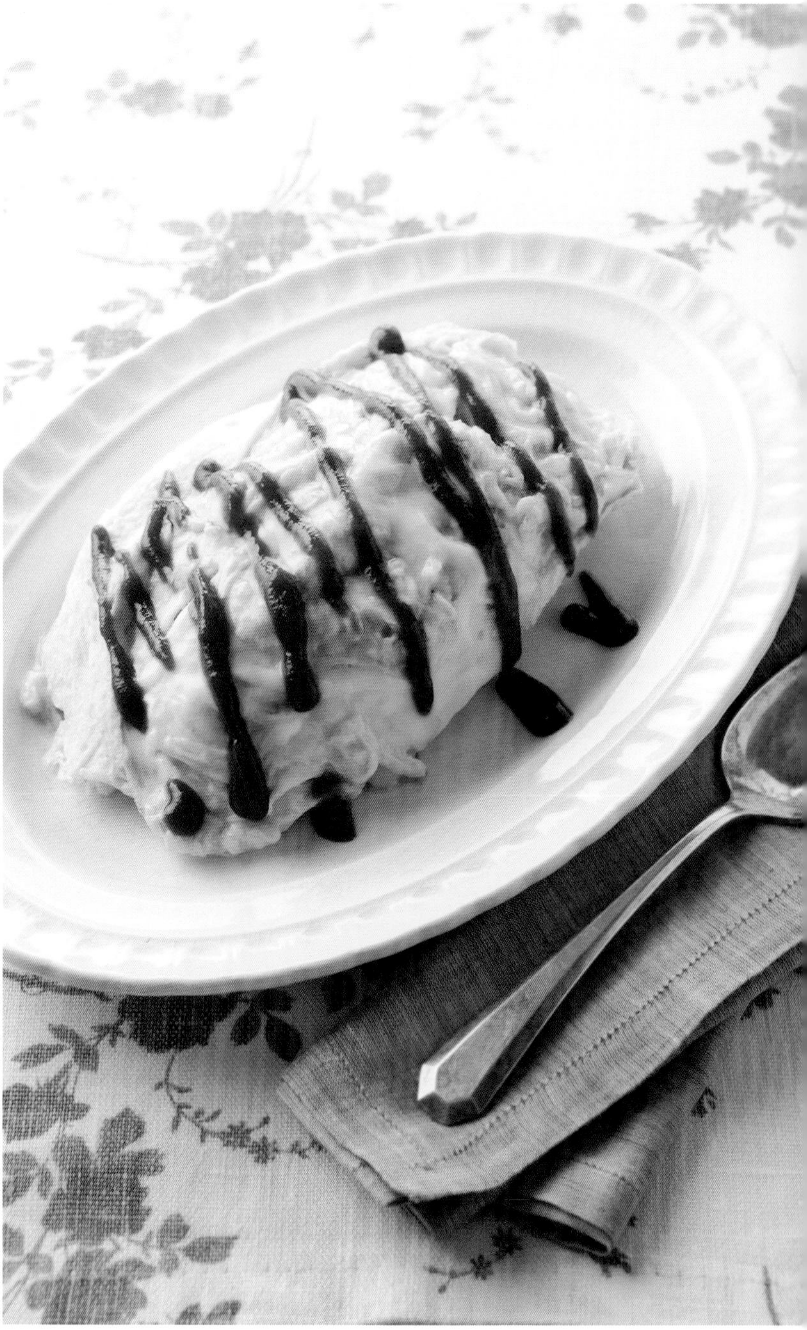

**作り方ポイント**

**ケチャップの量は控えめがベター**

トマトケチャップには適度な甘味と酸味があります。オムライスはケチャップをかけるのが定番ですが、口内炎の刺激になる場合があるので、調節してかけましょう。

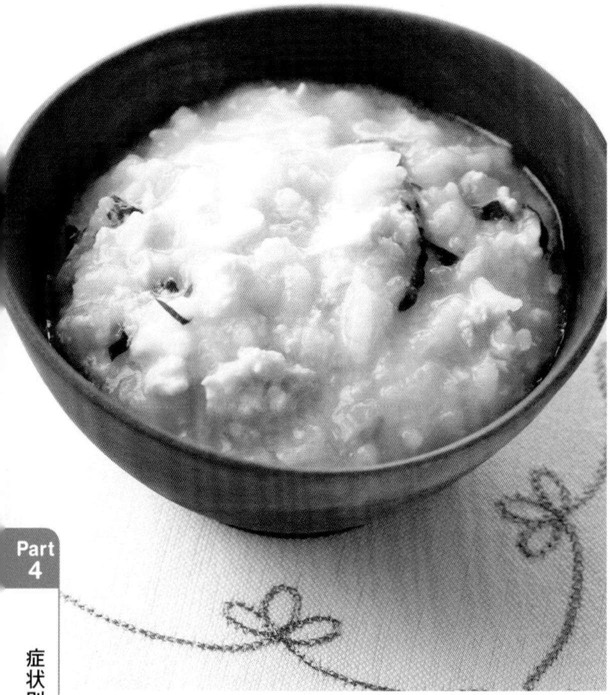

薄味でやわらかく煮て

## ひき肉と青菜のおかゆ

1人分 131kcal | 塩分 0.5g | 炭水化物 | たんぱく質

**材料**（1人分）

ごはん …… 50g
鶏ひき肉 …… 30g
小松菜 …… ½株（10g）
水 …… カップ½
塩 …… 少量

**作り方**

1 小松菜はみじん切りにする。
2 鍋にごはん、ひき肉、1、水を入れ、10分ほど煮込み、仕上げに塩で味をととのえる。

**アレンジ 鶏ささ身やさけでたんぱく質を**

ひき肉の代わりに、鶏ささ身やさけなどを入れるのもおすすめ。たんぱく質がとれるうえに、ごはんにもうまみが加わり、薄味でも満足感が出ます。

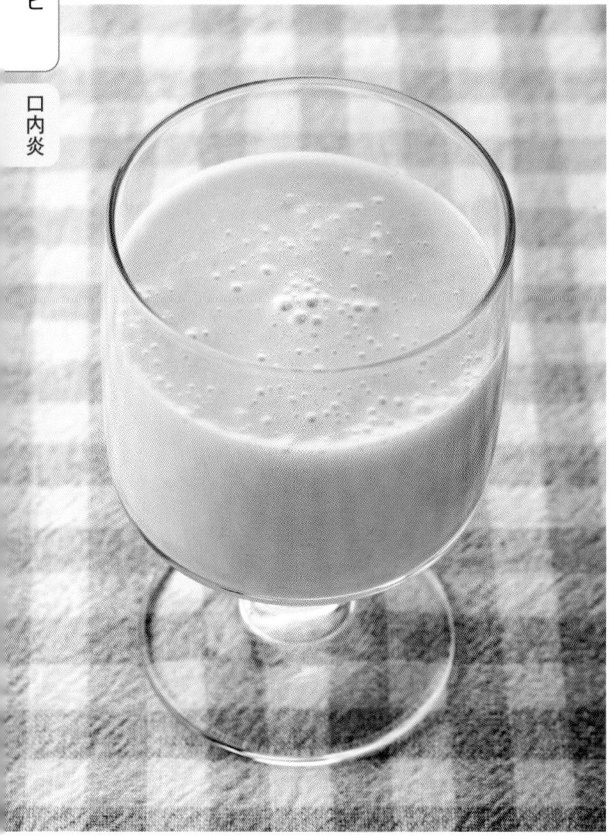

水分と栄養がしっかりとれる

## 桃とバナナのミックスジュース

1人分 161kcal | 塩分 0.2g | カルシウム | ビタミンC

**材料**（1人分）

黄桃缶 …… 50g
バナナ …… 30g
牛乳 …… カップ¾

**作り方**

1 すべての材料をブレンダーやミキサーなどに入れて攪拌《かくはん》する。

**アレンジ いちごなどをミックスジュースに**

黄桃缶の代わりに、いちごやアボカドを使って、ミックスジュースにしてもおいしい。冷たいジュースは、腸の粘膜を刺激してしまうので注意して。

食べたいときに食べられるものを。口当たりのよいものから試してみて。

ツルンとのどごしのよいゼリー

# きゅうりとトマトのゼリー寄せ

1人分 **10**kcal ｜ 塩分 **0.7**g ｜ カリウム ｜ ビタミンC

**材料**（1人分）

きゅうり……2㎝（10g）
トマト……10g
粉ゼラチン……小さじ1/2
水……小さじ1
湯……カップ1/4
コンソメ（顆粒）……小さじ1/4

**作り方**

1 水に粉ゼラチンをふり入れ、ふやかしておく。
2 きゅうりは皮をむく。トマトは湯むきして皮と種を取り除く（➡p.50）。ともに5㎜角に切り、器に入れておく。
3 湯にコンソメを溶かしておく。
4 1にラップをかけ、電子レンジで10秒加熱して粉ゼラチンを溶かし、3に混ぜ合わせる。
5 2に4を注ぎ入れ、冷蔵庫で冷やし固める。

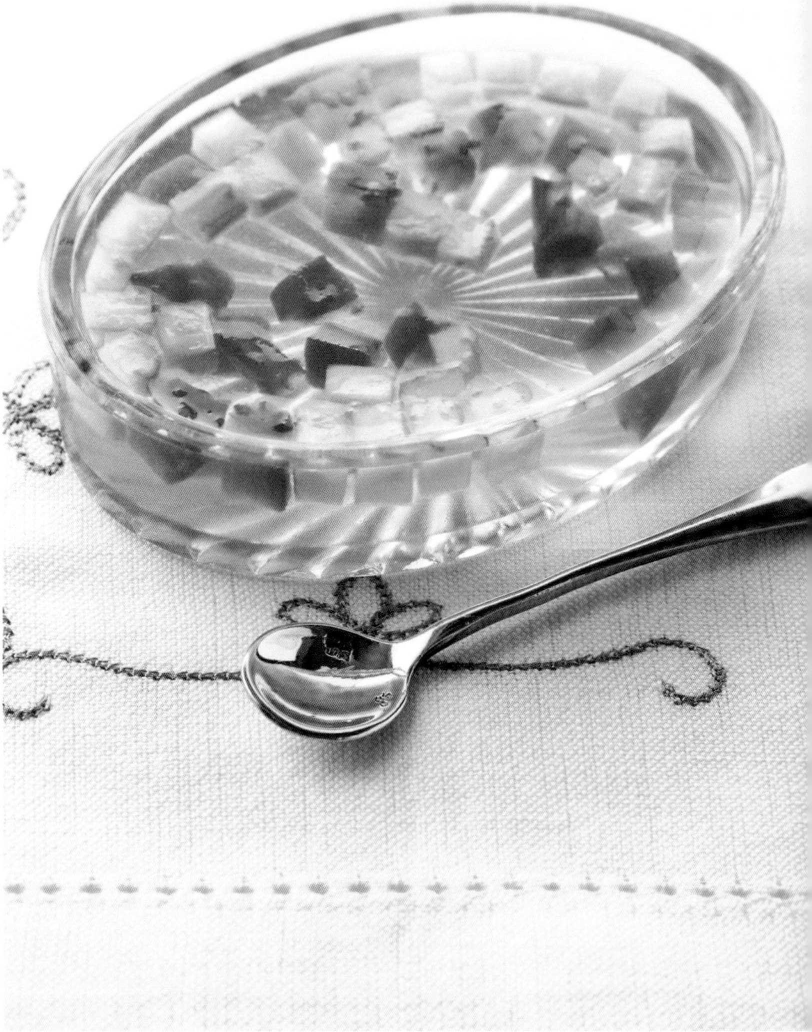

アレンジ

**豆腐を具にしたり、牛乳で固めても**

きゅうりやトマトの代わりに、豆腐を使うとたんぱく質の補給にもなります。また、湯の代わりに牛乳、豆乳を使うと、まろやかでコクのあるゼリー寄せに。

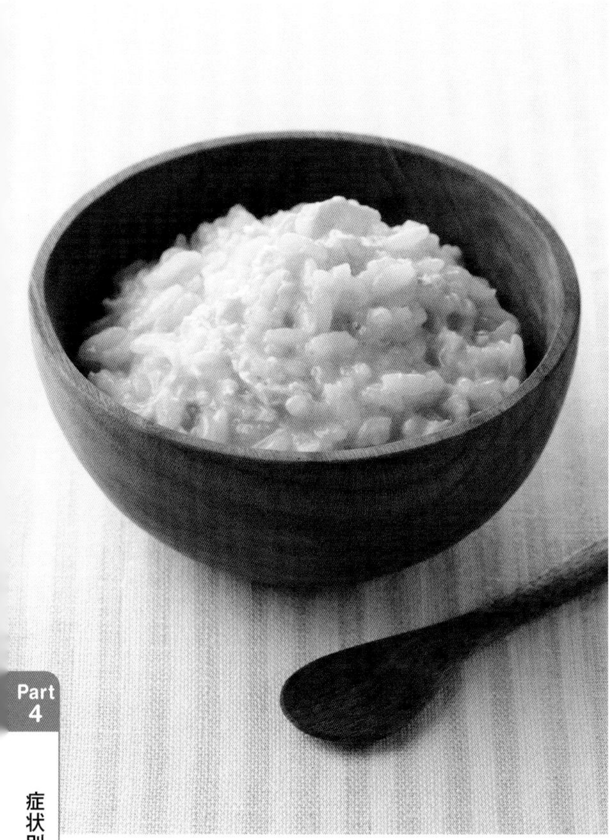

みそでまろやかなごはんに

# 卵入りみそおじや

1人分 242kcal | 塩分 1.1g | 炭水化物 | たんぱく質

**材料**（1人分）

ごはん …… 100g
卵 …… 1個
だし汁 …… カップ1
みそ …… 小さじ1

**作り方**

1 鍋にごはん、だし汁、みそを入れ、3～4分煮込む。
2 卵を溶き、1に回し入れる。

**アレンジ　食欲の出る味つけに変えてみる**

食欲のないときは、まずはみそ、塩、しょうゆなど食べ慣れた味つけを試してみましょう。それでも食べられないときは、牛乳がゆや、トマトがゆなど、目先を変えると食べられることがあります。

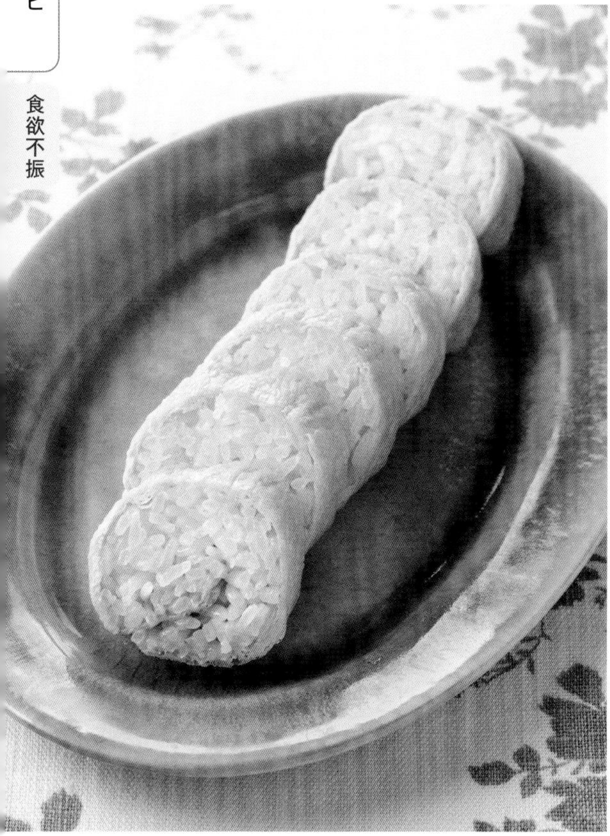

ロールケーキのように切り分けて

# ひと口いなりずし

1人分 336kcal | 塩分 1.6g | 炭水化物 | たんぱく質

**材料**（1人分）

ごはん …… 120g
油揚げ …… 1枚
A
水 …… カップ¼
砂糖 …… 小さじ2
しょうゆ …… 小さじ1
B
酢 …… 小さじ1½
砂糖 …… 小さじ½
塩 …… 小さじ⅛

**作り方**

1 油揚げの長い1辺を残して3辺を切り落として開き、熱湯を回しかけ、油抜きする。
2 鍋に1とAを入れて弱火にかけ、汁けがなくなるまで煮る。
3 ごはんとBを混ぜ合わせる。
4 ラップの上に2を広げ、その上に3の酢飯を均一にのせて、手前からクルクルと巻き、1㎝幅の輪切りにする。

# 体重が増えすぎたときの対策

**手術のあと、体重が元に戻るのは回復の証です。**
**でも、標準体重より増えたときは手術後の食事や生活を見直してみましょう。**

## 手術後3カ月を過ぎたら体重のチェックを

大腸がんの手術を終えて、6カ月を過ぎたころから、体重が増えてくる人が意外にもたくさんいます。なぜ太るのか、その医学的根拠は明らかにされていません。「大腸の手術を乗り越えた」という安堵感から、つい食べすぎてしまったり、「術後しばらくは安静にしたほうがよい」と考え、運動不足になったりすることもあるでしょう。

しかし、太りすぎは糖尿病や高血圧症、脂質異常症などの生活習慣病を引き起こす要因となります。せっかく大腸がんの治療を終えたばかりなのに、ほかの病気にかかってしまっては元も子もありません。

手術後3カ月を過ぎたら、体重もチェックしていきましょう。体重が増えすぎたときは、よくかんで食べているか、間食は多くなっていないか、夜食を食べていないかなど、食生活を見直してみることが必要です。

## 標準体重と適正エネルギー量の算出法

標準体重と1日の適正エネルギー量を算出してみましょう。「標準体重」は、体格指数を表すBMI（ボディ・マス・インデックス）に基づいた下の計算式に当てはめて算出します。標準体重がわかったら、毎日の活動量の目安を示した「身体活動量」を掛けると、「1日の適正エネルギー量」がわかります。適正エネルギー量は1日の摂取カロリーの目安です。

**1 標準体重を算出する**

身長 m × 身長 m × 22 = 標準体重 kg

**2 身体活動量のレベルを判定する**

身体活動量

| | |
|---|---|
| デスクワークや家事が中心の人 | 25～30kcal/kg |
| 接客業など立ち仕事をしている人 | 30～35kcal/kg |
| 力仕事をしている人 | 35～40kcal/kg |

**3 1と2を掛けて適正エネルギー量を算出する**

1日の適正エネルギー量 kcal

**例** 身長が170㎝、デスクワーク中心の場合

1.7 × 1.7 × 22 = 約64kg …… 標準体重

64kg × 28kcal/kg ＝ 約1800kcal …… 1日の適正エネルギー量

## 標準体重をオーバーしてしまったら生活習慣を見直そう

標準体重よりも多い人は、次の項目をチェックしてみてください。

- □体調がよくなり、主食、主菜を食べる量が増えた
- □手術前と同様の食事ができるようになったが、間食をやめていない
- □つい早食いをしてしまう
- □よく外食をする
- □夜食を食べることがある
- □控えていた飲酒を再開した
- □移動は車や電車、バスが多い
- □とくに運動をしていない
- □体重計にのる習慣がない

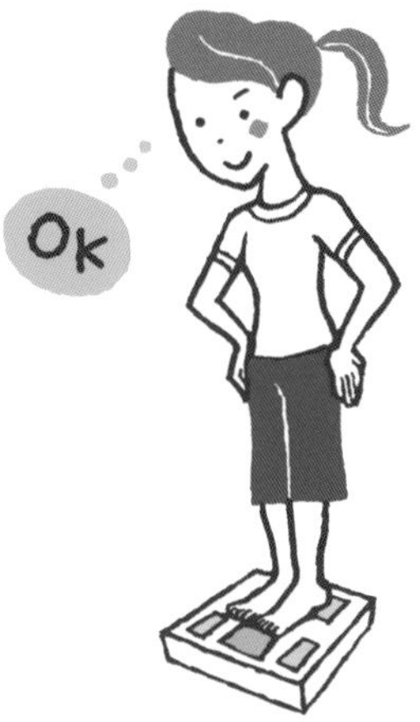


チェックが多くついた人は、食生活や生活習慣を見直しましょう。また、食事の量はp.156で算出した適正エネルギー量に合わせて、少しずつ調節していきましょう。



## 体重増加を防ぐだけではない運動の効果

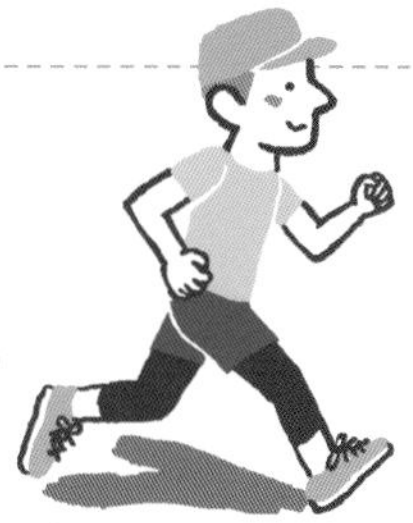

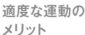

### 適度な運動のメリット

- 全身の血行がよくなる
- 心肺機能を維持・向上させる
- 筋力を維持・増強させる
- 体重のコントロールに効果がある
- 食欲を増進させる
- ストレス解消や気分転換になる
- 心地よい疲労で熟睡できる

手術のあとは、どうしても体力が落ちてしまいます。回復を促すには、食事や睡眠も大切ですが、適度に体を動かすことも重要。また、運動で筋肉量を維持すれば、脂肪がつきにくい体になります。

医師から運動制限をされている場合を除き、軽い運動を日課にするとよいでしょう。最も手軽にできるのは、ウォーキングや軽いジョギングです。まとめて運動する時間をとれない人は、10分程度のウォーキングを、１日数回繰り返しても同じ効果が得られます。電車・バス通勤の人は、ひとつ手前の駅で降りて歩いたり、夕食後（食後１～２時間後）に散歩をしたりしてもよいでしょう。

体重が増えすぎたときの

## ヘルシーレシピ

体重増加が気になってきたら、低カロリーでおなかが満足するレシピに移行。

ハーブの香りを生かし、塩は控えめに

# 鶏肉と野菜のレンジ蒸し

1人分 **51**kcal | 塩分 **1.0**g | たんぱく質 | ビタミンC

### 材料（1人分）

鶏むね肉……40g
キャベツ……小½枚（20g）
パプリカ（赤）……10g
ズッキーニ……3㎝（10g）
ドライハーブ（バジル）……少量
塩……ひとつまみ

### 作り方

1 鶏肉は薄くそぎ切りにする（➡p.48）。
2 キャベツはざく切り、パプリカは1㎝幅に切る。ズッキーニは1㎝幅の輪切りにする。
3 耐熱皿に1と2を入れ、塩ときざんだドライハーブをふり、ラップをかけ、電子レンジで3分加熱する。

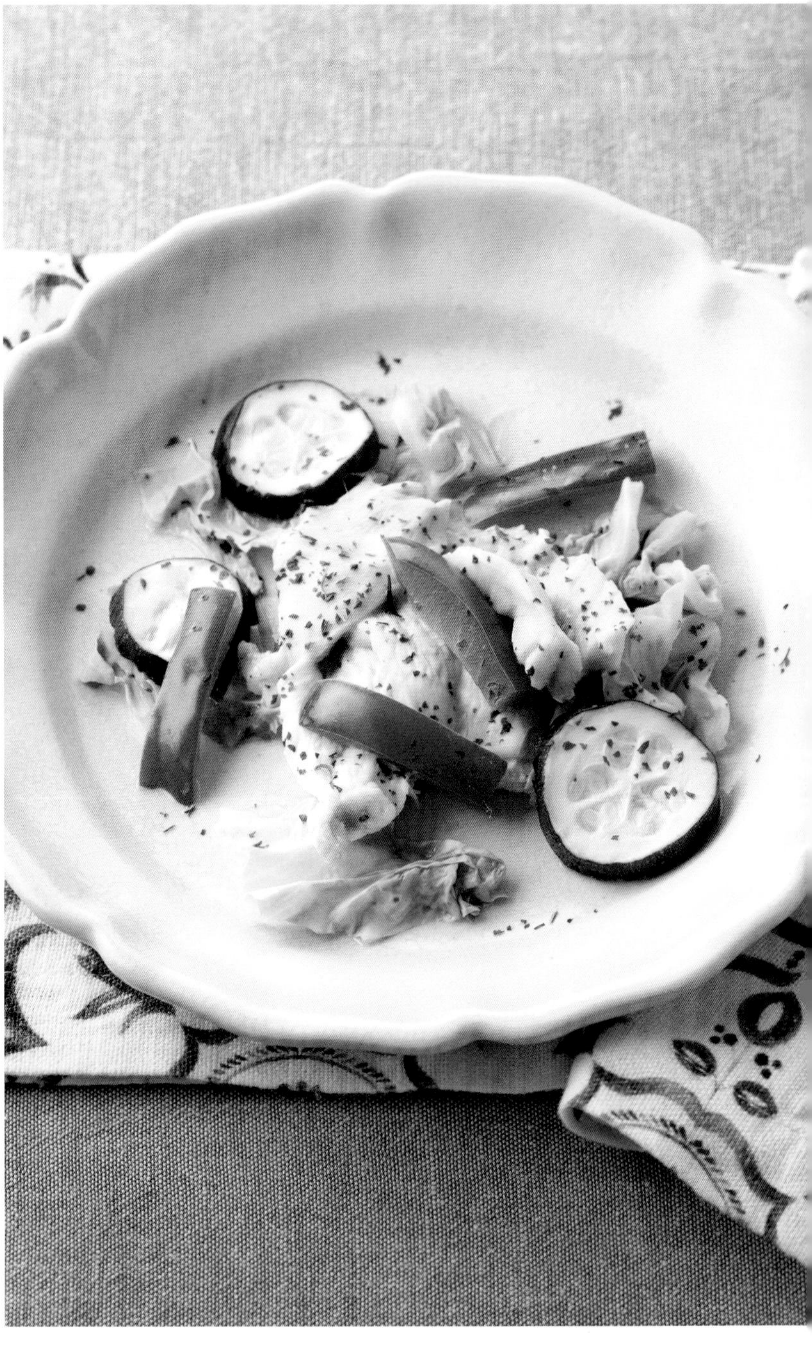

作り方ポイント

### 電子レンジを使えば手間いらず

耐熱皿に食材を並べ、電子レンジで加熱して、そのまま食卓へ。油を使わないから低カロリー。ハーブの香りが風味を引き立てるから、塩は控えめでも満足感あり。バジルの代わりにパセリをふっても。

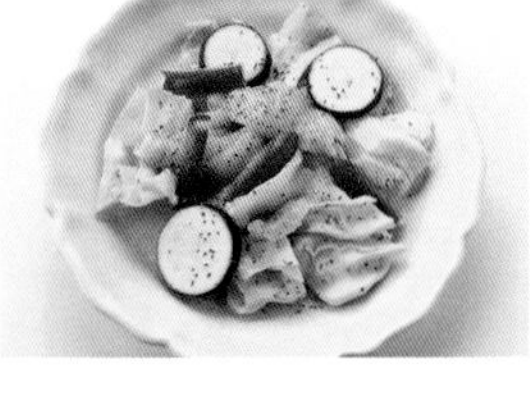

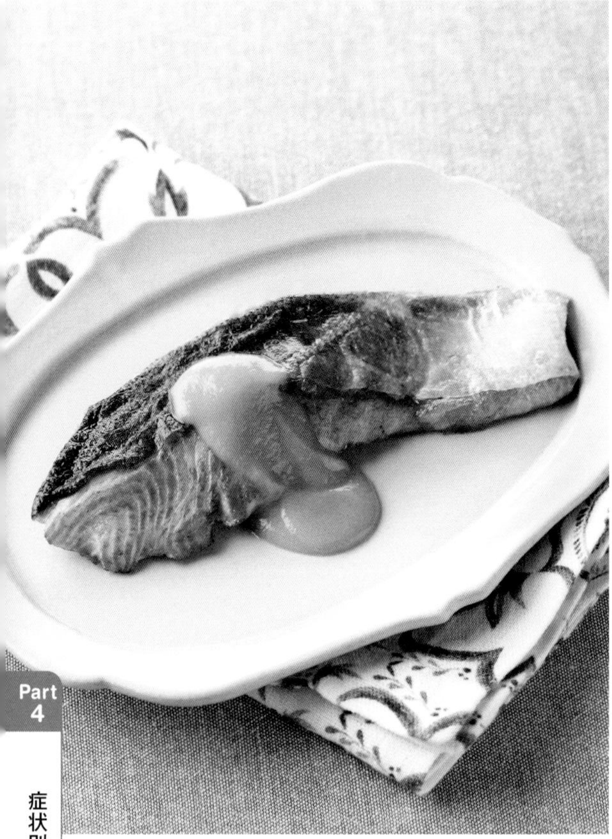

コクのあるごまソースがやみつきに

## さけのごまソース

1人分 177kcal ｜ 塩分 0.4g ｜ たんぱく質 ｜ カルシウム

### 材料（1人分）

生ざけ
…… 1切れ（80g）
塩 …… 少量

A
白練りごま …… 小さじ1
砂糖 …… 小さじ1/2
酢 …… 小さじ1/2
しょうゆ …… 小さじ1/4

### 作り方

1 さけは塩をふり、しばらくおいたら、キッチンペーパーで水けをふく。Aは合わせておく。
2 フライパンを火にかけ、さけを両面焼く。
3 器に盛り、Aのソースをかける。

**アレンジ 練りごまのソースをあえ物に**

ごまは種皮がかたく消化に悪いですが、皮を除いてペースト状にした練りごまなら安心。練りごまのソースは青菜のあえ物やサラダにも活用しましょう。

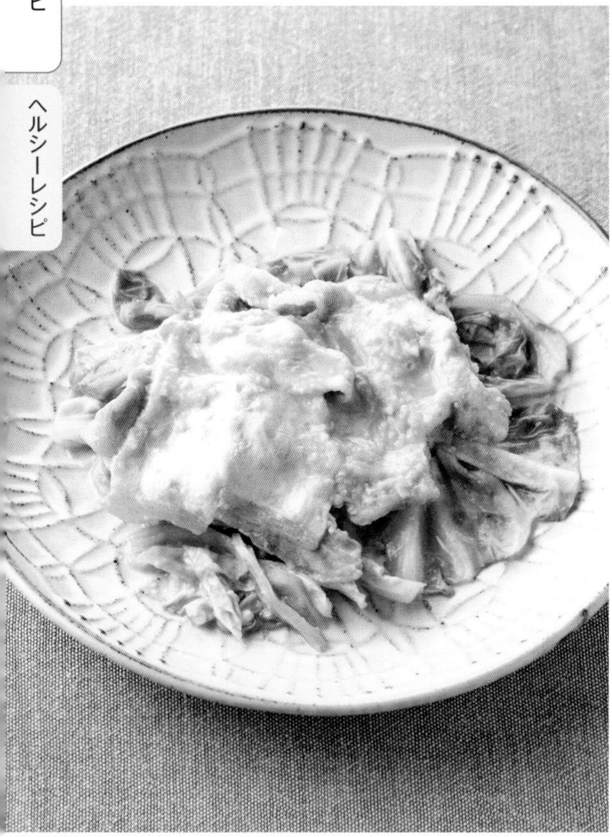

蒸し焼きでキャベツの甘味がUP

## たっぷりキャベツと豚肉の蒸し焼き

1人分 94kcal ｜ 塩分 0.5g ｜ たんぱく質 ｜ ビタミンC

### 材料（1人分）

豚もも薄切り肉 …… 40g
キャベツ …… 小1枚（40g）

A
酒 …… 小さじ1
みそ …… 小さじ1/2
みりん …… 小さじ1/2

### 作り方

1 キャベツはざく切りにする。Aは合わせておく。
2 フライパンにキャベツを敷き、その上に豚肉を広げて並べ、Aを回しかける。
3 2のフライパンにふたをして、弱火で5～6分蒸し焼きにする。

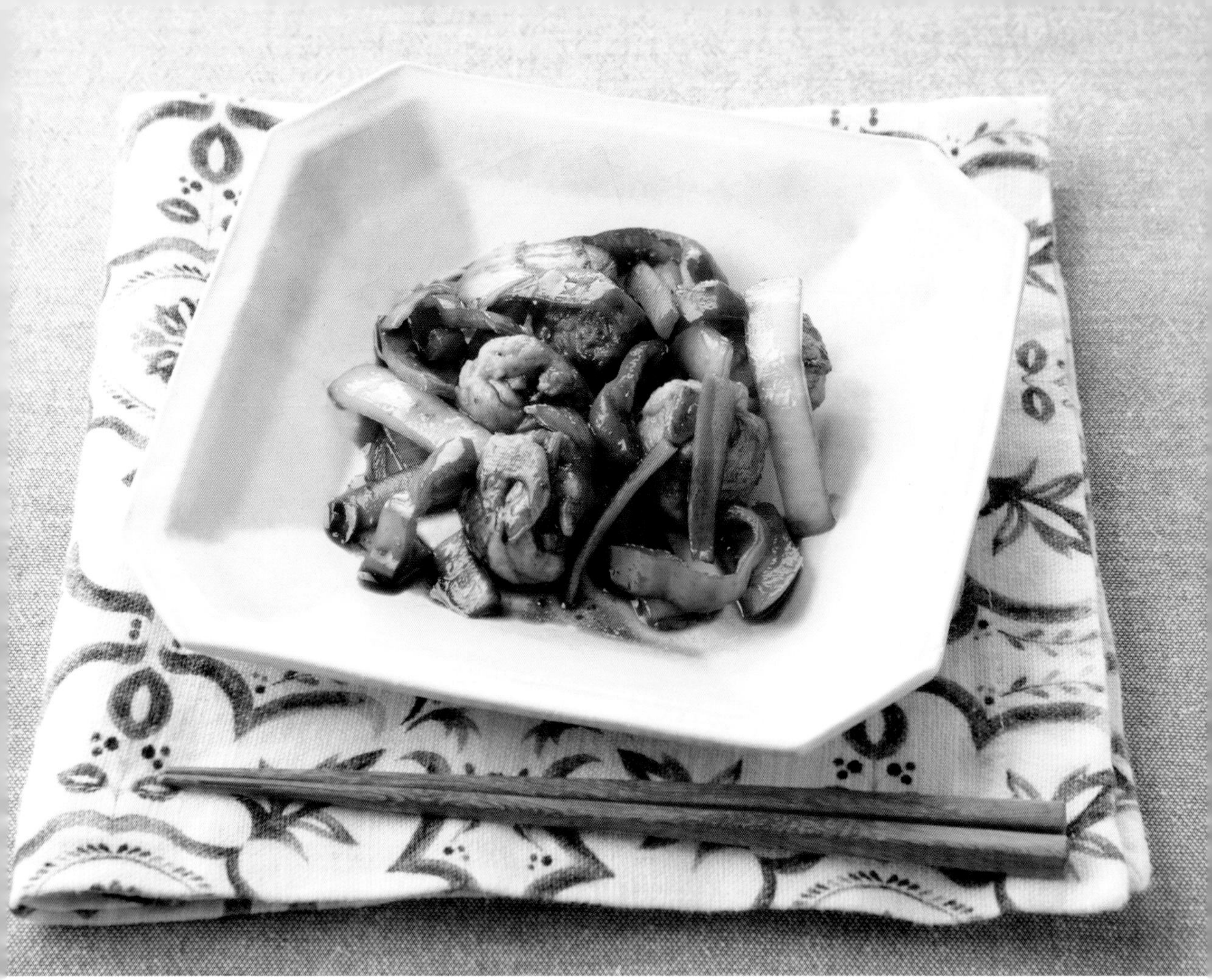

豚肉は揚げずに黒酢でコクを出す

# 炒め黒酢酢豚

1人分 **143**kcal | 塩分 **1.0**g | たんぱく質 | カリウム

## 材料（1人分）

豚もも薄切り肉……50g

A
- 塩……少量
- ごま油……小さじ½

片栗粉……小さじ½

玉ねぎ……20g

にんじん……5g

ピーマン……¼個（10g）

B
- 水……小さじ2
- 黒酢……小さじ1½
- しょうゆ……小さじ½

ごま油……小さじ½

## 作り方

1 豚肉はAをふり、片栗粉をつけて5等分して丸める。玉ねぎ、にんじんは皮をむき、ピーマンとともに2～3㎝幅の細切りにする。Bは合わせておく。

2 熱したフライパンにごま油をひき、1の肉と野菜を焼く。

3 肉に火が通ったらBを加え、水分がなくなるまで炒める。

作り方ポイント

### 豚もも薄切り肉を丸めてふんわりと

酢豚でよく使う、豚肩ロースのかたまり肉は使わず、低カロリーのもも薄切り肉を丸めて使います。やわらかく、味もしっかりしみ込みます。

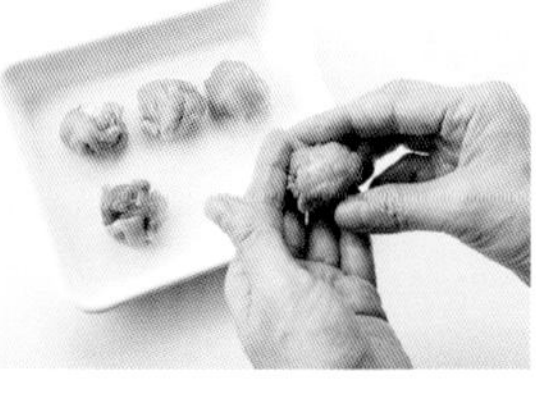

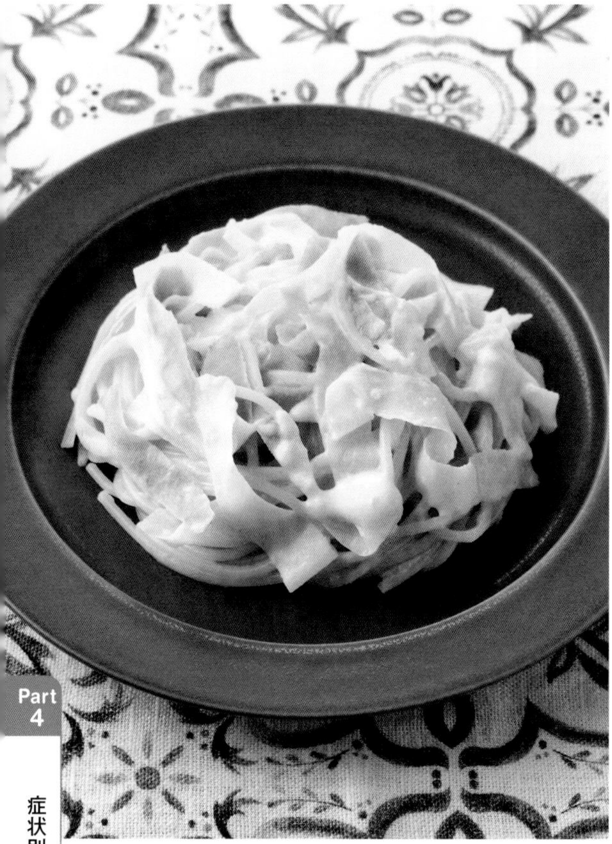

たっぷり野菜でめんをかさ増し

## ひらひら野菜のクリームパスタ

1人分 **269**kcal | 塩分 **1.3**g | カルシウム | 炭水化物

**材料**（1人分）

スパゲッティ …… 50g
水 …… カップ1
塩 …… 適量
大根（ピーラーで極薄切りにしたもの）…… 30g
にんじん（ピーラーで極薄切りにしたもの）…… 10g
牛乳 …… カップ$\frac{1}{2}$
粉チーズ …… 大さじ1

**作り方**

1 フライパンに水と塩を入れて沸騰させ、スパゲッティをゆでる。
2 スパゲッティがゆで上がる2分ほど前に、大根、にんじんを入れてゆでる。
3 牛乳を加えて1～2分煮込み、温まったら粉チーズを加える。



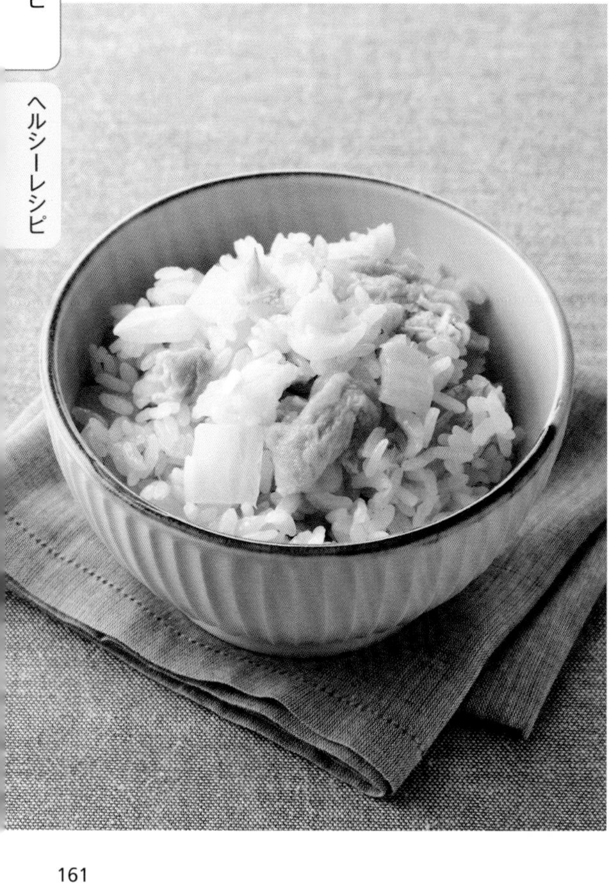

シャキシャキした楽しい食感

## 白菜と油揚げの炊き込みごはん

1人分 **201**kcal | 塩分 **0.5**g | 炭水化物 | ビタミンC

**材料**（2～3人分）

米 …… 1合
白菜 …… 1枚（100g）
油揚げ …… $\frac{1}{2}$枚
水 …… カップ1
A
しょうゆ …… 小さじ1
みりん …… 小さじ1
塩 …… 少量

**作り方**

1 白菜、油揚げは1㎝幅に切る。米は洗ってざるにあげ、水けをきっておく。
2 炊飯器に米と水を入れ、Aを加えて混ぜ、白菜と油揚げをのせて炊く。
3 炊き上がったら10分ほど蒸らし、ごはんと具をさっくりと混ぜ合わせる。

COLUMN

# 患者会は支え合いの場

もっと大腸がんの手術後の症状についての情報が欲しい、同じ体験をした人の話を聞いたり、気持ちを分かち合ったりしたい、そんなときは「患者会」に参加してみませんか。

患者会とは、同じ病気や症状などの体験を持つ患者同士が集まり、自主的に運営する会のこと。主な活動は、定例会や、電話やメールでの悩み相談、会報による情報交換などです。

患者会では、患者同士が交流することによって、経験者でなければわからない「生きた情報」を手に入れることができます。療養や社会復帰のこと、経済的なこと、普段の生活での個人的な悩みごとなども、相談すれば体験者ならではのアドバイスが得られるでしょう。

また、同じ病気を経験した人との出会いが、闘病の励みや支えになることもあります。「悩んでいるのは自分ひとりではない」と感じられると気持ちが楽になるでしょう。

患者会についての情報は、がん診療連携拠点病院などにある、がん相談支援センターで入手できます。

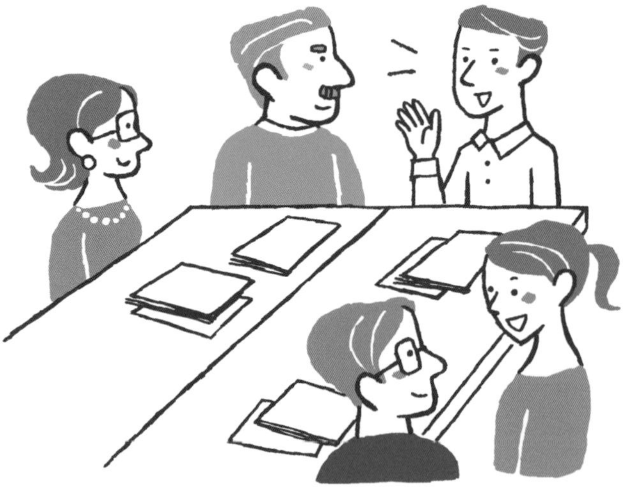

# Part 5

# 知っておきたい
# 大腸がんの医学知識

大腸がんの基本的な知識として、大腸の働きやステージ別の治療法、手術後の合併症などについてわかりやすく解説しています。ストーマを作った方への生活アドバイスも参考にしてください。

# 大腸がんになる人は40年間で8倍以上に増加

**大腸がんの罹患者数は、40年間で急激に増加。それに伴って死亡者数も増えています。なぜ、大腸がんは増えているのでしょうか。**

## 大腸がんはがんの部位別で罹患者数第1位

がんと診断された人は、年間99万5１3２人（２０１６年）。そのうち大腸がんに罹患した人は15万８１２７人。１９７５年の大腸がんの罹患者数は1万８１７２人でしたから、**約40年のうちに8倍以上増えている**ことになります［図1］。

がんの部位別に見ると、２０１６年にがん罹患者数が多かったのは、男性の場合、1位は胃がん、2位は前立腺がん、3位は大腸がん。女性の場合、1位は乳がん、2位は大腸がん、3位は胃がんの順で、**男女の合計の罹患者数は、大腸がんが第1位**です［表1］。

また、大腸がんは罹患者数だけでなく、死亡者数も増えています。がんで亡くなる人の数は、年間37万３３３４人（２０１７年）。部位別のがん死亡者数でみると、男性は肺がん、胃がんに次いで大腸がんが第3位、女性は驚くことに第1位です［図2］。日本人にとって大腸がんは、とても身近ながんのひとつといえます。

では、大腸がんが治りにくいのかというと、そうではありません。大腸がんは生存率が高く、死亡する人は罹患者の約3割と、ほかのがんに比べて少ないのが特徴です。**早期に治療を行えば、高い確率で治るがん**です（➡p.１７１）。

## 大腸がんが増えている背景にあるのは

なぜ、大腸がんにかかる人はこんなに増えたのでしょうか。その理由のひとつとされているのが食生活の変化です。

かつての日本人は、米や魚、豆腐、野菜、海藻などを中心とした和食主体の食生活でした。ところが近年、**肉や乳製品などの動物性食品、加工品の摂取量が増加**したことで、食事に占めるたんぱく質や脂質の割合が増え、一方で食物繊維の摂取量が大きく減少しました。

また、**喫煙や過度の飲酒、ストレス、肥満・運動不足**も大きな原因。便秘をはじめとした**腸内環境の悪化**が、大腸がんのリスクを高めているという報告もあります。

さらに、加齢も要因のひとつです。一般に高齢になるほど、がんの罹患者数は増え、死亡率も高くなります。大腸がんにおいては、**40歳からが「大腸がん年齢」といわれ、罹患者数が増え始めます。**

［図1］大腸がん罹患者数

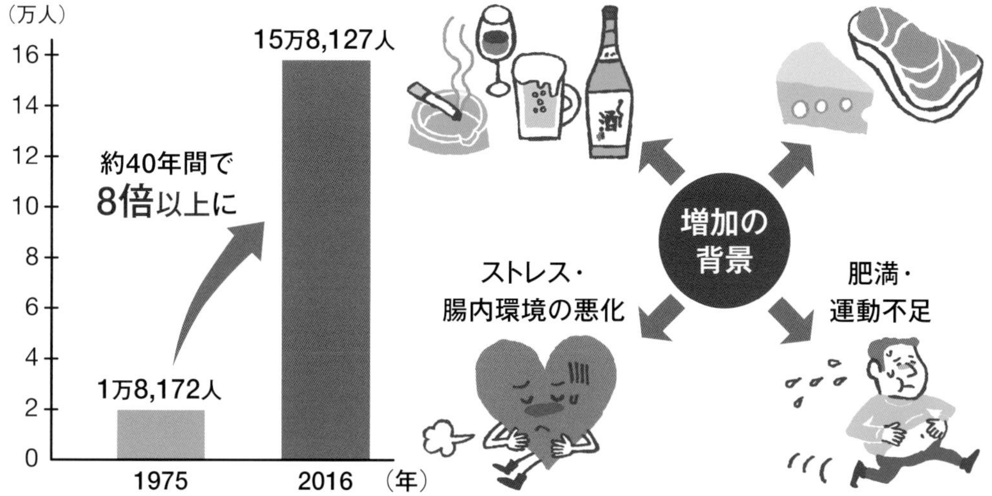


1975年は国立がん研究センターがん情報サービス「がん登録・統計」
2016年は厚生労働省「全国がん罹患数　2016年速報」より

［表1］部位別がん罹患数（2016年）

| | 1位 | 2位 | 3位 | 4位 | 5位 | 備考 |
|---|---|---|---|---|---|---|
| 男性 | 胃 | 前立腺 | 大腸 | 肺 | 肝臓 | 大腸を結腸と直腸に分けた場合、結腸4位、直腸5位 |
| 女性 | 乳房 | 大腸 | 胃 | 肺 | 子宮（全体） | 大腸を結腸と直腸に分けた場合、結腸2位、直腸7位 |
| 男女計 | 大腸 | 胃 | 肺 | 乳房 | 前立腺 | 大腸を結腸と直腸に分けた場合、結腸3位、直腸6位 |

厚生労働省「全国がん罹患数　2016年速報」より

**大腸がんは罹患者数第1位のがん**

［図2］部位別がん死亡数（2017年）

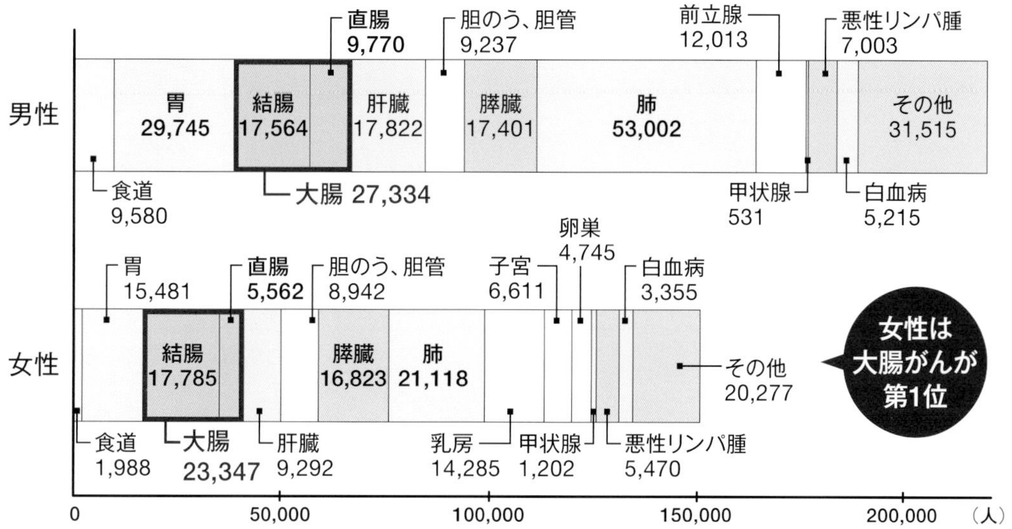


国立がん研究センターがん情報サービス「がん登録・統計」より

# 大腸の働きと大腸がんの症状

**大腸は消化管の最後尾の臓器で、便を作ります。通常、大腸がんの早期はほぼ症状がありません。進行するとさまざまな症状が現れます。**

## 大腸は水分を吸収し、便を作って押し出す

そもそも大腸とはどのような臓器なのでしょうか。

私たちは食べ物を食べて消化し、食べ物に含まれる栄養素を吸収して生きています。食べ物を消化・吸収し、排泄する働きをしているのが消化管で、大腸はその最後尾にあります。

大腸は長さ1・5～2m、直径約5㎝の筒状の臓器。大きく「結腸」と「直腸」に分けられ、結腸はさらに上行結腸、横行結腸、下行結腸、S状結腸、盲腸に分けられます。

大腸の働きは主に2つ。ひとつは**水分を吸収して便を作ること**。食べ物は胃で分解され、栄養素のほとんどが小腸で吸収されます。大腸では、食べ物の残りカスから水分を吸収して固形の便にします。

2つめは、**便をためて、肛門から押し出すこと**。作られた便はぜん動運動によって運ばれ、S状結腸や直腸に一時的にとどまります。そして、便が粘膜を刺激し、脳からの指令によって、便意をもよおします。食べたものが排泄されるまでにかかる時間は、24～72時間といわれています。

また、大腸には100兆個以上の腸内細菌が生息しています。これらの腸内細菌は、有害物質の排泄や、免疫機能の活性化など、さまざまな働きをしています。

## 大腸がんが進行すると血便や下血などの症状が

大腸がんになると、どのような症状が現れるのでしょうか。

**早期のうちは、大腸がんの自覚症状はほとんどありません。**進行したときには、血便や下血などの症状が現れます。

**大腸がんの自覚症状**

- 血便（便に血が混じる）
- 下血
  （腸からの出血により
  便が赤または赤黒くなる、
  便の表面に血が付着する）
- 下痢と便秘を繰り返す
- 便が細い
- 便が残る感じがする
- おなかが張る
- 貧血
- 腹痛

また、大腸は長い臓器なので、肛門から遠くにある体の右側の大腸（盲腸、上行結腸、横行結腸）にできたがんは、直腸がんやS状結腸がんに比べて症状が現れにくい傾向があります。

［図1］ 水分を吸収して便を作る大腸のしくみ

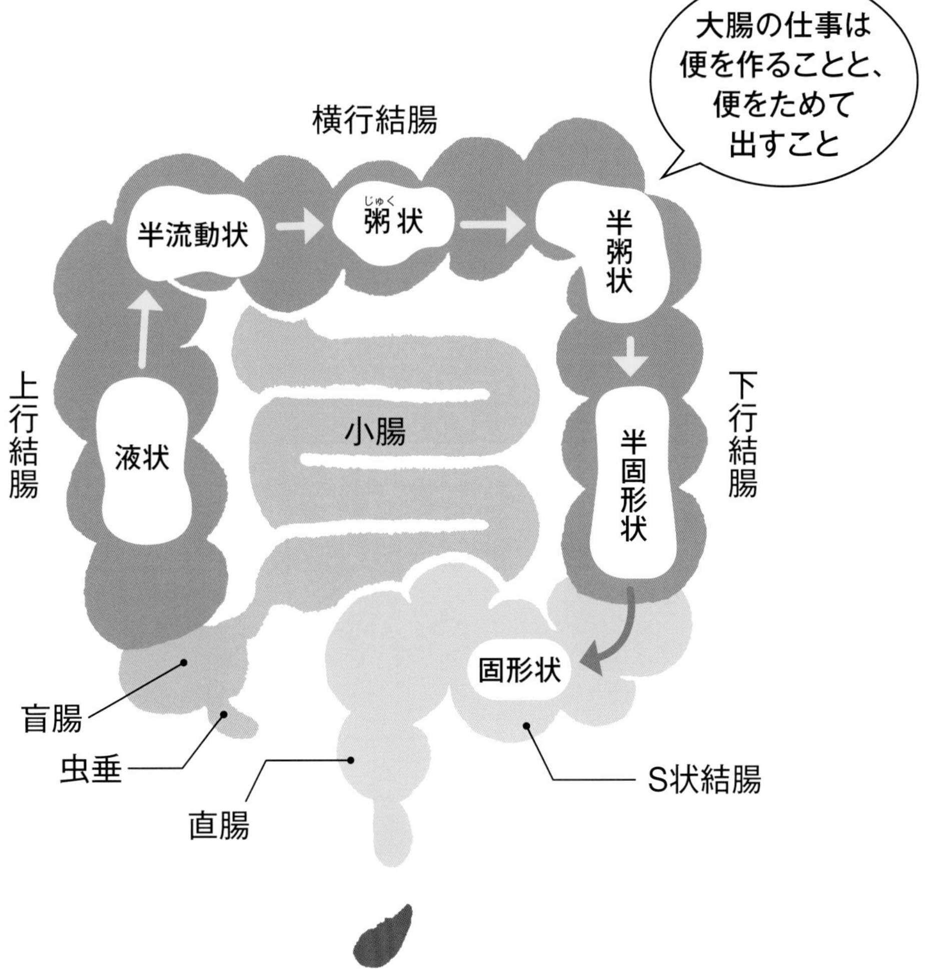


Column

## がんはS状結腸や直腸にできやすい

大腸がんは、発生のしかたにより2つに分けられます。ひとつは、大腸の粘膜に良性のポリープができて、何らかの刺激によってがん化したもの。もうひとつは、大腸の粘膜に直接できるもので「デノボがん」と呼ばれています。日本人では、S状結腸や直腸など肛門に近い部位にがんができやすく、全体の6割以上を占めています。

**大腸がん発生部位別頻度**

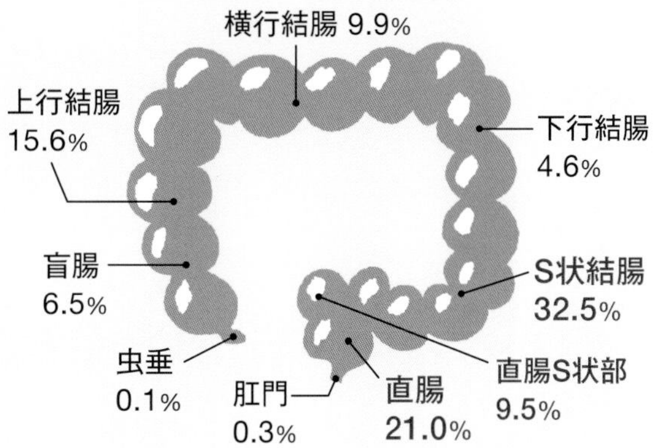


日本消化器がん検診学会全国集計委員会「平成25年度消化器がん検診全国集計」より

# 大腸がんの診断と進行具合を知るための検査

**大腸がん検診のスタートは「便潜血検査」から。痛みもなく簡単にできる検査です。もし、がんが疑われた場合は必ず精密検査を受けましょう。**

## 便潜血検査と大腸内視鏡検査

大腸がんは、早期ではほぼ自覚症状がないため、検診を受けることが大切です。大腸がん検診には、40歳以上を対象に、地方自治体が実施する「住民検診」や職場で行われる「職域検診」があります。また、任意で「人間ドック」を受けることもできます。

大腸がん検診で初めに受けるのは「**便潜血検査**」です。

大きなポリープやがんが発生していると、そこから出血して便に血液が混じるため、便を採取し、血液の有無を調べます。便は通常、自宅で2日分を採取し、検査容器に入れて医療機関に提出します。

検査結果が陽性の場合は、精密検査へ移ります。一般的に行われるのは「**大腸内視鏡検査**」です。先端に小型カメラがついた内視鏡を肛門から大腸に挿入し、粘膜の状態をモニター画面に映し出します。

この検査がすぐれているのは、がんやポリープが見つかった場合、内視鏡に取りつけられた器具を使って、そのまま組織を採取したり切除したりと、検査の延長で治療もできることです（➡p.172）。

現在の内視鏡は、色素や特殊な光を使ったり、高倍率で拡大したりして、ごく小さながんや平らで見つけにくいがんも見つけられるようになっています。

## がんの進行具合を正しく把握することが重要

精密検査でがんを疑う病変が見つかった場合には、その組織の一部を採取して、顕微鏡で調べる「病理検査」が行われます。

そこで「大腸がん」と診断されたら、がんの進行具合（ステージ➡p.170）を把握するため、次のような検査が行われます。

**●注腸X線造影検査**

肛門から造影剤（バリウム）を注入し、X線画像を撮影します。がんの大きさや、腸管の狭まりの度合いなどを調べます。

**●胸部・腹部CT検査**

体の断面を画像化して調べる検査。転移の有無を確認します。

**●腫瘍《しゅよう》マーカー検査**

血液を採取し、がんができたときに血液中に分泌される特徴的な物質を調べます。

また、必要に応じて腹部MRI検査、腹部超音波検査、PET-CT検査（➡p.169）などを行うこともあります。

［図1］大腸がんの検査の流れ

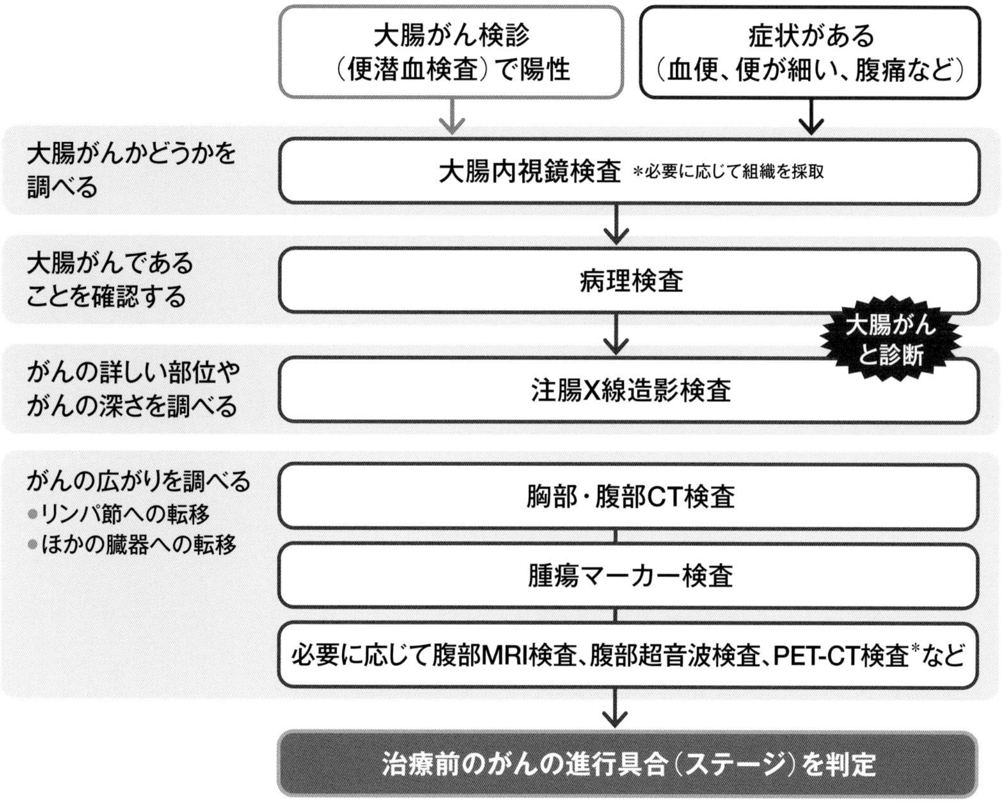


＊PET-CT検査……ブドウ糖を取り込むがんの性質を利用し、ブドウ糖に似た薬を注射し、体内の薬の分布から、がんがあるかどうかを調べる検査。

NPO法人キャンサーネットジャパン「もっと知ってほしい大腸がんのこと 2019年版」を参考に作成

進行具合の判断は
治療方針を決める
第一歩

Column

## 日本の大腸がん検診受診率を上げよう

日本の大腸がん検診の受診率は約40％と決して高くありません。大腸がん患者の多いアメリカでは、行政の対策が功を奏し、検診の受診率が60％を超え、大腸がんによる死亡者数も減少してきています。日本も大腸がん患者が増えているため、検診の受診率を50％以上にしようと、国や自治体は目標を掲げています。

大腸がん検診受診率（40～69歳）の推移

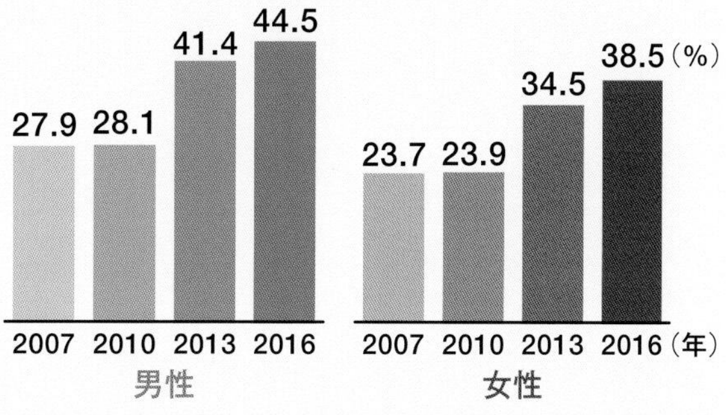


厚生労働省「平成28年　国民生活基礎調査」より

# ステージ（病期）に応じて治療法が選択される

**さまざまな検査結果から、がんの進行具合を判定します。治療方針は現在のステージを把握してから検討していきます。**

## 大腸がんのステージの判定方法

大腸がんと診断され、精密検査を受けると、その結果からがんのステージ（病期）が判定されます［図1］。

大腸がんのステージは、**①がんの深達度**、**②リンパ節への転移の程度**、**③遠隔転移（肝臓や肺など、ほかの臓器への転移）の有無**の3要素を組み合わせて判定します。

### ①がんの深達度

がんの深達度とは、がん細胞が大腸の壁にどの程度食い込んでいるかということ。大腸の壁は、［図1］のように5層からなります。がんは初めに粘膜に発生し、次第に固有筋層へと深く食い込んでいきます。

### ②リンパ節への転移の程度

「転移」とは、最初にがんが発生したところから離れた場所に飛び、増殖すること。最初にがんが発生したところを「原発巣《げんぱつそう》」、飛んだところを「転移巣《てんいそう》」といいます。リンパ管は体中に張り巡らされており、途中にリンパ節という節目があります。がん細胞は原発巣からリンパ管を伝って最も近いリンパ節に転移し、やがて遠くのリンパ節にも広がっていきます。

### ③遠隔転移の有無

がん細胞が大腸の壁の中にある血管に入り込み、血液の流れにのって原発巣以外の臓器に転移することを「遠隔転移」といいます。進行すると、肝臓、肺などに遠隔転移を起こす可能性があります。

大腸がんの治療では、ステージに応じて基本的な治療方針が決まります。

**ステージ0**

内視鏡治療によってがんを切除します。

**ステージⅠ**

がんが固有筋層までにとどまり、浸潤《しんじゅん》（周囲の組織への広がり具合）が軽度であれば内視鏡治療を行います。浸潤が深い場合は、がんを含む腸管と、転移を起こす可能性があるリンパ節を同時に切除します。

**ステージⅡ・Ⅲ**

がんを含む腸管と、転移したリンパ節や転移の可能性があるリンパ節も同時に切除します。再発のリスクが高いと判断された場合は、再発予防のための薬物療法（抗がん剤治療）がすすめられます。

**ステージⅣ**

転移したがんの切除が可能であれば手術を行います。薬物療法や対症療法などがすすめられることもあります。（⬇p.１８４）。

## ［図1］大腸がんのステージ分類

| ステージ | 状態と主な治療方針 |
|---|---|
| ステージ0 | ● がんが粘膜内にとどまっている<br>内視鏡でがんを切除 |
| ステージⅠ | ● がんが固有筋層までにとどまっている<br>● リンパ節転移はない<br>内視鏡もしくは手術でがんを切除 |
| ステージⅡ | ● がんが固有筋層を越えて周囲に広がっている<br>● リンパ節転移はない<br>手術でがんを切除（＋薬物療法） |
| ステージⅢ | ● 深達度に関係なく、リンパ節転移がある<br>手術でがんを切除＋薬物療法 |
| ステージⅣ | ● 肝臓、肺、腹膜《ふくまく》などに遠隔転移している<br>手術もしくは薬物療法、対症療法など |

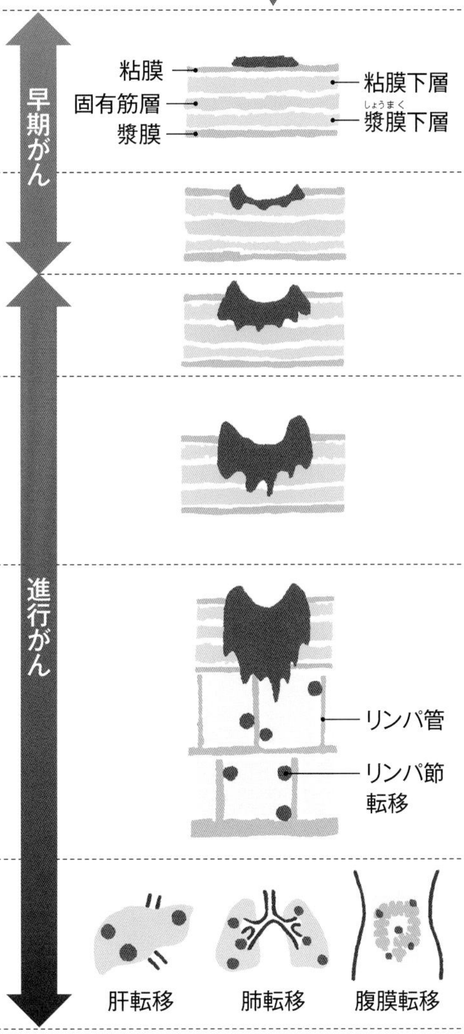


NPO法人キャンサーネットジャパン「もっと知ってほしい大腸がんのこと 2019年版」を参考に作成

Column

### 大腸がんは早期であれば治りやすい

がん治療では「5年生存率」という言葉がよく使われます。「5年生存率」とは、がんの治療開始から5年後に生存している人の割合を示し、治療成績を評価する指標になります。大腸がんのステージ別の5年生存率は、早期のステージ0では94.0%。大腸がんは早い時期に治療をすれば、高い確率で治るがんといえます。

**大腸がんのステージ別5年生存率**

| ステージ | 5年生存率 |
|---|---|
| 0 | 94.0% |
| Ⅰ | 91.6% |
| Ⅱ | 84.8% |
| Ⅲa | 77.7% |
| Ⅲb | 60.0% |
| Ⅳ | 18.8% |

「大腸癌治療ガイドライン 医師用 2019年版」より

# おなかを傷つけずにがんを切除する内視鏡治療

**検査だけでなく、ごく早期のがんの治療にも用いられている内視鏡。おなかを傷つけることなく、がんを取り除くことができます。**

## 切除の方法はがんの形状に合わせて3種類

内視鏡治療は、内視鏡を用いてポリープや早期のがんを取り除く治療法です。**内視鏡治療で切除できるのは、がんが粘膜内か、粘膜下層の浅い部分にとどまっている場合**です。それよりも深く浸潤《しんじゅん》している場合は、転移の可能性があるので、内視鏡治療は行わず、手術が選択されます。

ポリープはイボのように隆起したもので、良性のもの（腺腫）と悪性のもの（がん）があります。大きさが1㎝を超えるものは、がん化している可能性が高いため、**直径6㎜以上のポリープが見つかった場合は、内視鏡で切除することが一般的**になっています。また、平たい形をしたものは、がんの進行が早い傾向があるため、小さくても切除を検討します。

**内視鏡治療は手術とは違い、おなかに傷がつかないのがメリット**。直径約1㎝、長さ1・3mの細長いチューブを肛門から挿入し、内視鏡の先端に備わっている専用の器具でがんを取り除きます。体への負担が少なく、外来や短期間の入院で行えます。大腸の粘膜には痛みを感じる神経がないため、がんの切除をしても痛みを感じることはありません。切除の方法には次のような種類があり、がんの大きさや形に合った方法で行われます［図1］。

**●ポリペクトミー**

イボのよう（茎のある形）に盛り上がったがんが対象。

**●内視鏡的粘膜切除術（EMR）**

平たい形のがんや大腸の壁にくっついているがんが対象。このタイプはいきなり粘膜に発生したがんで、茎のような部分がありません。そのため、粘膜下層に生理食塩水などを注射してふくらませ、がんを持ち上げてから取り除きます。

**●内視鏡的粘膜下層剥離《はくり》術（ESD）**

EMRでは一括で切除しきれない、2㎝を超えるがんが対象。粘膜下層に生理食塩水などを注射してふくらませ、専用の電気メスでがんの周囲の粘膜を切り、がんを剥離して切除します。

内視鏡治療のあとは、切除した組織を顕微鏡でよく調べます（病理検査）。その結果、問題がなければ経過観察になります。しかし、がんを完全に取りきれていなかった場合や転移の可能性がある場合は、追加の手術がすすめられます。

### ［図1］大腸がんの内視鏡治療

#### ポリペクトミー

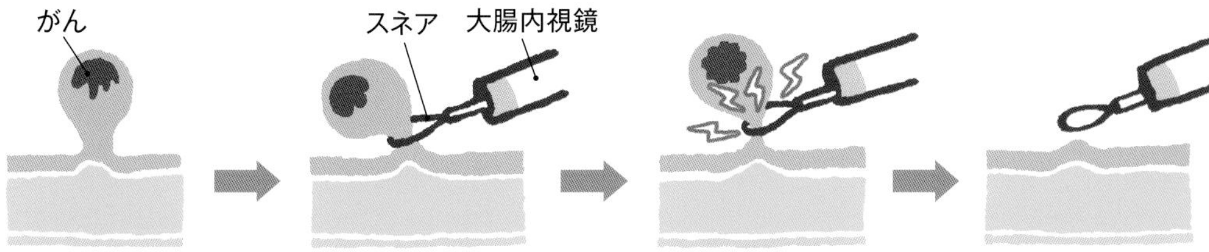


イボのように盛り上がったがん → スネアという金属の輪を出して根元にかける → がんを軽く持ち上げて通電して切除する → 切除終了後は出血の状態などを観察する

#### 内視鏡的粘膜切除術（EMR）

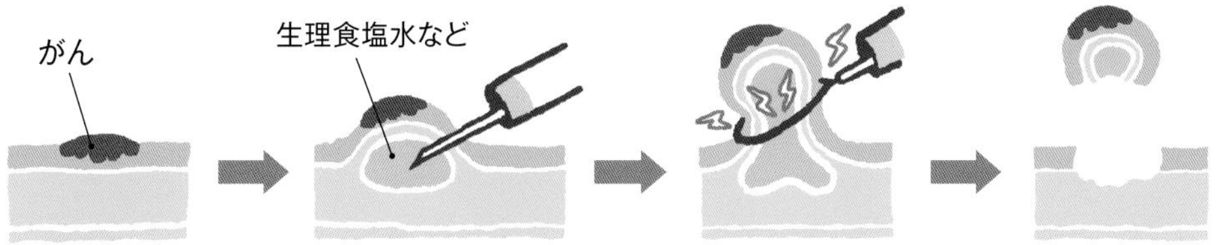


平たい形のがんや大腸の壁にくっついているがん → がんの下の粘膜下層に生理食塩水などを注入して持ち上げる → スネアをかけて、通電して切除する → 切除終了後は出血の状態などを観察する

#### 内視鏡的粘膜下層剥離術（ESD）

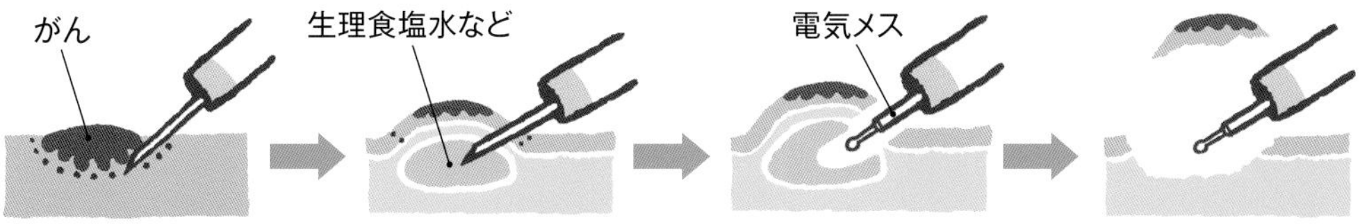


2㎝を超えるがん → がんの下の粘膜下層に生理食塩水などを注入して持ち上げる → 電気メスでまわりの粘膜を切り、がんをはがすように切除する → 切除終了後は出血の状態などを観察する

**Column**

## がんの表面構造で進行具合がわかる

　現在の内視鏡検査では、小さな病変も見つけられるようになりました。また、がんの表面構造（ピットパターン）を観察することによっても、がんの進行具合を判断できます。大腸がんの場合、表面構造がふぞろいになっていたり、荒れていたりするほど、病状が進行していることを示しています。

| 正常な場合 | ごく早期のがんの場合 | 少し進んだ早期がんの場合 |
| --- | --- | --- |

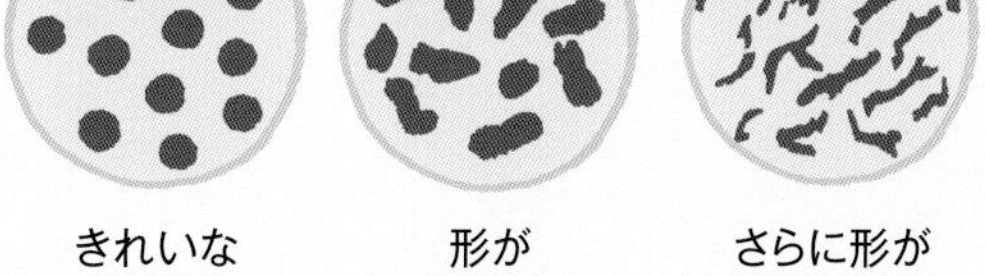

| きれいな丸い形 | 形がふぞろい | さらに形がふぞろいになり、荒れている |
| --- | --- | --- |

# 大腸がんの手術法と再発リスクを抑える薬物療法

**大腸がんでは、開腹手術のほか腹腔鏡《ふくくうきょう》手術、ロボット支援下手術も行われます。また、再発のリスクがある場合は、薬物療法も組み合わせます。**

## 開腹手術・腹腔鏡手術・ロボット支援下手術がある

内視鏡では切除できない進行がん（腸壁の固有筋層や漿膜《しょうまく》まで達しているがん）の場合は、開腹手術か腹腔鏡手術のどちらかでがんの部位などを取り除きます。

### ●開腹手術

おなかを15～20㎝ほど切開し、がんを切除する方法です。医師が患部を見て確認したり、触診したりできるので、**取り残しが少なく、微細な腹膜《ふくまく》への転移なども見つけることができます。**

### ●腹腔鏡手術

おなかを切らずに穴を4～5カ所あけ、内部がよく見えるようにおなかに炭酸ガスを入れてふくらませ、穴から腹腔鏡や手術器具を挿入します。腹腔鏡の先端にはカメラが取りつけられているので、モニターに映し出された映像を見ながら、器具（鉗子《かんし》）を操作してがんを切除します［図1～3］。

### ●ロボット支援下手術

おなかに小さな穴をあけ、ロボット本体に取り付けられたカメラと鉗子を挿入します。医師は、モニターに映し出される3D映像を見ながら遠隔操作で手術を行います。器具（鉗子）は自在に曲がり、手ぶれもしないため、精密な動きで手術を行うことができます。また、腹腔鏡手術同様に傷が小さく、患者の負担が少なく済むのもメリットです。

2022年、ロボット支援下手術はすべての大腸がんに保険適用されました。現在は多くの施設で腹腔鏡手術が行われ、より高度に進行した症例に対して開腹手術が行われています。開腹手術、腹腔鏡手術、ロボット支援下手術は切除するがんの範囲は同じですが、それぞれ異なる技術が必要です。主治医とよく相談し、それぞれの手術法のメリット・デメリットを理解したうえで手術を選択しましょう。

## 2つの目的がある薬物療法

薬物療法とは、抗がん剤などを使って、がんの増殖を抑えたり死滅させたりする治療法のこと。大きく分けて、**再発予防のために行う薬物療法と再発・転移に対する薬物療法の2つ**があります。

再発予防の場合は、ステージⅢの人と、ステージⅡで手術後の病理検査の結果などから再発リスクが高いと判断された人が対象になります。

［図1］**腹腔鏡手術の様子**

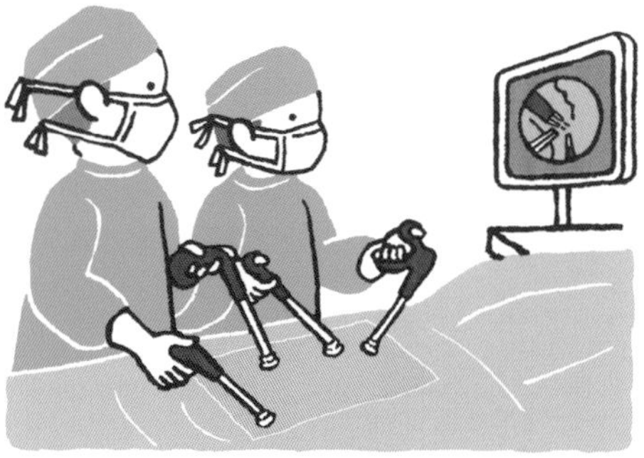

モニターで腸内の映像を見ながら、
鉗子《かんし》を操作してがんを取り除きます

［図2］**腹腔鏡手術の穴をあける位置**

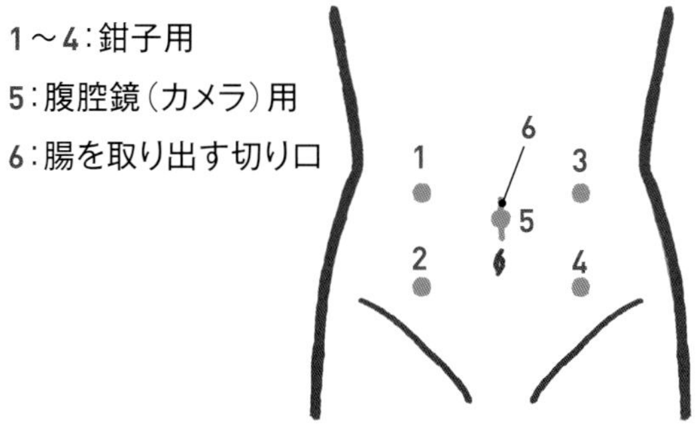


S状結腸切除術（➡p.176）では
図の位置に穴をあけます

＊施設により穴の位置は多少異なります

［図3］**結腸がんの腹腔鏡手術**

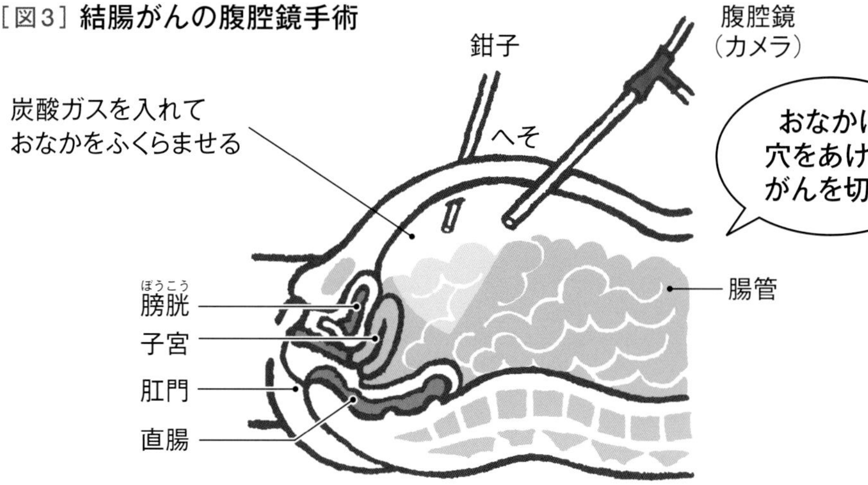
おなかに
穴をあけて
がんを切除


　一方、再発・転移の治療は、手術でがんを取りきるのが難しかったり、がんが縮小すれば手術が可能になったりする場合に行われます。再発・転移の薬物療法は、抗がん剤だけでなく、分子標的治療薬（正常な細胞は傷つけず、がん細胞の増殖や転移にかかわる分子だけを狙う薬）を併用して使用していきます。そのためには、検査や手術で採取したがん組織で遺伝子検査を行います。具体的には大腸がん遺伝子のRAS（ラス）またはBRAF（ビーラフ）に変異があるかどうか、MSI（マイクロサテライト不安定性）が陽性かどうか、HER2が陽性かどうかを確認し、分子標的治療薬や免疫チェックポイント阻害薬（がん細胞が免疫細胞の働きを止めるのを防ぐ作用をする薬）など、患者一人ひとりに適した薬を選んで治療します。

　なお、抗がん剤を行うことで、口内炎や味覚障害、冷たい食べ物に敏感になったりすることがあります。料理の味つけを工夫したり、温度に気を付けたりしましょう。

# 手術後の機能障害が少ない結腸がんの手術

**結腸がんと直腸がんでは、基本的な手術法が異なります。結腸がんの手術は、がんを含む腸管と、隣接するリンパ節を切除します。**

## 結腸がんの手術法は主に4種類ある

結腸がんの手術は、**がんのある腸管と周辺のリンパ節を切除**（リンパ節郭清《かくせい》）し、**残った腸管と腸管の両端を最後につなぎ合わせます**（**吻合《ふんごう》**）。

リンパ節はリンパ管のところどころにあるソラマメに似た形の組織で、管内を流れるリンパ液に細菌などの異物が侵入するのを防いでいます。

がん細胞は、大腸の壁の中にあるリンパ管に入り込み、大腸のまわりのリンパ節に流れて増殖します。リンパ節郭清の範囲は、「D1郭清」「D2郭清」「D3郭清」に分類され、転移の可能性に応じて切除します［図1］。

また、手術の方法はがんの部位によって異なり、主に「**結腸右半切除術**」「**横行結腸切除術**」「**結腸左半切除術**」「**S状結腸切除術**」の4種類があります［図2］。

## 結腸を切除しても、機能障害はほとんどない

結腸がんの手術では、目に見えないがんを取り残さないよう、安全のためがんの両端からそれぞれ10㎝離して切除します。手術時間は状況によって差がありますが、3～4時間ほどです。

大腸は1・5～2mと長い臓器なので、結腸を20～30㎝ほど切除しても、**主な機能である水分の吸収は、残った大腸で十分果たすことができます**。また、リンパ節郭清を行っても、**手術後に機能障害が現れることはほとんどありません**。

## 手術の翌日には歩行、食事は2～3日目から

施設や病状によって異なりますが、一般的な手術の流れ（直腸がんと共通）は次のようになっています。

### 手術前後の流れ

**入院前または入院後**▽一般的な検査として心電図や呼吸器機能検査、血液検査などが行われます

**手術当日（手術前）**▽食事は中止。下剤を飲んで腸内をきれいにします

**手術当日（手術後）**▽ベッド上で安静に

**手術翌日**▽医師の許可が出たら起き上がり、腸閉塞の予防のためにも、歩ける人は歩行を開始

**手術後2～3日**▽食事の再開

**手術後3～7日**▽ガス（おなら）が出て、排便もあります

順調に回復すれば、

**手術後1週間～10日**▽退院になります

## ［図1］結腸がんの手術

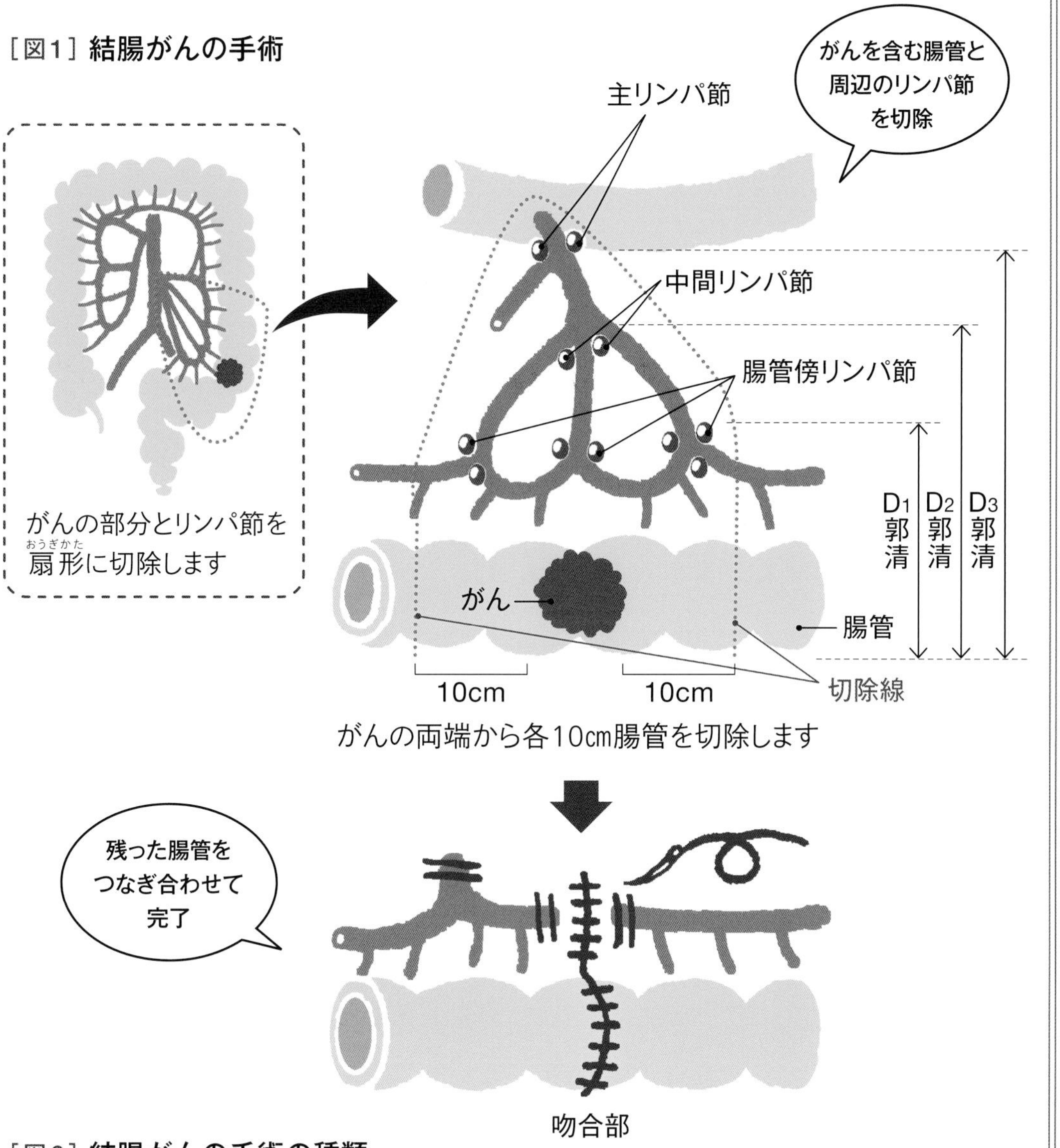


## ［図2］結腸がんの手術の種類

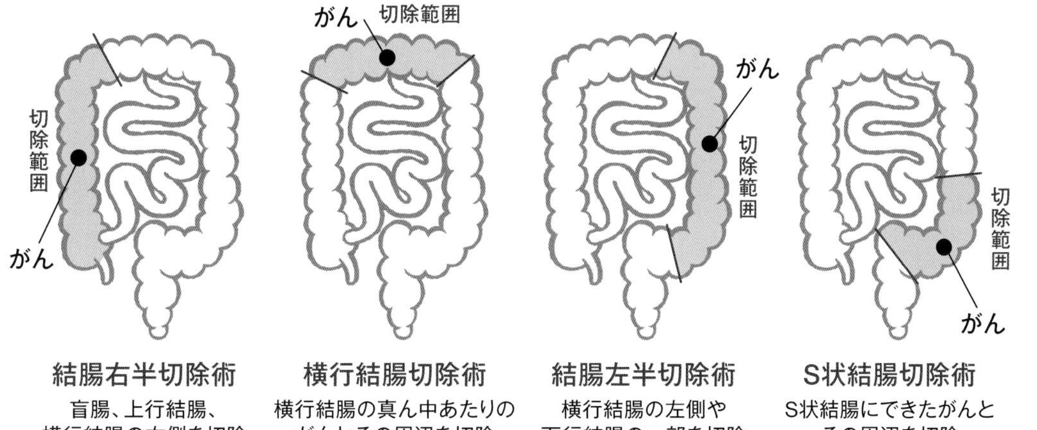


**結腸右半切除術**
盲腸、上行結腸、
横行結腸の右側を切除

**横行結腸切除術**
横行結腸の真ん中あたりの
がんとその周辺を切除

**結腸左半切除術**
横行結腸の左側や
下行結腸の一部を切除

**S状結腸切除術**
S状結腸にできたがんと
その周辺を切除

# 肛門温存が増えている直腸がんの手術

**直腸がんの手術は、肛門を切除する場合と、温存する場合の大きく2つに分けられます。近年は技術の進歩により、肛門を温存する手術が増えています。**

## 直腸は大切な臓器や自律神経のそばにある

直腸は骨盤に囲まれた狭い場所にあり、周辺には、膀胱《ぼうこう》や尿道のほか、男性は前立腺、女性は子宮や卵巣などの生殖臓器が隣接しています。さらに、それらの排泄機能や性機能をコントロールする自律神経が、直腸のそばに集まっています。直腸がんの手術は、自律神経をなるべく傷つけないようにするため、一般に結腸がんより難しい手術となります。

かつては、直腸と肛門を切除して人工肛門を作る手術が主流でしたが、現在は**自律神経や肛門を温存する技術が発達し、直腸がんの手術の約8割以上は肛門を残す手術が行われています。**

## 肛門を温存する手術法と切除する手術法

直腸がんの手術には、主に次のような方法があります。

**● 肛門側から切除する「経肛門的手術《けいこうもんてきしゅじゅつ》」**

がんが肛門に近く、粘膜内か粘膜下層の浅い部分にとどまっている場合、**肛門からメスを入れてがんを切除**します。**おなかに傷ができないのがメリット**です。

**● 肛門を残す「前方切除術」**

肛門の近くには、肛門括約筋《こうもんかつやくきん》という筋肉があり、肛門を締める働きをしています。

前方切除術は、**肛門括約筋と肛門を残す手術法**で、がんを含む直腸と転移の可能性のあるリンパ節を切除して、結腸と直腸をつなぎ合わせます。

取り残しを防ぐため、結腸側はがんの端から10㎝離して切除しますが、肛門側はがんから2～3㎝離れた位置で直腸を切ります。吻合《ふんごう》は、器具を使ってつなぐ自動吻合が一般的です。

**● 人工肛門を作る「直腸切断術」**

進行したがんが肛門の近くにある場合は、**肛門を含めて切除**する「直腸切断術」を行います。切除後は直腸の端をおなかの外に出して**人工肛門（ストーマ）**を作ります。

**● 特殊な「括約筋間直腸切除術（ＩＳＲ）」**

進行したがんが肛門に近いところにある場合、肛門を残すのは難しいですが、この手術では**がんとともに肛門括約筋のうちの「内肛門括約筋」のみを切除し、肛門を温存**します。ただし、内肛門括約筋の一部、あるいは全部の切除を行うため、手術後の肛門機能への影響も考えられます。

[図1] 直腸がんの手術

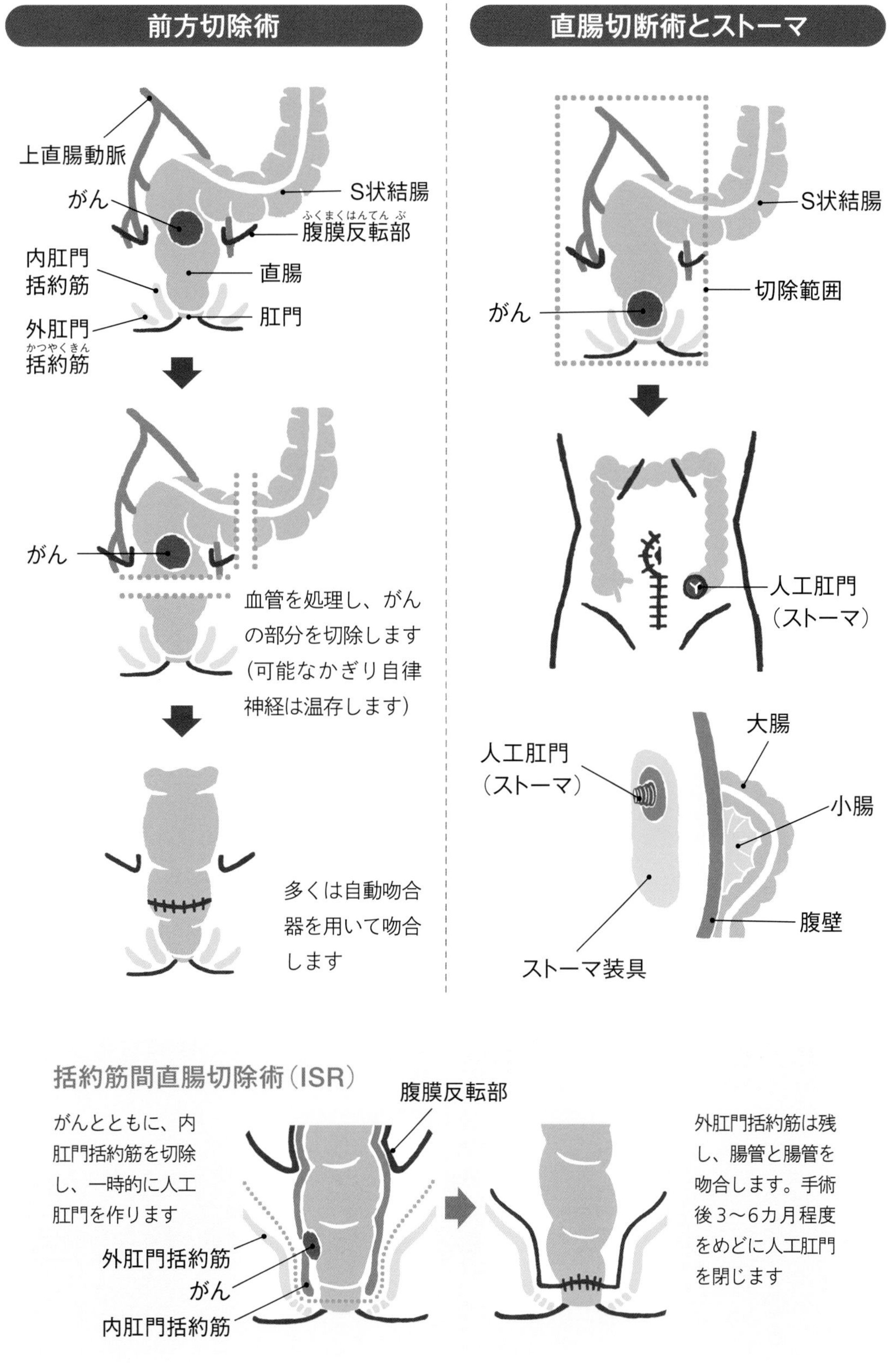
前方切除術
上直腸動脈
S状結腸
がん
腹膜反転部《ふくまくはんてんぶ》
内肛門
括約筋
直腸
肛門
外肛門
括約筋《かつやくきん》
がん
血管を処理し、がんの部分を切除します（可能なかぎり自律神経は温存します）
多くは自動吻合器を用いて吻合します
直腸切断術とストーマ
S状結腸
切除範囲
がん
人工肛門
（ストーマ）
大腸
人工肛門
（ストーマ）
小腸
腹壁
ストーマ装具
括約筋間直腸切除術（ISR）
がんとともに、内肛門括約筋を切除し、一時的に人工肛門を作ります
腹膜反転部
外肛門括約筋
がん
内肛門括約筋
外肛門括約筋は残し、腸管と腸管を吻合します。手術後3～6カ月程度をめどに人工肛門を閉じます

# ストーマの扱い方、日常生活で気をつけたいこと

**ストーマを作った方も、いくつかの注意事項を守れば、これまでと変わらない生活を送ることができます。徐々に慣れていきましょう。**

## ストーマを作ったら排泄物の管理が必要

直腸がんの手術で肛門を切除した場合、人工肛門（ストーマ）を作ります。ストーマは直腸の端をおなかの外に出し、折り返すようにして粘膜と皮膚を縫合《ほうごう》したものです。直径は2・5〜3㎝ぐらい。手術直後はむくみがありますが、2〜3カ月ほどで小さくなり、一定の大きさになります。

ストーマは直腸のように、**便をためたり、排便したりする排便調節機能がありません。**自分の意志とは無関係に便が自動的に排泄されるので、便をためるストーマ装具による排泄物の管理が必要になります。

## ストーマ装具には2つの種類がある

ストーマ装具は皮膚保護材という直接皮膚に貼る板（面板《めんいた》）と、便を受け止める袋（パウチ）の2つのパーツからできています。装具には面板とパウチが一体化している「ワンピース型」と、別々になっている「ツーピース型」があります【図1】。

また、装具には防水効果や消臭効果があるので、においの発生や排泄物がもれて服が汚れたりするのを防いでくれます。

**面板** ストーマの大きさに合った穴をあけてから皮膚に貼ります。パウチを体に固定する機能と、皮膚を排泄物から保護してかぶれを防ぐ機能をあわせ持っています。形状ややわらかさに違いがあるので、自分のストーマに合うものを。

**パウチ** 袋の下部が開閉できるようになっているタイプと、閉じているタイプがあります。また、下痢便を出しやすいよう、チューブつきのパウチもあります。

装具の交換の目安は、装具のパンフレットの表示が参考になりますが、便の状態は個人差があるので、排泄物がもれず、皮膚も保護できる間隔を自分で見極めることが大切です。

［図1］ストーマ装具の種類

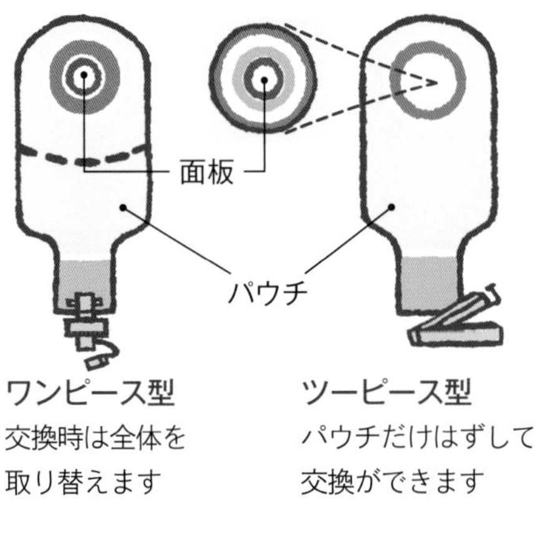

面板
パウチ
ワンピース型
交換時は全体を取り替えます
ツーピース型
パウチだけはずして交換ができます

## ストーマを作った方への暮らしのアドバイス

### 入浴

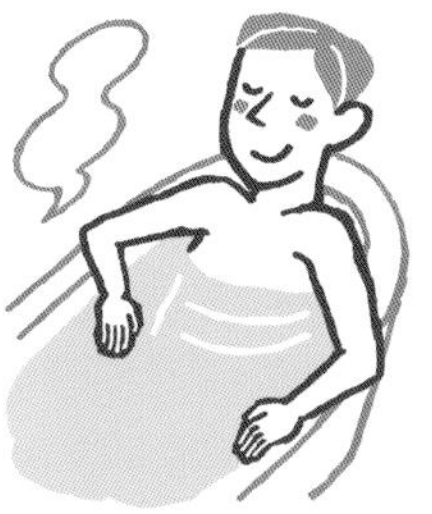

ストーマ装具をつけたまま湯船につかることができます。パウチは入浴前に空にしておきましょう。食後は腸の動きが活発になるので、食前または食後しばらく時間をおいてから入るのがおすすめです。また、装具をはずして湯船に入っても、おなかの内圧のほうが浴槽内の水圧よりも高いので、お湯がストーマから入ることはありません。

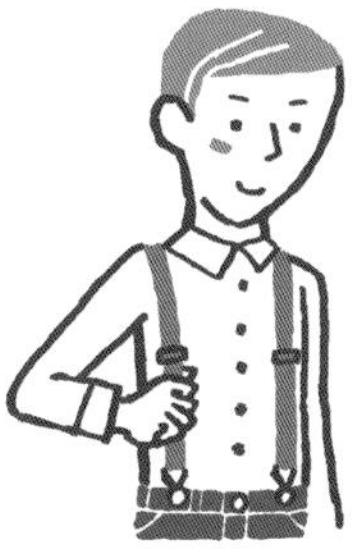

### 服装

ベルトやウエストのゴムなどで、ストーマを圧迫することがなければ、服装は今まで通りでかまいません。ベルトがストーマにあたる場合は、サスペンダーを利用するとよいでしょう。また、パウチの揺れが気になる人は、パウチを下着の中のポケットに収容できるオストメイト用の下着を使う方法もあります。

### 外出

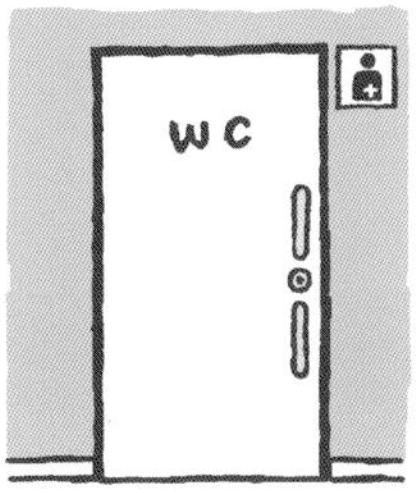


交換用の装具一式を持って行くと安心です。また、オストメイト対応のトイレでは、排泄物の処理や装具の廃棄ができ、温水シャワーが使えるところもあります。交通機関、高速道路のサービスエリア、ショッピングセンターなどでも設置が進んでいるので、近辺のトイレを確認しておきましょう。オストメイト対応トイレは以下のサイトから検索できます。

〈オストメイトJP〉URL　https://www.ostomate.jp/

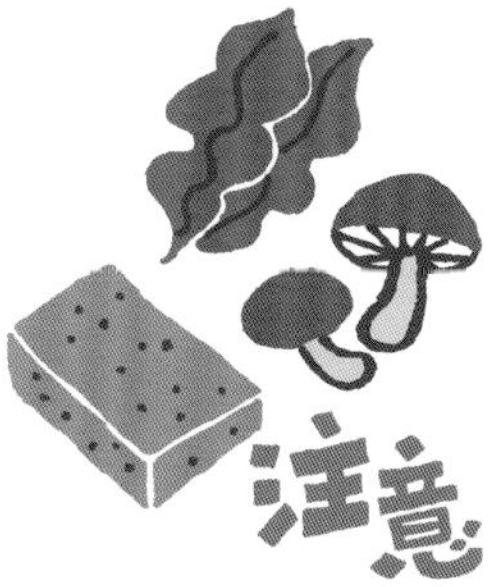


### 食事

糖尿病や高血圧などで食事制限がある場合を除けば、とくに食事の制限はありません。ただし、消化の悪い食品（食物繊維の多いもの）を食べるときは要注意。ストーマの出口で便が詰まったり、ガスが発生しやすくなったりするので、適度な量をよくかんで食べましょう。

基本的にストーマ装具は防臭になっているので、袋をあけなければそれほどにおいません。それでも気になるという人は、においが強くなる食品（➡p.123）やガスが出やすい食べ物を控えるとよいでしょう。

### スポーツ

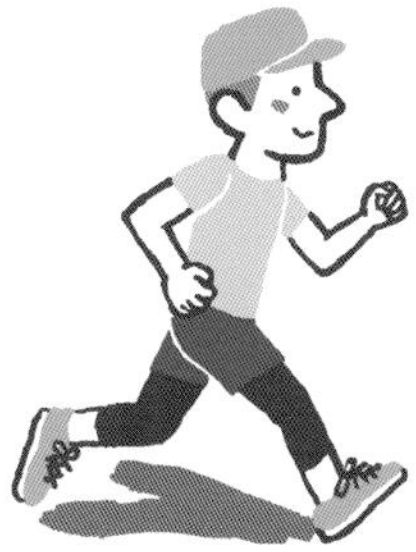

手術後の傷が回復するまで（退院後２～３カ月）は大きな動きは控えたほうがよいですが、その後は胃腸の動きを活発にするためにも、適度に動くようにしましょう。散歩や軽いジョギングなどから始めてみるとよいです。柔道やレスリング、ラグビーなどの激しいスポーツは避けましょう。また、腹圧のかかるスクワットや腹筋運動も控えるようにしてください。

# 大腸がんの手術後に起こりやすいトラブル

**手術後には、腸閉塞《ちょうへいそく》や縫合不全《ほうごうふぜん》、創感染《そうかんせん》などの合併症が起こることがあります。なかには、再手術が必要になる場合もあるので注意しましょう。**

## 腸管に便やガスが詰まり通過障害になる腸閉塞

大腸がんの手術後の合併症の中で、まず注意したいのが「**腸閉塞**」です。

手術後は、麻酔や手術そのものの影響で、一時的に腸の働きが鈍くなりますが、3〜4日するとガスが出て、腸が動くようになります。ところが、**手術のあとは腸の組織と組織が癒着《ゆちゃく》しやすいため、腸がうまく動かず、便やガスが詰まることがあります。**

手術をすると、腹腔内には無数の傷ができます。傷（創）は癒着することで治癒していくため、癒着は必要不可欠なものですが、それが原因で腸の一部が塞《ふさ》がり、通過障害が起こった状態を腸閉塞もしくは「イレウス」といいます。**おなかが張る感じや吐き気、嘔吐、刺すような腹痛などが主な症状**です。

手術後の腸閉塞の多くは、**食事をやめて静脈に点滴し、腸を安静にさせると回復し**てきます。しかし、それで改善されない場合は、浮腫《ふしゅ》（むくみ）が現れています。このむくみは、腸のぜん動運動を低下させ、腸管の内腔を狭くしてしまいます。

そこで、鼻から長いチューブ（イレウス管）を入れて、たまった腸液や食べ物のカスなどを抜く治療を行います。この治療を行っても改善されない場合は、手術が必要になることもあります。

## 手術そのものによって起こる合併症

そのほかの手術後の合併症には、「縫合不全」や「創感染」などがあります。

### ● 縫合不全

縫い合わせた腸の組織同士がうまくくっつかず、**便がもれ出て炎症を起こし、発熱や腹痛などの症状が出ることがあります。**

軽症の場合は食事をやめて安静にしますが、便の量が多く、おなかの中に広がってしまうと、「腹膜炎《ふくまくえん》」といって命にかかわる状態になります。その場合は、再手術をして一時的に人工肛門を作り、症状を改善させます。半年ほど経過して、縫合不全が治ったことが確認できれば、人工肛門を閉じて肛門から便を出せるようにします。

### ● 創感染

手術の傷（創）に細菌が感染すると、**傷口が化膿して赤くなったり、発熱や痛みを伴ったりします。**症状によっては、縫合した部分を開いて膿《うみ》を出す処置をします。

## 直腸がん手術後・ストーマを作った場合に起こりがちなトラブル

### 直腸がんの手術後は主に3つのトラブルがある

**直腸がんの手術後は、排便機能だけではなく、排尿機能や性機能にも影響が出ることがあります。**

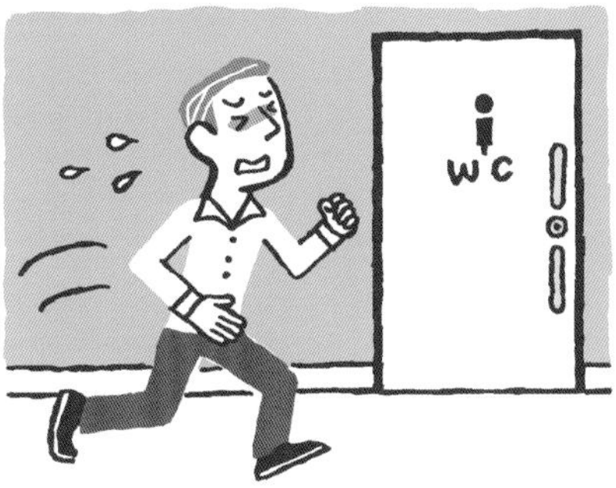


**排便機能障害**

直腸を切除したことで排便の回数が多くなったり、残便感があったり、下痢や便秘になったりすることがあります。一般にこのような症状は手術直後に強く、１～２カ月から半年ほどかけて徐々に改善されていきます。ただし、回復には個人差があります。

**排尿機能障害**

尿を出したり我慢したりする仕組みは、骨盤内の自律神経が調節しています。直腸がんの手術で自律神経を切除したり、傷つけたりした場合、排尿障害が起こることがあります。神経の切除範囲に応じて程度は異なりますが、尿意が鈍くなったり、排尿したのに尿が残ったりします。自分で排尿できない場合は、自己導尿（カテーテルを用いて自分で尿を出す方法）を指導されることも。症状は徐々に改善していきます。

**性機能障害**

男性に多く、勃起障害や射精障害が起こることがあります。女性の場合は膣《ちつ》の湿潤度などに影響し、性交渉に支障が出ることがあります。

### ストーマを作った場合の皮膚トラブル対策

**ストーマを作ると、便もれによる皮膚炎や、装具による接触性皮膚炎が起こりがち。主な対策は次の2つです。**

**皮膚を清潔に保つ**

ストーマを洗うときは、排泄物をティッシュなどでふき取り、よく泡立てた石けんでストーマのまわりの皮膚を洗います。石けんが残ると肌荒れの原因になるので、シャワーでよく洗い流しましょう。あとはキッチンペーパーなどで押さえるように水分を除きます。下痢のときは便が皮膚に直接つかないよう、皮膚保護剤をぬってカバーしましょう。

**装具を静かにはがす**

装具をはがすときは、皮膚と面板《めんいた》の間に指を入れ、皮膚を押さえながらていねいにはがします。面板がはがれにくい場合は、リムーバー（剝離剤《はくりざい》）を面板と皮膚の間にしみ込ませながら、やさしくはがしましょう。

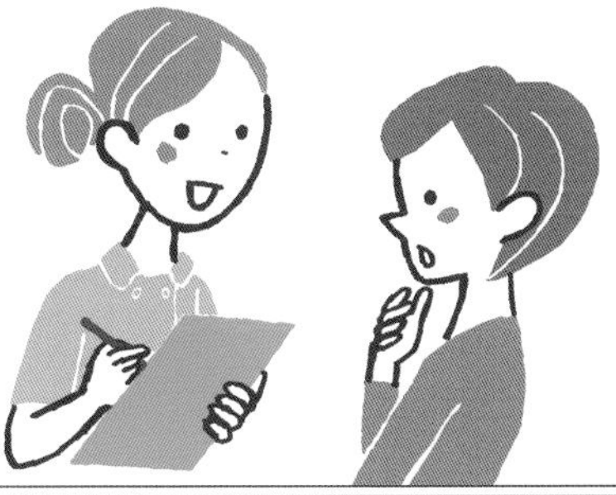

ストーマのことで心配事や、トラブルが起きたときは、病院のストーマ外来や皮膚・排泄ケア認定看護師（WOCナース）などの専門家に相談しましょう。

# 大腸がんが再発・転移したときの治療法

**がんを取る手術を終えたものの、再びがんが増殖してくることがあります。再発・転移の治療法はさまざまなので、医師とよく相談しましょう。**

## 大腸がんの再発・転移で最も多いのは肝臓

手術ですべてがんを取り除いたとしても、がん細胞が切り取った範囲の外に飛ぶなどして、そのがん細胞が大きくなって現れることがあり、これを「再発」といいます。

**大腸（結腸・直腸）がんの再発がもっとも起こりやすいのは肝臓**です。これは大腸からの血液が肝臓に流れるためです。

**次に多い部位は肺**です。直腸がんの場合は、肝臓を経由しないで直接肺へ流れる血流があるため、結腸がんに比べて肺転移が多く起こります。

また、直腸がんでは、がんがあった場所の周辺で再発が起こる「局所再発」も比較的よく見られます。

そのほか、吻合部《ふんごう》の再発や、脳転移、骨転移なども見られることがあります。

さらに、大きくなったがんが大腸の壁をつき破り、がん細胞がおなかの中（腹腔内）に散らばって起こる転移を「腹膜転移《ふくまくてんい》」といいます。ただ、がんがかなり進行した場合に起こり、判明した時点では手術ができない状態になっていることが多くあります。

**大腸がんの再発率はステージが上がるほど高くなります**［図1］。また、再発の約80％が手術後3年以内に、95％以上は5年以内に見つかります。一方、手術後5年を超えた場合の再発率はごくわずかです。ですから、手術を受けてから最低5年間は必ず定期検診を受けましょう。

## 手術で切除が可能ならまず手術が選択される

最初の治療の時点でがんの遠隔転移が判明した場合（ステージⅣ）、原発巣《げんぱつそう》も転移《てんい》巣《そう》も手術で取りきれる場合は、積極的に手術を行います。再発の場合も同様に、転移したがんが切除できる場合は、手術を行います。2つの臓器に再発した場合でも、切除できるのであれば、どちらも手術で取りきることが検討されます。

また、がんが大きい場合は、薬物療法（抗がん剤治療など）や放射線療法によってがんを小さくしてから手術を行うケースもあります。手術によってがんを取りきることができれば、完治が期待できます。

ただし、転移のある場所や、転移したがんの数、その時点での患者の全身状態などに応じて、薬物療法や放射線療法、対症療法などがすすめられます［図2］。

［図1］大腸がん手術後のステージ別再発率

| ステージ | 3年までの再発率 | 5年までの再発率 | 5年以降の再発率 | 再発率 |
|---|---|---|---|---|
| Ⅰ | 3.2% | 3.9% | 0.4% | 5.7% |
| Ⅱ | 11.4% | 13.0% | 0.3% | 15.0% |
| Ⅲ | 25.7% | 28.6% | 1.1% | 31.8% |

「大腸癌治療ガイドライン 医師用 2022年版」
大腸癌研究会編を参考に作成

**手術後5年以降の再発率はごくわずか**

［図2］再発した大腸がんの治療

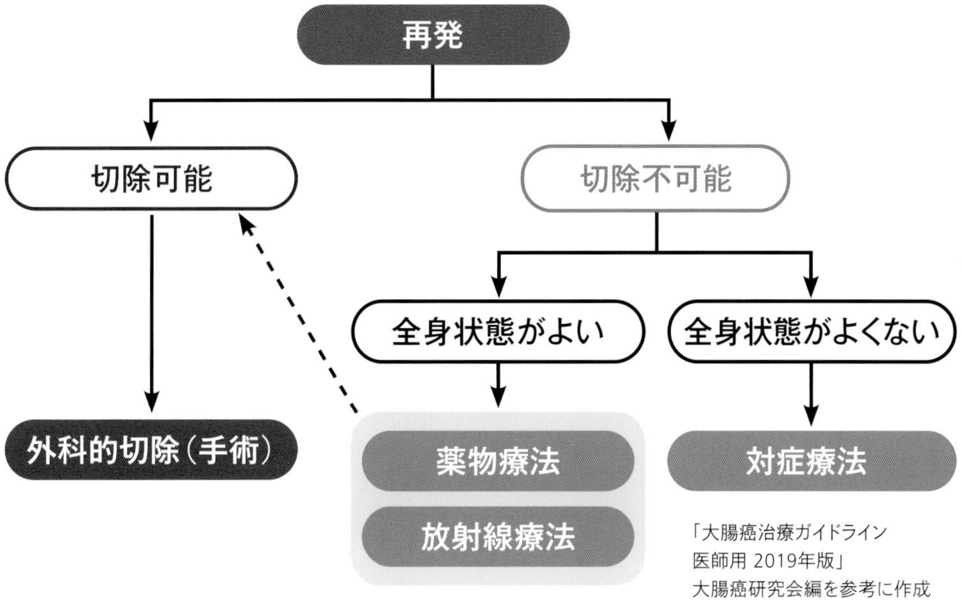


「大腸癌治療ガイドライン
医師用 2019年版」
大腸癌研究会編を参考に作成

Column

## つらいときは「がん相談支援センター」を利用しましょう

がんの再発・転移が見つかると、気持ちが不安定になることも多いでしょう。不安や悩みはひとりで抱え込まず、がん相談支援センターを利用してみましょう。

がん相談支援センターは、全国のがん診療連携拠点病院などに設置されていて、その病院で治療を受けているかを問わず、本人も家族も無料で利用できます。施設によっては「医療相談室」「地域医療連携室」などの名称で呼ばれることも。

がんに関する治療や療養生活全般についてだけでなく、「病気のことを家族に切り出せない」「つらい気持ちを聞いてほしい」といった心の相談も可能です。がんについて詳しい看護師や、生活全般の相談ができるソーシャルワーカーなどが対応してくれます。

＊病状や治療の判断は担当医と相談しましょう。

# 大腸がん治療 Q&A

**Q 大腸がんの再発を防ぐために食事や普段の生活の中でできることはありますか。**

**A 有効な食事療法はないけれど、規則正しい生活や栄養バランスのよい食事をすることが大切**

大腸がんの再発を予防するために、有効な食事療法は今のところありません。大腸がんの要因のひとつに食事の欧米化があげられますが、日本食にしたからといって再発が防げるというデータはないのです。

がんの再発リスクを抑えるには、①栄養バランスのよい食事をする、②過度の飲酒をしない、③禁煙する、④規則正しい生活をする、⑤適度な運動をする、⑥太りすぎたりやせすぎたりしない、などが有効だと考えられています。

**Q 大腸内視鏡検査を受けるのに抵抗があるのですが、ほかに同じような検査はないのでしょうか。**

**A 「ＣＴコロノグラフィー検査」という選択肢もあります**

大腸内視鏡検査のオプションとして、同等の精度を持つ、新しい検査法も登場しています。「ＣＴコロノグラフィー検査」はＣＴ画像を撮影し、それを画像処理によって三次元画像にして立体的に観察できる検査です。大腸の全体像や、内視鏡のように大腸の内部を観察することができ、検査時間は10分程度と短くてすみます。

ただし、がんが疑われる病変が見つかっても、内視鏡のようにその場で切除したり、採取したりすることはできません。改めて大腸内視鏡検査による再検査が必要になります。ＣＴコロノグラフィー検査は、便潜血検査や画像検査などで、がんが疑われる場合に保険診療で受けることができます。

**Q 直腸がんと診断され、医師から「ロボット支援手術」を提案されました。どのような手術でしょうか。**

**A 腹腔鏡《ふくくうきょう》手術と同様におなかに穴をあけて行います**

ロボット支援手術は、「ダヴィンチ」という手術支援ロボットを使った手術です。２０１８年４月から、直腸がんのロボット支援手術が保険適用となりました。

この手術は腹腔鏡手術と同様、おなかにあけた小さな穴から小型カメラや器具を入れて行います。傷が小さくてすむため、体への負担が少ない手術です。

また、医師にとってもメリットがあります。ロボット支援手術の先端に取りつけられた鉗子《かんし》は、まるで人間の手のように複数の関節があり、従来の腹腔鏡手術より繊細な動作ができます。これからの直腸がん手術では、ロボット支援手術が増えると考えられます。

## Q 内視鏡治療を受けるのですが、合併症はありますか。

### A 出血や穿孔《せんこう》がありますが、頻度はごくわずかです

内視鏡治療の大きな合併症には、出血と穿孔（大腸に穴があく）があります。出血した場合は器具で血管を焼いたり、クリップではさんだりして止血します。穴が開いてしまった場合、多くは開腹手術が必要になります。こうした合併症の頻度は、1～5％程度と報告されています。

## Q 大腸の手術後、腸の癒着《ゆちゃく》を防ぐためにどんなことを注意すればよいでしょうか。

### A 手術後、なるべく早く体を動かしましょう

腸の癒着を防ぐには、手術後早いうちから体を動かすことが大切です。癒着は手術後1週間ほどで起こってくるので、体調に問題がなければ、手術の翌日には歩行を始めてください。腸のぜん動運動が促され、癒着の予防効果があります。また、おなかを冷やさないようにしましょう。

## Q 大腸の手術後、「5年間は定期的に検査を受けてください」と言われました。どのような検査を受けるのですか。

### A 腫瘍《しゅよう》マーカー検査や直腸診などを行います

手術後の定期検診は、再発・転移を早期発見するために行います。再発しても、早い時期であれば、再び手術を行うことで完治する可能性があります。検査の種類や間隔は、患者のステージや状態によって多少異なりますが、主な検査項目は下図のようになります。たとえば、腫瘍マーカー検査（➡p.168）や直腸診、腹部や胸部のCT検査などです。

大腸がんの手術後の定期検査

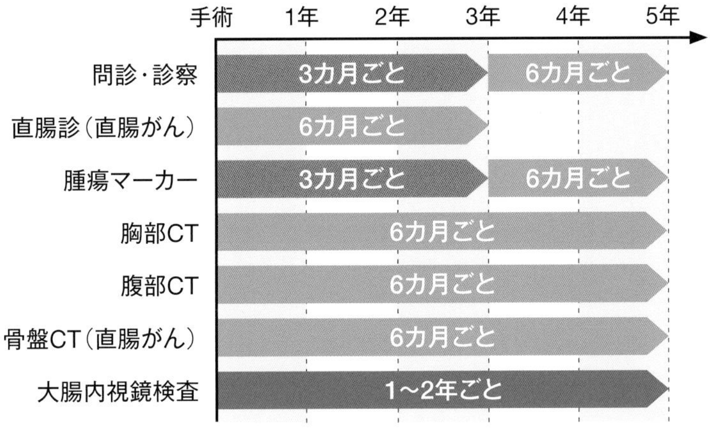


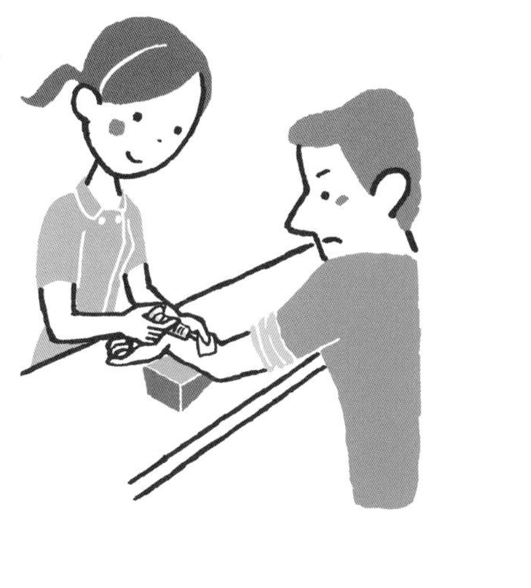

NPO法人キャンサーネットジャパン「もっと知ってほしい大腸がんのこと 2019年版」より

# 材料別INDEX

**監修**

**塩澤 学**（しおざわ・まなぶ）

地方独立行政法人神奈川県立病院機構・神奈川県立がんセンター消化器外科部長。1992年横浜市立大学医学部卒業。同大附属病院、平塚共済病院、横浜南共済病院などを経て、2002年神奈川県立がんセンター消化器外科勤務となり、2012年より現職。医学博士。日本外科学会、日本消化器外科学会、日本消化器病学会、日本大腸肛門病学会専門医・指導医、日本内視鏡外科学会技術認定医、日本がん治療認定医機構がん治療認定医。

**藤井理恵薫**（ふじい・りえか）

地方独立行政法人神奈川県立病院機構・神奈川県立がんセンター栄養管理科部長。1990～2005年医療法人愛仁会太田総合病院栄養科勤務。横浜栄養専門学校非常勤講師、東京栄養食糧専門学校教育部准教授、神奈川県立循環器呼吸器病センター栄養管理科科長を経て、2017年より現職。管理栄養士、病態栄養専門管理栄養士、がん病態栄養専門管理栄養士、TNT-D（静脈経腸栄養）認定管理栄養士、栄養サポートチーム専門療法士。

**レシピ・料理制作**

**沼津りえ**（ぬまづ・りえ）

管理栄養士・調理師・料理教室COOK会主宰。大手食品メーカー、老舗洋食レストランなどに勤務したあと、料理研究家として独立。都内を中心に、大人向け、子供向け、親子向けなどさまざまなコース別の料理教室を開き、幅広い年齢層に支持されている。簡単にできてヘルシーなメニューに定評があり、書籍・雑誌などで幅広く活躍。企業向けのレシピ開発なども行っている。著書に『母から娘に伝えるはじめてのLINEレシピ』(ART NEXT)、『米粉があれば！ パンもおかずも極上』(主婦の友社) などがある。

**Staff**

撮影／安井真喜子
スタイリング／片山愛沙子
イラスト／YAB
デザイン／ごぼうデザイン事務所
校正／聚珍社、麦秋アートセンター
編集協力／株式会社フロンテア
撮影協力／UTUWA
編集／彦田恵理子
DTP／株式会社グレン

**手術後すぐから、普通の食事まで**
**改訂版 大腸を切った人のための毎日おいしいレシピ200**

2023年9月12日　第1刷発行
2024年10月29日　第2刷発行

監　修　塩澤 学／藤井理恵薫
発行人　川畑 勝
編集人　滝口勝弘
発行所　株式会社Gakken
〒141-8416　東京都品川区西五反田2-11-8
印刷所　大日本印刷株式会社

**この本に関する各種お問い合わせ先**
本の内容については、下記サイトのお問い合わせフォームよりお願いします。
https://www.corp-gakken.co.jp/contact/
在庫については　TEL：03-6431-1250（販売部）
不良品（落丁、乱丁）については　TEL：0570-000577
学研業務センター　〒354-0045　埼玉県入間郡三芳町上富279-1
上記以外のお問い合わせは　TEL：0570-056-710（学研グループ総合案内）


※本書は2019年刊行の『大腸を切った人のための毎日おいしいレシピ200』をもとに、文部科学省「日本食品標準成分表2020年版（八訂）」に準拠しています。